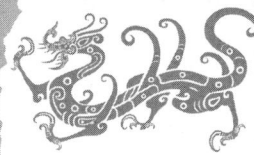

心悸

中医优势病种古籍文献挖掘丛书

主编　张华敏　胡元会

全国百佳图书出版单位
中国中医药出版社
·北京·

图书在版编目（CIP）数据

心悸 / 张华敏，胡元会主编 . -- 北京：中国中医
药出版社，2025.7. -- （中医优势病种古籍文献挖掘丛
书）.
ISBN 978-7-5132-9379-2

Ⅰ . R256.21
中国国家版本馆 CIP 数据核字第 20257N389C 号

中国中医药出版社出版

北京经济技术开发区科创十三街 31 号院二区 8 号楼
邮政编码　100176
传真　010 - 64405721
河北品睿印刷有限公司印刷
各地新华书店经销

开本 787 × 1092　1/16　印张 21.25　字数 486 千字
2025 年 7 月第 1 版　2025 年 7 月第 1 次印刷
书号　ISBN 978 - 7 - 5132 - 9379 - 2

定价　96.00 元
网址　www.cptcm.com

服 务 热 线　010-64405510
购 书 热 线　010-89535836
维 权 打 假　010-64405753

微信服务号　**zgzyycbs**
微商城网址　**https://kdt.im/LIdUGr**
官 方 微 博　**http://e.weibo.com/cptcm**
天猫旗舰店网址　**https://zgzyycbs.tmall.com**

如有印装质量问题请与本社出版部联系（010 - 64405510）

《心悸》编委会

前　言

　　中医药古籍承载着数千年来积累的理论知识和临床经验，赓续着中医药学的血脉，是中医药传承创新发展的源头活水。加强中医药古籍保护、研究与利用，对于传承学术精华、促进原始创新、弘扬中华优秀传统文化具有重要意义。

　　党和国家高度重视中医药事业发展，大力支持开展中医药古籍普查、整理和研究。习近平总书记强调，要加强古典医籍精华的梳理和挖掘。国家中医药管理局深入学习贯彻习近平总书记有关重要指示精神，将中医药古籍工作摆在中医药传承创新发展的重要位置，系统谋划和实施了一系列中医药古籍抢救保护、整理研究和出版利用重大项目。2010年，启动"中医药古籍保护与利用能力建设项目"，历时八载，整理出版中医药古籍417种，编纂集成《中国古医籍整理丛书》。2018年，会同文化和旅游部组织实施《中华医藏》编纂项目，保存、传承、整理和利用2289种传世医籍，为中医药事业踔事增华。

　　开展面向中医药优势病种的中医药古籍文献专题挖掘、整理和出版，是中医药事业发展和中医临床诊疗水平提升的重大需求。2020年，国家中医药管理局设立中医药古籍文献传承专项，以国家重大疾病防治需求为出发点，结合已开展的中医临床研究成果，选择40个中医优势病种作为研究对象，建立中医药古籍文献专家与重点病种临床专家双牵头的工作机制，进行系统的专题挖掘整理，结集为《中医优势病种古籍文献挖掘丛书》出版。

　　此次整理出版以疾病为中心，从中医药古籍入手，在全面搜集整理与归类总结的基础上，撷取精华，条分缕析，列为病名源流、病因病机、证治条辨、治则治法、方药纵横、外治集萃、预防调护、医案医话等篇章。通过全面系统的文献爬梳、归纳总结和学术研究，探究不同地域、不同时期疾病名称的演变过程及差异，审视古代医家对该病病因的认识及病机理论的发展，拓展某一疾病的中医证型辨证要点和治疗方法，探讨古代医家的治疗原则和具体治法的应用要点，梳理历代医家治疗该病的常用方剂和药物，总结归纳辨证与治疗的规律性认识，为深入理解疾病本质提供更多视角，为中医临床诊疗提供文献支持。另外，还收集了与此疾病相关的针灸、推拿、贴敷、膏摩等外治方法，以及预防措施和调养经验，丰富了疾病治疗手段，为治未病提供参考。

　　本丛书是对40个中医优势病种古籍文献的全面梳理和系统结集，也是中医药学术史和与疾病斗争史的一次系统回顾。通过对某一病种的中医药古籍文本从源到流进行系统梳理，不仅可以溯源疾病认知，明晰疾病的学术流变，也可以为中医临床提供优势病种全面、完整的古代文献资料，开拓临证治疗思路，提高临床疗效。同时，在全面总结历代医家理论和经验的基础上，深入探索证治规律、用药思辨，为创立新说提供有力支持与佐证，进而推动中医理论的进步与发展，促进中医药学术传承精华、守正创新。

中医药古籍文献传承工作项目管理办公室

二〇二四年七月

心悸

编写说明

心悸病是一种由于外感或内伤导致气血、阴阳亏虚，心失所养；或痰饮内停，瘀血阻滞，心脉不畅所致的病症。通常以患者自觉心中悸动、惊惕不安、不能自主为主症，多见于西医的各种心律失常（参考 2008 年中国中医药出版社出版的《中医内科常见病诊疗指南——中医病证部分·心悸》）。关于心悸病的定义，历版权威教材和标准基本统一，但从临床实践来看，心悸病的病因、病机、症状存在一定的复杂性，不同医家对心悸病的认识、阐述、记载也存在差异。因此，对心悸病的历代文献进行整理和研究同样面临复杂的局面。为了确保本研究的文献内容全面、系统且条理清晰，经过深入探讨和反复论证，制订了详细的编纂计划。具体编纂过程如下。

1. 资料数据库 辑录资料的选择以《中华医典》《国医典藏》及中国中医科学院中医药信息研究所系列古籍库等多个数据平台的 1000 余部中医古籍作为研究对象，时间跨度以民国（包含民国）为界限。所涉类别广泛，涵盖伤寒金匮、温病、医经、本草、方书、诊法、针灸推拿、临证各科、综合医书、医论医案、养生食疗外治等。

2. 检索关键词 根据心悸病病症诊断疗效标准、诊疗指南等权威文献资料确定了以下28 种检索词——"惊悸""怔忡""心悸""悸""松悸""怔松""心怔""心忡""心跳""心下悸""心动悸""忪悸""惊""心忪""心中悸""怔忪""冲悸""心惕然""心掣""心下鼓""心澹澹大动""惊骇""惕然而惊""心如悬""惊狂""惊恐""惊惑""惊躁"，在资料数据库进行充分检索，共收集 22576 条相关原文，形成"心悸文献资料池"。

3. 辑录分类 对所收集的历代文献资料进行初筛及分类整理工作。基于中医药古籍传承专项管理办公室《面向临床需求的中医药古籍文献专题挖掘、整理和出版工作方案》中关于单册内容体例的要求进行分类整理。最终遴选出病名源流 294 条、病因病机 3253 条、证治条辨3998 条、治则治法 1132 条、方药纵横 6450 条、外治集萃 387 条、预防调护 201 条、医案医话 1424 条、其他杂录 660 条，共计 17799 条。

4. 精选文献 根据心悸病诊断标准和古籍证据评价分级量表，对文献资料进行筛选、评价，开展对各类目文献资料的精选及编次工作。本工作组邀请中医基础理论、中医内科学及中医文献学专家对本阶段工作方案进行研讨，并对工作组人员进行了统一培训，由专家参与全过程指导。本阶段工作要点如下：①根据《中医内科常见病诊疗指南——中医病证部分·心悸》制作心悸诊断标准 Excel 工作表格，客观评价筛选条文；②应用《中医古籍证据评价分级量表》开展古籍证据评价；③根据该条文对本书的意义程度做"强推荐"判断；④筛选最终条文，辑录入选内容采取编年或分类编年排序，并注明来源；⑤如有发现遗漏，随时增补辑录文献。最终纳入古籍原文2080条，包括病名源流92条、病因病机139条、证治条辨333条、治则治法118条、方药纵横734条、外治集萃471条、预防调护43条、医案医话150条，共涉及古籍411部。

5. 原文校注 原文校注与注释工作贯穿始终，参考《中医古籍整理规范》中校勘规范与注释规范。对引书主要版本进行调研，通过分析版本源流，比较版本优劣，选出其中最好的本子作为校勘的底本。底本选择的条件有版刻时间较早、内容完整、文字错讹少、刻印清晰等。对个别生僻字、疑难字、抽象术语进行简单的读音与含义标注，以避免阅读与理解障碍。

6. 文献评述 结合实际情况及项目组"结合古今研究成果，表述客观"的原则，参考《中医古籍整理规范》中评述规范的相关要求，以一级类目下的内容作为评述单元，以期对各部分进行简要的综述、总结与评价。

综上，本辑录编纂过程中充分考虑了心悸病的复杂性，经过多次反复的文献整理、讨论和校勘，旨在为读者提供全面、准确、系统的心悸病相关内容。但限于时间紧迫、文献整理各种复杂问题等因素，本辑录的编纂可能存在遗漏和不完善之处，敬请各位同道惠正。感谢国家中医药管理局的有序组织和项目组的指导解读为本辑录的编写提供了支持和帮助，也感谢编写团队的努力和付出。

编者

甲辰年十二月于中国中医科学院

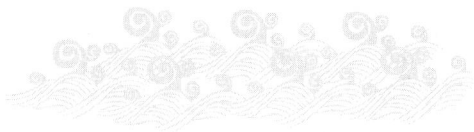

目录

心
悸

第一章

病名源流

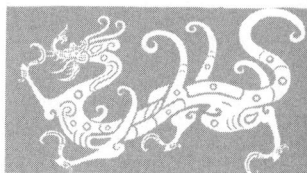

《足臂十一脉灸经》：足泰阴脉：出大趾，内廉骨际，出内踝上廉，循胻内廉，上膝内廉，出股内廉。

其病：病足大趾发，胻内廉痛。股内痛，腹痛腹胀，腹□①，不嗜食，善噫，心烦，善疛。诸病此物者，皆灸足泰阴脉。

《阴阳十一脉灸经》：足阳明之脉：系于骭骨之外廉，循骭而上，穿髌，出鱼股之外廉，上穿乳，穿颊。出目外廉，环颜。

是动则病：洒洒病寒，善呻，数欠，颜黑，病肿，病至则恶人与火，闻木音则惕然惊，心惕然，欲独闭户牖而处，病甚则欲乘高而歌，弃衣而走，此为骭厥，是阳明脉主治。

足少阴之脉：系于内踝之外廉，穿腨，出郄中央，上穿脊之内廉，系于肾，挟舌本。

是动则病：恒恒如乱，坐而起则目䀮如无见，心如悬，病饥，气不足，善怒，心惕惕恐人将捕之，不欲食，面黯如炲色，咳则有血，此为骨厥，是少阴之脉主治。

臂巨阴之脉：起于手掌中，出臂内阴两骨之间，上骨下廉，筋之上，出臂内阴，入心中。

是动则病：心彭彭如痛，缺盆痛，甚则交两手而战，此为臂厥。是臂巨阴之脉主治。

《素问·金匮真言论》：东方青色，入通于肝，开窍于目，藏精于肝，其病发惊骇。

《素问·阴阳别论》：一阳发病，少气，善咳，善泄，其传为心掣，其传为隔。二阳一阴发病主惊骇背痛，善噫善欠，名曰风厥。

《素问·脉要精微论》：夫脉者，血之府也，长则气治，短则气病，数则烦心，大则病进，上盛则气高，下盛则气胀，代则气衰，细则气少，涩则心痛，浑浑革革至如涌泉，病进而危，弊弊绰绰其去如弦绝者死。

《素问·平人气象论》：人一呼脉再动，一吸脉亦再动，呼吸定息脉五动，闰以太息，命曰

---

① □：底稿此处缺一字。下同。

平人。平人者，不病也。常以不病调病人，医不病，故为病人平息以调之为法。人一呼脉一动，一吸脉一动，曰少气。人一呼脉三动，一吸脉三动而躁，尺热曰病温，尺不热脉滑曰病风，脉涩曰痹。人一呼脉四动以上曰死，脉绝不至曰死，乍疏乍数曰死。

胃之大络，名曰虚里，贯膈络肺，出于左乳下，其动应衣，脉宗气也。盛喘数绝者，则病在中；结而横，有积矣；绝不至曰死。乳之下其动应衣，宗气泄也。

《素问·阳明脉解》：黄帝问曰：足阳明之脉病，恶人与火，闻木音则惕然而惊，钟鼓不为动，闻木音而惊何也？愿闻其故。岐伯对曰：阳明者胃脉也。胃者土也，故闻木音而惊者，土恶木也。

《素问·刺疟》：足少阳之疟，令人身体解㑊，寒不甚，热不甚，恶见人，见人心惕惕然，热多汗出甚，刺足少阳。

《素问·举痛论》：惊则心无所倚，神无所归，虑无所定，故气乱矣。

《素问·痹论》：五脏皆有合，病久而不去者，内舍于其合也。故骨痹不已，复感于邪，内舍于肾。筋痹不已，复感于邪，内舍于肝。脉痹不已，复感于邪，内舍于心。肌痹不已，复感于邪，内舍于脾。皮痹不已，复感于邪，内舍于肺。所谓痹者，各以其时重感于风寒湿之气也。

凡痹之客五脏者，肺痹者，烦满喘而呕。心痹者，脉不通，烦则心下鼓，暴上气而喘，嗌干善噫，厥气上则恐。肝痹者，夜卧则惊，多饮数小便，上为引如怀。肾痹者，善胀，尻以代踵，脊以代头。脾痹者，四肢懈惰，发咳呕汁，上为大塞。肠痹者，数饮而出不得，中气喘争，时发飧泄。胞痹者，少腹膀胱按之内痛，若沃以汤，涩于小便，上为清涕。

《素问·大奇论》：肝脉骛暴，有所惊骇，脉不至若喑，不治自已。肾脉小急，肝脉小急，心脉小急，不鼓皆为瘕。

肾肝并沉为石水，并浮为风水，并虚为死，并小弦欲惊。肾脉大急沉，肝脉大急沉，皆为疝。心脉搏滑急为心疝，肺脉沉搏为肺疝。三阳急为瘕，三阴急为疝，二阴急为痫厥，二阳急为惊。

脾脉外鼓沉为肠澼，久自已。肝脉小缓为肠澼，易治。肾脉小搏沉为肠澼下血，血温身热者死。心肝澼亦下血，二脏同病者可治；其脉小沉涩为肠澼，其身热者死，热见七日死。

胃脉沉鼓涩，胃外鼓大，心脉小坚急，皆隔偏枯。男子发左，女子发右，不喑舌转，可治，三十日起；其从者喑，三岁起；年不满二十者，三岁死。

脉至而搏，血衄身热者死，脉来悬钩浮为常脉。脉至如喘，名曰暴厥，暴厥者不知与人言。脉至如数，使人暴惊，三四日自已。

《素问·气交变大论》：岁水太过，寒气流行，邪害心火。民病身热烦心躁悸，阴厥上下中寒，谵妄心痛，寒气早至，上应辰星。

《素问·至真要大论》：太阳司天，寒淫所胜，则寒气反至，水且冰，运火炎烈，雨暴乃雹。血变于中，发为痈疡，民病厥心痛，呕血血泄，鼽衄善悲，时眩仆，胸腹满，手热肘挛腋肿，心澹澹大动，胸胁胃脘不安，面赤目黄，善噫嗌干，甚则色炲，渴而欲饮，病本于心。

《灵枢·本神》：心怵惕思虑则伤神，神伤则恐惧自失，破䐃脱肉，毛悴色夭，死于冬。

《灵枢·经脉》：胃足阳明之脉……是动则病洒洒振寒，善伸数欠，颜黑，病至则恶人与火，闻木声则惕然而惊，心欲动，独闭户塞牖而处，甚则欲上高而歌，弃衣而走，贲响腹胀，是为骭厥。

肾足少阴之脉……是动则病饥不欲食，面如漆柴，咳唾则有血，喝喝而喘，坐而欲起，目䀮䀮如无所见，心如悬若饥状，气不足则善恐，心惕惕如人将捕之，是为骨厥。

心主手厥阴心包络之脉……是动则病手心热，臂肘挛急，腋肿，甚则胸胁支满，心中憺憺大动，面赤目黄，喜笑不休。

《灵枢·四时气》：善呕，呕有苦，长太息，心中憺憺，恐人将捕之，邪在胆，逆在胃，胆液泄则口苦，胃气逆则呕苦，故曰呕胆。

《伤寒论·辨太阳病脉证并治中》：脉浮数者，法当汗出而愈。若下之，身重心悸者，不可发汗，当自汗出乃解。所以然者，尺中脉微，此里虚，须表里实，津液自和，便自汗出愈。

《金匮要略·惊悸吐衄下血胸满瘀血病脉证治第十六》：寸口脉动而弱，动即为惊，弱则为悸。

第二节
魏晋南北朝及隋唐时期

《诸病源候论·风惊悸候》：风惊悸者，由体虚，心气不足，心之腑为风邪所乘；或恐惧忧迫，令心气虚，亦受于风邪。风邪搏于心，则惊不自安。惊不已，则悸动不定。其状，目精不转，而不能呼。诊其脉，动而弱者争，惊悸也。动则为惊，弱则为悸。

《诸病源候论·虚劳惊悸候》：心藏神而主血脉。虚劳损伤血脉，致令心气不足，因为邪气所乘，则使惊而悸动不定。

《诸病源候论·伤寒悸候》：悸者，动也，谓心下悸动也。此由伤寒病发汗已后，因又下之，内有虚热则渴，渴则饮水，水气乘心，必振寒而心下悸也。太阳病，小便不利者，为多饮水，心下必悸。小便少者，必苦里急。夫脉浮数，法当汗出而愈，而下之，身体重，心悸，不可发汗，当自汗出而解。所以然者，尺中微，里虚，须表里实，津液自和，便自汗出愈也。

《诸病源候论·脚气风经五脏惊悸候》：夫温湿成脚气，而夹风毒，毒少风多，则风证偏见。风邪之来，初客肤腠，后经腑脏，脏虚，乘虚而入，经游五脏，与神气相搏，神气为邪所乘，则心惊悸也。

《诸病源候论·心病候》：心气盛，为神有余，则病胸内痛，胁支满，胁下痛，膺、背、髃胛间痛，两臂内痛，喜笑不休，是心气之实也，则宜泻之。心气不足，则胸腹大，胁下与腰背相引痛，惊悸，恍惚，少颜色，舌本强，善忧悲，是为心气之虚也，则宜补之。

《诸病源候论·胆病候》：胆象木，王于春。足少阳其经也，肝之腑也，决断出焉。诸腑脏皆取决于胆。

其气盛为有余，则病腹内冒冒不安，身躯躯习习，是为胆气之实也，则宜泻之。胆气不足，其气上溢而口苦，善太息，呕宿汁，心下澹澹，如人将捕之，嗌中介介，数唾，是为胆气之虚也，则宜补之。

《诸病源候论·霍乱心腹筑悸候》：冷热不调，饮食不节，使人阴阳清浊之气相干，而变乱于肠胃之间，则成霍乱。霍乱而心腹筑悸者，由吐下之后，三焦五脏不和，而水气上乘于心故也。肾主水，其气通于阴，吐下三焦五脏不和，故肾气亦虚，不能制水，水不下宣，与气俱上乘心。其状起脐下，上从腹至心，气筑筑然而悸动不定也。

《诸病源候论·产后心虚候》：肺主气，心主血脉，而血气通荣腑脏，遍循经络，产则血气伤损，脏腑不足，而心统领诸脏，其劳伤不足，则令惊悸恍惚，是心气虚也。

《备急千金要方·论风毒状第一》：夫有脚未觉异，而头项臂膊已有所苦；有诸处皆悉未知，而心腹五内已有所困。又风毒之中人也，或见食呕吐、憎闻食臭，或有腹痛下痢，或大小便秘涩不通，或胸中冲悸，不欲见光明，或精神昏愦，或喜迷忘、语言错乱，或壮热头痛，或身体酷冷疼烦，或觉转筋，或肿不肿，或胜腿顽痹，或时缓纵不随，或复百节挛急，或小腹不仁，此皆脚气状貌也，亦云风毒脚气之候也。

《备急千金要方·精极第四》：枣仁汤治大虚劳，梦泄精，茎核微弱，血气枯竭，或醉饱伤于房室，惊惕忪悸，小腹里急方。

《千金翼方·小肠病第四》：惊怖心忪，少力，灸大横五十壮。

第三节
宋金元时期

《太平圣惠方·治心脏风虚惊悸诸方》：夫心虚则多惊，胆虚则多恐。此皆气血不实，腑脏虚伤，风邪所干，入于经络，心既不足，胆气衰微，故令神思恐怯而多惊悸也。

《博济方·经气杂证·人参荆芥煮散》：治妇人血风劳气攻刺疼痛，四肢无力，不思饮食，多困，黄瘦，胸膈痞满，经水不利，心多怔忡。

《伤寒明理论·悸》：伤寒悸者，何以明之？悸者，心忪是也。筑筑惕惕然动，怔怔忪忪，不能自安者是矣。心悸之由，不越二种：一者气虚也，二者停饮也。伤寒二三日，心中悸而烦者，小建中汤主之。少阴病四逆，其人或悸者，四逆散加桂五分，是气虚而悸者也。饮水多，必心下悸，是停饮而悸者也。

《三因极一病证方论·惊悸证治》：夫惊悸与忪悸，二证不同，惊悸，则因事有所大惊，或闻虚响，或见异相，登高涉险，梦寐不祥，惊忤心神，气与涎郁，遂使惊悸，名曰心惊胆寒，在心胆经，属不内外因，其脉必动。忪悸，则因汲汲富贵，戚戚贫贱，久思所爱，遽失所重，触事不意，气郁涎聚，遂致忪悸，在心脾经，意思所主，属内所因。

《素问玄机原病式·火类》：故心胸躁动，谓之怔忡，俗云心忪，皆为热也。

《济生方·惊悸论治》：夫惊悸者，心虚胆怯之所致也。且心者君主之官，神明出焉，胆者中正之官，决断出焉。心气安逸，胆气不怯，决断思虑得其所矣。或因事有所大惊，或闻虚响，或见异相，登高涉险，惊忤心神，气与涎郁，遂使惊悸。惊悸不已，变生诸证，或短气悸乏，体倦自汗，四肢浮肿，饮食无味，心虚烦闷，坐卧不安，皆心虚胆怯之候也。

《仁斋直指方·惊悸》：人之所主者心，心之所养者血，心血一虚，神气不守，此惊悸之所肇端也。曰惊、曰悸，其可无辨乎？惊者，恐怖之谓；悸者，怔忪之谓。心虚而郁痰，则耳闻大声，目击异物，遇险临危，触事丧志，心为之忤，使人有惕惕之状，是则为惊；心虚而停水，则胸中渗漉，虚气流动，水既上乘，心火恶之，心不自安，使人有怏怏之状，是则为悸。

第四节
明清时期

《秘传证治要诀及类方·怔忡》：怔忡即怂悸也。怂悸与惊悸，若相类而实不同。惊悸者，因事有所惊而悸；怂悸者，本无所惊，常心怂而自悸，焉得无辨。

《医学纲目·惊悸怔忡》：惊者，心卒动而不宁也。悸者，心跳动而怕惊也。怔忡，亦心动而不宁也。

憺憺，因痰动也。心憺憺动者，谓不怕惊而心自动也。惊恐亦曰心中憺憺恐，谓怕惊而心亦动也。

《医学纲目·恐》：恐与惊悸相似，实非惊悸也。张子和云：惊者为自不知故也，恐者为自知也，盖惊者闻响即惊，恐者自知如人将捕之状，及不能独自坐卧，必须人为伴侣，方不恐惧，或夜必用灯照，无灯烛亦恐惧者是也。

《医学正传·怔忡惊悸健忘证》：夫怔忡惊悸之候，或因怒气伤肝，或因惊气入胆，母能令子虚，因而心血为之不足；又或遇事繁冗，思想无穷，则心君亦为之不宁，故神明不安而怔忡惊悸之证作矣。夫所谓怔忡者，心中惕惕然动摇而不得安静，无时而作者是也。惊悸者，蓦然而跳跃惊动而有欲厥之状，有时而作者是也。

《古今医统大全·翼医通考下》：若不知古知今，何以为人司命？加以古人经方，言多雅奥。以痢为滞下，以蹶为脚气，以淋为癃，以实为秘，以天行为伤寒，以白虎为历节，以膈气为膏肓，以咳嗽为咳逆，以强直为痉，以不语为喑，以缓纵为痱，以怔怂为悸，以痰为饮，以黄为瘅。诸如此类，可不讨论，况病有数候相类，二病同名者哉？

《古今医统大全·伤寒门下》：怔忡，即心下悸，汗多或水逆而然。

《古今医统大全·惊悸门》：怔忡证，心中惕惕，摇动而不得安静，无时而作者是也。惊悸者，蓦然而跳跃，忽闻声而即惊，或触事而即悸，有时而仆者是也。

《赤水玄珠·怔忡惊悸门》：怔忡者，心中惕惕然动，不自安也。惊者从外而入，或耳闻异声，目击异物，惊而惧也。悸者，中心畏怯，动而怕惊也。怔忡止于心不自安，悸则心既动而又恐恐然畏惧，如人将捕之，惊而骇也。治怔忡之法，唯当益其心血，壮其神气。治惊悸则有诸经之证，当分别治之。治惊之法，《内经》曰：惊者平之。平，常也，使平日常见常闻，则何惊之有。张子和治卫德新之妻，被盗而惊，乃以平法治之良愈。

《医学入门·河间刘先生温暑纂要》：惊，心卒动而不宁。

《医方考·惊悸怔忡门第五十》：因惊而得者，名曰惊气怔忡。《内经》曰：惊则气乱。宜其怔怔忡忡如物之扑也。

《医学原理·怔忡惊悸门》：怔忡者，心中怵惕而不宁静之谓也，且有惊恐之状，皆心血有亏所致。原其所由，有因思想过度，心君不宁，神灵不安而致者；有因稠痰积饮，留结于心胸之间而致者。各有不同，治法亦难执一。是以心血不足者，在乎养血安神为主；痰饮所致者，清痰理气为先。学者在乎通变，幸毋胶执可也。

《医读·惊悸怔忡健忘》：悸则动摇，惊则恐怖，怔忡惕然，如人将捕。

《杂病证治准绳·惊悸恐总论》：或问惊悸怔忡恐怖之别，曰悸即怔忡也。怔忡者，本无所惊，自心动而不宁。惊者，因外有所触而卒动。张子和云：惊者为自不知故也，恐者为自知也。盖惊者闻响即惊，恐者自知，如人将捕之状，及不能独自坐卧，必须人为伴侣，方不恐惧，或夜必用灯照，无灯烛亦恐惧者是也。《内经》无有称惊怖者，始于《金匮要略》奔豚条云有惊怖，继之云惊恐，由是而见，惊怖即惊恐。怖、惧也，恐、亦惧也，于义且同。凡连称其名以为提纲者，多是一阴一阳对待而言。

《杂病证治准绳·悸》：《伤寒明理论》释悸字云悸、心忪也。筑筑惕惕然动，怔怔忪忪不能自安也。则悸即怔忡，而今人分为两条谬矣。心悸之由，不越二种，一者虚也，二者饮也。气虚者，由阳气内虚，心下空虚，火气内动而为悸也。血虚者亦然。其停饮者，由水停心下，心为火而恶水，水既内停，心不自安，故为悸也。有汗吐下后正气内虚而悸者，有邪气交击而悸者，有荣卫涸流脉结代者，则又甚焉。必生津液益血以实其虚，此从伤寒而论者，若杂病则考诸《内经》云：心痹者，脉不通，烦则心下鼓。

《济阳纲目·怔忡惊悸》：戴氏曰，怔忡者，心中不安，惕惕然如人将捕者是也。《心法附录》曰，人之所主者心，心之所养者血，心血一虚，神气不守，此惊悸怔忡之所肇端也。曰惊悸，曰怔忡，岂可不辨乎。心虚而郁痰，则耳闻大声，目击异物，过险临危，触事丧志，心为之忤，使人有惕惕之状，是则为惊悸。心虚而停水，则胸中渗漉，虚气流动，水既上乘，心火恶之，心不自安，使人有怏怏之状，是则为怔忡。

李氏曰，惕惕不自定曰惊悸，如人将捕曰怔忡。皆缘思虑太过，及因大惊大恐，以致心虚停痰，或耳闻大声，目见异物，临危触事，便觉惊悸，甚则心跳欲厥。

《类经·五运太过不及下应民病上应五星德化政令灾变异候》：悸，心惊跳也。此皆心脏受邪，故为是病，而寒当早至。

《痰火点雪·惊悸怔忡健忘》：惊者，心卒动而不宁也。悸者，心跳动而怕惊也。怔忡者，心中躁动不安，惕惕然如人将捕是也。多因富贵而戚戚，贫穷而不遂所愿而成。

《裴子言医·卷二》：惊悸、恍惚、恐怖及怔忡、不得卧诸证，同出而异名者也。不可疑其证之异而治亦与之俱异也。

《医灯续焰·悸怔忡》：《准绳》云，悸即怔忡。今历观病状则二证少有分别。悸则心中微动，如恐如惊。怔忡则心胸振筑，莫知其来；忽尔宁寂，莫知其去。甚则头目眩晕，神气若浮，盖悸之重者也。

《病机沙篆·怔忡惊悸恐》：惊、悸、恐各有不同。惊者，卒然惊触，不自知也。悸者，本无所惊，心自动而不宁，即怔忡也。恐者，自疑若人将捕，不能独坐卧也。治之之法，悸则祛其痰，惊则安其神，恐则定其志。

《素问经注节解·气交变大论》：悸，心跳动也。谵，乱语也。妄，妄见闻也。

《傅青主女科·怔忡惊悸第三十》：由产忧惊劳倦，去血过多，则心中跳动不安，谓之怔忡。若惕然震惊，心中怯怯，如人将捕之状，谓之惊悸。

《辨证录·惊悸门》：人有闻声而动惊，心中怦怦，半日而后止者，人以为心中有痰也。乃用消痰之药治之不效，久则不必闻声而亦惊，且添悸病，心中常若有来捕者，是惊悸相连而至也。虽俱是心虚之症，而惊与悸实有不同。盖惊之病轻于悸，悸之病重于惊，惊从外来而动心，悸从内生而动心也。若怔忡，惊悸之渐也。故惊悸宜知轻重，一遇怔忡即宜防惊，一惊即宜防悸。

《证治百问·惊悸怔忡健忘》：盖惊悸者，出于仓卒，眼见异类，耳闻异声，顷刻惊惕而神惑，如此之后，心中常怀，念念不忘，恍惚而动，谓之惊悸。悸者，恐怯之谓，唯恐复惊，惊则神气散乱，恐则心气自怯，此惊悸之义也。其左寸关乍大乍小，或浮或沉，心不定而脉变乱也，以壮胆壮神和血安神之药，常服自愈。盖怔忡者，心中有如物撞谓之忡。忡者，忡逆之谓，忽然跳跃谓之怔。怔者，振动之谓，本心气虚而三焦之火冲于胞络，胞络不和而心忡，若心神自虚，胞络无血以养，致心体躁而忽然跳跃而心怔，须调补气血为主，清火安神之药佐之，其脉左寸右尺数而不敛可征。

《证治汇补·惊悸怔忡》：惊悸者，忽然若有惊，惕惕然心中不宁，其动也有时；怔忡者，心中惕惕然，动摇不静，其作也无时。

《冯氏锦囊秘录·方脉惊悸怔忡健忘合参》：悸者，心下筑筑然跳动也。经曰：心痹者脉不通，烦则心下鼓。闭而不通则病热郁而为涩，涩成则烦，心下鼓动。鼓者，跳动如击鼓也。《原病式》云：水衰火旺，心胸躁动。《伤寒论》曰：心为火而恶水，水停心下筑筑然跳动，不能自安。亦有汗吐下后，正气虚而悸，不得卧者，丹溪责之虚与痰，证状不齐，总不外于神劳而血耗，心伤而火动，火郁而生涩也。

人之所主者心，心之所藏者神，神之所养者血。心血一虚，神无所依，此惊悸怔忡之所肇端也。曰惊悸，曰怔忡，岂可无辨乎？心虚而郁痰，则耳闻大声，目击异物，遇险临危，触事丧忘，心为之忤，使人有惕惕之状，是为惊悸也。心虚而停水，则胸中渗漉，虚气流动，水既上乘，心火恶之，心不自安，使人有快快之状，是为怔忡也。然有触而心动曰惊，无惊而自动曰悸。悸者，即怔忡也。

心专神明用事，非他脏可，谚云心病须心药医也。古无怔忡之名，曰心掣、心悬者是也。

大抵惊则不自知，而证属阳，从外入也。书曰：寸口脉动为惊。惊者，其脉止而复来，其人目睛不转，不能呼气者是也。恐者自知，如人将捕之状，不能独卧，而证属阴，从内出也。悸即怔忡，心中如有物撞谓之忡，忽然跳跃谓之怔，此血自内虚也。

《医学心悟·惊悸恐》：惊者，惊骇也。悸者，心动也。恐者，畏惧也。此三者皆发于心，而肝肾因之。方书分为三门，似可不必。经云：东方青色，入通乎肝，其病发惊骇。惊虽属肝，然心有主持，则不惊矣。心惊然后胆怯，乃一定之理。心气热，朱砂安神丸主之。心气虚，安神定志丸主之。悸为心动，谓之怔忡，心筑筑而跳，摇摇而动也，皆由心虚夹痰所致，定志丸加半夏、橘红主之。恐为肾志，亦多由心虚而得。经云：心怵惕思虑则伤神，神伤则恐惧自失，十全大补汤主之。若肾经真阳不足以致恐者，更佐以八味丸加鹿茸、人参之类。

《不居集·怔忡惊悸健忘善怒善恐不眠》：惊者因有所触，而畏怖不安也。悸者心中惕惕然跳，筑筑然动，不能自安，如人捕获之状，本无所恐，而心自不宁也。

《叶氏医效秘传·悸》：悸者，心中筑筑然动，而不能自安，即名怔忡，此属心，心虚故筑然而动，若人捕焉。然悸症有九，其治法唯三。一曰气虚，因发表太过，气衰神弱，心虚不能自持。二曰水停心下，水气乘心，心火畏水不能安。三曰汗为心液，汗之过多，液去心空，无所倚依。各从症治，或养神，或补气，或温经分水可也。

《医宗金鉴·痛疽总论歌》：惊悸，心惊跳也。

《医宗金鉴·虚劳治法》：悸，心自跳动也。惊，目触物骇也。健忘，言事易忘也。怔忡，心冲动甚也。

《叶选医衡·惊悸怔忡恐怖辨》：或问惊悸怔忡恐怖之别，曰悸即怔忡也。怔忡者，本无惊恐，动而不宁。惊者，因外有所触而卒动，子和云：惊为不自知，恐为自知是也。盖惊者闻响即惊，恐者自知，如人将捕之状，与夫不能独处，必须伴侣，方不恐惧，或夜无灯烛，亦生恐惧之类。

《医碥·悸》：悸即怔忡。悸者，心筑筑惕惕然，动而不安也。（俗名心跳）

《一见能医·惊悸痰迷心窍所致》：惊悸者，心中忽然跳动也。

《胎产秘书·产后怔悸惊忡》：产后忧、惊、劳倦、去血过多，心中烦动不宁，谓之怔忡。如惕然而惊，心中怯怯，若人捕之之状，谓之惊悸。

《医学实在易·伤寒里证诗》：悸者，心虚而动痛也。

《医学从众录·惊悸》：有所触而动曰惊，无所触而动曰悸，凡怔忡眴惕，皆其类也。

《中风论·论证候》：或心悸善忘。悸即怔忡也。卫不行津，则津停为水，水停胸下，则令人悸。

《奉时旨要·伤寒》：振战栗者，耸动为振，战摇为战，心跳为栗，虚症多有之。而邪正交争，亦发战栗，察症治之。

惊悸者，心惕惕然跳动也。有气虚者，有汗下损津液者，有水气者，按症治之。

《类证治裁·怔忡惊恐论治》：怔忡者，心动不安，无所见闻惊恐，而胸间惕惕自动也。惊者，神气失守，由见闻夺气，而骇出暂时也。

《杂病广要·惊悸》：惊与悸不同，杨仁斋说，言约而理尽，故首揭之，以正端绪。如动筑之悸，别是一义，与此所言自异。

悸即怔忡也，怔忡者，本无所惊，自心动而不宁。惊者，因外有所触而卒动。

《内经难字音义·癫狂第二十二》：悸：其季切。亦作"痵"。《说文》：悸，心动也。

《先哲医话·多纪茝庭》：病名，古今异称，或一证及数名，极为繁衍。如一病蓄数义，最易致误。今举一二辨之。肿，本痈肿，转为水肿之肿；疮，本创夷，转为疮疡之疮；疳，本蚀烂之义，而小儿嗜甘为病，亦名疳；痰，即澹饮，古作淡，而后世概为稠涎之名；瘅，热也，省文作疸，而转为黄病之名，又移为丹毒之名；瘤者，悬赘也，后世转为丹溜之溜；悸，心动也，而古来概为动筑之义；奔豚，《难经》以为肾积，《伤寒论》以为气冲；咳逆，谓咳嗽气逆，而后世谬为哕逆之名。此类宜甄别焉。

《王乐亭指要·怔忡》：怔忡之症，心跳振动，惊恐怵惕者是也。缘乎营阴不足，心阳不藏，神不守舍，以致心神不宁而怔忡不安，渐至心悸不寐之所由来也。然怔忡心悸，其病虽异，而其源实由乎一也。或因思虑郁结者，逍遥饮与益营汤；喜乐太过者，养心汤或宁志丸；惊恐神怯者，宁志膏或达志丸；志恋伤神者，朱砂安神丸；痰火□杂者，温胆汤或朱砂消痰饮；痰饮侵心者，七福饮或二陈汤；木火凌心者，龙荟丸；肾阴不交者，左归饮；肺失清肃者，生脉散；病后营亏者，尽释病根；六淫外来者，随症施治。总之，无非营血之耗而心不藏神者也。盖心为一身之君主，凡七情六欲无不由于心，五脏六腑无不系于心，一有所伤则宁静之质反为暴烈之性，怔忡心悸由此而起矣。景岳血症论曰，心生血，肝藏血，脾统血，夫心为生血之脏，最不可伤也，心有所伤，非唯君主不宁，而脏腑皆受其累，譬之桀纣暴虐，而民无安日矣。全赖汤放武伐而天下治，上下逸乐，皆受尔福，怔忡心悸之病亦犹是也。

《医法圆通·惊悸》：二证大有攸分，不得视为一例。予意当以心惊为一证，心悸为一证，临症庶不至混淆，立法治之，方不错乱。夫曰惊者，触物而心即惶惶无措，偶闻震响而即恐惧无依，此皆由正气衰极，神无所主。法宜扶阳，交通水火为主，如白通汤，补坎益离丹之类，多服自愈。悸者，心下有水气也，心为火地，得阴水以扰之，故心不安。水停心下，时时荡漾，故如有物忡也。

评述

心悸，既是病名，亦是症名。心悸病，是指因情志波动、劳累过度或痰饮瘀血等因素导致心失所养或心脉瘀阻，引起患者自觉心中急剧跳动、惊惕不安、不能自主为主要表现的一种临床常见病证，多呈发作性。其中，病情较轻者称惊悸，病情较重者称怔忡，可呈持续性。

古代中医文献中心悸相关病名较多，如"悸""惊悸""心动悸""心下悸""怔忡""怔忪""心忪"等。总体看来，"惊悸"和"怔忡（怔忪）"出现最多。心悸病名经历了漫长的历史演变，其发展表现出历代医家对本病认识的不断深入。

一、先秦两汉时期

　　现存对心悸病认识的最早记载，见于1973年湖南长沙马王堆汉墓出土的帛书《足臂十一脉灸经》和《阴阳十一脉灸经》。《足臂十一脉灸经》载足太阴经"其病：病足大趾发……心烦，善疛。""疛"即心动过速之义。《阴阳十一脉灸经》载足阳明经"是动则病：洒洒病寒……闻木音则惕然惊，心惕然"，此外，还有"心如悬""心惕惕恐人将捕之""心彭彭如痛"的描述。此时对心悸症状的描述较为直观，尚未出现"心悸"一词。

　　《内经》中"悸"作为症状名出现最早见于《灵枢·癫狂病》："癫疾始作，而引口啼呼喘悸者。"另有五运六气相关论述中出现"悸"，见于《素问·气交变大论》"岁水太过，寒气流行，邪害心火。民病身热烦心躁悸，阴厥上下中寒，谵妄心痛"等。《内经》对心悸的描述，仍沿袭了《足臂十一脉灸经》和《阴阳十一脉灸经》的论述，如"闻木音则惕然而惊""心惕惕然""心如悬""心惕惕如人将捕之"。此外，《内经》中出现"心动"病证名，与之相关的有"心掣""心下鼓""心澹澹大动""心中憺憺"等。同时，《内经》中还有关于"惊""惊骇""恐"的描述，后世认为其中可能包含心悸表现。如《素问·金匮真言论》："东方青色，入通于肝，开窍于目，藏精于肝，其病发惊骇。"《素问·举痛论》："惊则心无所倚，神无所归，虑无所定，故气乱矣。"《灵枢·经脉》："肾足少阴之脉，是动则病饥不欲食……心如悬若饥状，气不足则善恐，心惕惕如人将捕之，是为骨厥。"惊、恐与心悸的关系密切，惊与恐等情志因素可直接引起心悸，心悸发作时亦可伴随惊恐不安的表现。

　　《伤寒论》与《金匮要略》首次出现"心悸""惊悸"的论述，二者皆由"悸"发展而来。《伤寒论》中首次出现"心悸"一词，书中第49条云："脉浮数者，法当汗出而愈。若下之，身重心悸者，不可发汗，当自汗出乃解。所以然者，尺中脉微，此里虚。须表里实，津液自和，便自汗出愈。"其认为心悸的病机为误下后导致里虚。此外，《伤寒论》中还有"心中悸""心动悸""心下悸"的描述，皆为伤寒病发展过程中的重要症状。"心悸""心中悸""心动悸"的病位在心，"心下悸"的病位在中焦脾胃及下焦肝肾，可知，仲景以病位命名"悸"。《金匮要略》有"惊悸吐衄下血胸满瘀血病脉证治"专篇，开篇即言"寸口脉动而弱，动则为惊，弱则为悸"，以脉象论述惊悸病的病机，以病因命名"悸"。除此条外，无其他明确论述，但"惊悸"一名沿用至今，现常指病情较轻的心悸。

　　"怔忡"，又作"怔忪"，出现于汉代，汉代扬雄《方言·十》云："征伀，惶遽也。"明代方以智《通雅·释诂》云："征伀，即怔忡之声。"可见二者词义相近可互用，但最初并非作为病名出现。"怔忪"由"征伀"来，其本义为惊惧、惶恐不安之意，"怔忡"在宋至清的文献中较多出现。

心悸

先秦两汉时期对心悸病证的认识处于初期阶段，论述多集中于症状表现的描述，病名尚未形成共识，至东汉末年张仲景的"惊悸"一词正式提出，沿用至今。

二、魏晋南北朝及隋唐时期

隋代巢元方的《诸病源候论》是我国现存最早、内容最丰富的论述病源证候学的专著，书中明确以"惊悸"命名心悸病证，将其作为一个证候进行论述。根据病因、人群等因素分类，惊悸分为风惊悸、虚劳惊悸、伤寒悸、脚气风经五脏惊悸、金疮惊悸及妇人风邪惊悸、产后心虚惊悸，并在相应各专篇中详细论述。此外，心悸还见于"心病候""胆病候""霍乱心腹筑悸"等篇。同时，《诸病源候论》对心悸病证的症状描述准确形象，如《诸病源候论》中"风惊悸候"篇言"其状，目精①不转，而不能呼""风邪搏于心，则惊不自安"。"胆病候"篇承前人之说，云："心下澹澹，如人将捕之。""惊不已，则悸动不定"论述了惊与悸的关系，认为惊是悸的直接原因。

唐代孙思邈在《备急千金要方》中首次出现以"冲悸""怔悸"作为心悸病证名。"冲悸"见于"卷三妇人方中"之"茯神汤"条，"怔悸"见于"卷十九肾脏方"之"枣仁汤"条。《千金翼方》则首次以"心怔"作为心悸病证名，见于"卷二十七针灸中"之"卒发狂言鬼语法"条。但《备急千金要方》中仍沿袭前人"悸""惊悸""心悸"等病证名称，其中尤以"惊悸"为多，且出现次数远超"冲悸""怔悸""心怔"三者。

可见，此时期对心悸病证的认识较前深入，"惊悸"被确立为心悸病病名，还出现"冲悸""怔悸""心怔"等其他名称，但可能由于所处时期、地域、语言习惯，或命名依据不明确等原因，"怔悸""心怔"虽然出现于多部文献中，但远不及"惊悸"与"怔忡"使用广泛。

三、宋金元时期

宋金元时期对心悸病证认识较前期进一步发展。宋代的《太平圣惠方》是我国第一部由官方组织编写按疾病分类的大型综合类书，书中有"治心脏风虚惊悸诸方"篇，说明"惊悸"在当时已被作为较固定的心悸病名使用，而"心悸"一词作为症状在篇中出现。书中多次提到"怔悸""心怔""怔忪"等，篇中"惊悸"与"心怔"多次被连称或同时出现，说明二者既有相似之处又有细微差别。此外，"怔忪"在本书中首次出现，但之后的文献中逐渐被"怔忡"一词代替。

"怔忡"作为病名出现，最早见于宋代王衮的《博济方·人参荆芥煮散》："治妇人血风劳气攻刺疼痛，四肢无力，不思饮食，多困黄瘦，胸膈痞满，经水小利，心多怔忡。"自此，"怔忡"一词作为心悸病证名，开始频繁出现于后世医书中，并常与惊悸并提。

"怔忡"作为病名出现后，对于其具体定义，医家始终未达成共识。部分医家指出悸与怔忡同义。这一观点最初由金代成无己在《伤寒明理论·悸》中提出："悸者，心忪是也。筑筑惕惕然动，怔怔忪忪，不能自安者是矣。"后世一些医家亦持此观点，如明清时期的王肯堂、程国彭、

---

① 精：目瞳子，与"睛"同。

何梦瑶等。明代王肯堂在《杂病证治准绳·悸》中言："悸即怔忡，而今人分为两条，谬矣。"清代程国彭在《医学心悟·惊悸恐》中说："悸为心动，谓之怔忡。"清代何梦瑶在《医碥》中也说："悸即怔忡。"

此外，部分医家认为惊悸与怔忡同中有异。宋代陈言的《三因极一病证方论》设"惊悸证治"篇，从病因学角度详尽分析了"惊悸"与"忪悸"二证。陈无择认为："惊悸，则因事有所大惊，或闻虚响，或见异相，登高涉险，梦寐不祥，惊忤心神，气与涎郁，遂使惊悸，名曰心惊胆寒，在心胆经，属不内外因。""忪悸，则因汲汲富贵，戚戚贫贱，久思所爱，遽失所重，触事不意，气郁涎聚，遂致忪悸，在心脾经，意思所主，属内所因。"首次明确指出"惊悸与忪悸，二证不同"，惊悸的直接原因为因事大惊，故名"惊悸"，忪悸的病因则为情志不遂。

宋代严用和《济生方》取陈言三因之论并附以经验方药，其中所载归脾丸、济生肾气丸等方，至今仍为临床常用良方。书中专立"惊悸怔忡健忘门"篇，将《三因极一病证方论》中"忪悸"改为"怔忡"，并发挥完善其病因病机理论。

宋代杨士瀛《仁斋直指方》曾言："人之所主者心，心之所养者血，心血一虚，神气不守，此惊悸之所肇端也。曰惊、曰悸，其可无辨乎？惊者，恐怖之谓；悸者，怔忪之谓。心虚而郁痰，则耳闻大声，目击异物，遇险临危，触事丧志，心为之忤。使人有惕惕之状，是则为惊；心虚而停水，则胸中渗漉，虚气流动，水既上乘，心火恶之，心不自安，使人有快快之状，是则为悸。"此段论述首次分论惊与悸，认为二者内涵不同，后世辨析"惊""悸"二者的医家多遵其旨。明朝时期日本医学家丹波元坚在《杂病广要·惊悸》中评论道："惊与悸不同，杨仁斋说，言约而理尽，故首揭之，以正端绪。如动筑之悸，别是一义，与此所言自异。"

元代朱丹溪在《丹溪心法》中将心悸病证分为"惊悸""怔忡"两类，立《惊悸怔忡六十一》篇论曰："惊悸者，血虚，惊悸有时，以朱砂安神丸。痰迷心膈者，痰药皆可，定志丸加琥珀、郁金。怔忡者血虚，怔忡无时，血少者多，有思虑便动，属虚。时作时止者，痰因火动，瘦人多因是血少，肥人属痰，寻常者多是痰。"指出惊悸与怔忡的发作时间有差异，惊悸发作有时，怔忡发作无时，临床可资鉴别。

宋金元时期医家已习惯将"惊悸"和"怔忡"并提进行论述，认为二者紧密相关又有细微差别，并详述其病因病机、症状表现等不同之处，推动了对心悸病证认识的发展。

四、明清时期

明清时期，医家注重心悸相关病名的辨析。明代戴思恭著《证治要诀》推求其师朱丹溪的医学思想，并对丹溪学说的理论和治疗有所发挥。戴思恭认为"怔忡即忪悸也"，这与《三因极一病证方论》及《严氏济生方》的认识相近。

明代虞抟在《医学正传》中对惊悸与怔忡的症状表现进行了概括性描述与鉴别："夫所谓怔忡者，心中惕惕然动摇而不得安静，无时而作者是也。惊悸者，蓦然而跳跃惊动而有欲厥之状，有时而作者是也。"并论述其病因病机："夫怔忡惊悸之候，或因怒气伤肝，或因惊气入胆，母能令子虚，因而心血为之不足；又或遇事繁冗，思想无穷，则心君亦为之不宁，故神明不安而怔忡惊悸之证作矣……若夫二证之因，又有清痰积饮，留结于心胞胃口而为之者。"其认为二者病因病机相同，主要病因有情志、劳损、痰饮等，病机为心血不足，无以养神。可见，虞抟认为二者病因病机相同，但所致的证候表现各异。

明代汪机的《医读·惊悸怔忡健忘》云："悸则动摇，惊则恐怖，怔忡惕然，如人将捕。"明代楼英在《医学纲目·惊悸怔忡》中说："惊者，心卒动而不安也。悸者，心跳动而怕惊也。怔忡，亦心动而不宁也。"这些论述对"惊""悸"进行分论详辨。清代刘默在《证治百问》中论"悸者，恐怯之谓"，未因循前人仅谓悸为心动之义的观点。刘默认为"盖怔忡者，心中如有物撞，谓之忡，忡者，忡逆之谓。忽然跳跃，谓之怔，怔者，振动之谓"。分论"怔""忡"的含义，故怔忡的表现为患者自觉心中跳动、有物上冲、不能自主，这些论述弥补了前人对惊悸、怔忡叙述的不足。

清代李用粹的《证治汇补》认为，惊悸与怔忡症状表现各有特点："惊悸者，忽然若有惊，惕惕然心中不宁，其动也有时；怔忡者，心中惕惕然，动摇不静，其作也无时。"指出二者皆有动摇不定、惊惕不安的表现，但惊悸发作有时，怔忡发作无时，这与朱丹溪的观点相同。

清代陈士铎的《辨证录》指出惊与悸有差异，故将二者分论："人有闻声而动惊，心中怦怦，半日而后止者，人以为心中有痰也。乃用消痰之药治之不效，久则不必闻声而亦惊，且添悸病，心中常若有来捕者，是惊悸相连而至也。虽俱是心虚之症，而惊与悸实有不同。盖惊之病轻于悸，悸之病重于惊，惊从外来而动心，悸从内生而动心也。"可以看出，二者成因有内外之分，病情有轻重之别。陈士铎又云"怔忡，正悸之渐也"，认为怔忡病情重于惊悸，怔忡是惊悸病情发展而来，这点则与现代认识一致。

清代郑钦安的《医法圆通》认为惊与悸"二证大有攸分，不得视为一例……当以心惊为一证，心悸为一证"，指出"近来市习，一见惊悸，并不区分"的现象。郑钦安指出二者症状表现与病因病机均不同，"惊者，触物而心即惶惶无措，偶闻震响而即恐惧无依，此皆由正气衰极，神元所主……悸者心下有水气也，……水停心下，时时荡漾，故如有物忡也"。

明清时期医家集前人理论之大成，继承发展了心悸相关理论，对该病的认识日臻成熟。同时对心悸病的病名认识也逐渐统一，病名基本确立为"惊悸""怔忡"，其中惊悸为轻症，怔忡为重症。

五、现代

从上述文献来看，中医古籍中出现最多的心悸病名是惊悸和怔忡（怔忪），且其他病名也多由"悸"与"怔忡（怔忪）"引申而来。至现代，对心悸病名的认识争议较小。相较于古代文献，现代中医对心悸病的命名更为简单且规范。国家层面组织出版的一系列规划教材如《中医内科学》，皆以心悸症状命名心悸病。随着中医药诊疗规范化和名词术语标准化工作的不断推进，国家级中医内科疾病诊疗指南《中医内科常见病诊疗指南——中医病证部分·心悸》及部分工具书，如李振吉主编的《中医药常用名词术语辞典》、全国科学技术名词审定委员会审定公布的《中医药学名词2004》、世界卫生组织制定的《WHO西太平洋地区传统医学名词术语国际标准》均以"心悸"为标准名，一直沿用下来。

此外，从古代文献不难看出，心悸、惊悸、怔忡三者难以截然分开。现代《中医内科学》教材认为心悸包括惊悸和怔忡，惊悸是病情较轻者，常于感受诱因后呈阵发性；怔忡为病情较重者，可呈自发性和持续性，以此将三者进行区分。

综上所述，心悸病名的演变体现出历代医家在继承前人理论基础上结合临床实践，对心悸病证的认识不断完善和深入。至今日，心悸病名已逐渐规范、概念逐渐明确，为中医理论研究和临床实践奠定了坚实基础。

第二章

病因病机

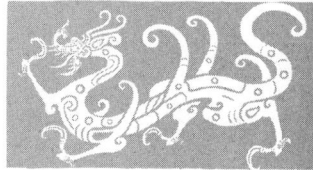

第一节
病因

一、外邪侵袭

《素问·痹论》：心痹者，脉不通，烦则心下鼓，暴上气而喘，嗌干善噫，厥气上则恐。

《诸病源候论·风病诸候》：风惊悸者，由体虚，心气不足，心之腑为风邪所乘；或恐惧忧迫，令心气虚，亦受于风邪。风邪搏于心，则惊不自安。惊不已，则悸动不定。其状，目精不转，而不能呼。

《诸病源候论·妇人杂病诸候》：风邪惊悸者，是风乘于心故也。心藏神，为诸脏之主。若血气调和，则心神安定；若虚损，则心神虚弱，致风邪乘虚干之，故惊而悸动不定也。其惊悸不止，则变恍惚而忧惧。

《诸病源候论·心痛病诸候》：心为诸脏主，故正经不受邪。若为邪所伤而痛，即死。若支别络脉为风邪所乘而痛，则经久成疹。其痛悬急懊者，是邪迫于阳，气不得宣畅，壅瘀生热，故心如悬而急，烦懊痛也。

《济生方·惊悸怔忡健忘门》：又有冒风寒暑湿，闭塞诸经，令人怔忡。

《黄帝素问宣明论方·风门》：风气壅滞，筋脉拘倦，肢体焦痿，头目昏眩，腰脊强痛，耳鸣鼻塞，口苦舌干，咽嗌不利，胸膈痞闷，咳呕喘满，涕唾稠黏，肠胃燥热，结便溺淋闭，或夜卧寝汗，咬牙睡语，筋惕惊悸，或肠胃怫郁结，水液不能浸润于周身，而但为小便多出者。或湿热内郁，而时有汗泄者。

《世医得效方·风科》：夫风之为病，半身不遂，口眼㖞斜，手足拘挛，或生弹曳，语言謇涩，心多惊悸，其状多端，各随所中。由气血俱虚，腠理疏弱，风邪外中，真气失守，邪正相干而生焉。

二、情志内伤

《素问·举痛论》：余知百病生于气也，怒则气上，喜则气缓，悲则气消，恐则气下，寒则气收，炅则气泄，惊则气乱，劳则气耗，思则气结，九气不同，何病之生？岐伯曰：……惊则心无所倚，神无所归，虑无所定，故气乱矣。

《脉经·心手少阴经病证》：愁忧思虑则伤心，心伤则苦惊，喜忘，善怒。

《脉经·平奇经八脉病》：怅然者，其人惊，即维脉缓，缓即令身不能自收持，即失志、善忘、恍惚也。

《严氏济生方·惊悸怔忡健忘门》：夫怔忡者，此心血不足也。盖心主于血，血乃心之主，心乃形之君，血富则心君自安矣。多因汲汲富贵，戚戚贫贱，又思所爱，触事不意，真血虚耗，心帝失辅，渐成怔忡。怔忡不已，变生诸证，舌强恍惚，善忧悲，少颜色，皆心病之候。难经云：损其心者，益其荣，法当专补真血，真血若富，心帝有辅，无不愈者矣。

《医学正传·怔忡惊悸健忘证》：《内经》曰：心者，君主之官，神明出焉。夫怔忡惊悸之候，或因怒气伤肝，或因惊气入胆，母能令子虚，因而心血为之不足，又或遇事繁冗，思想无穷，则心君亦为之不宁，故神明不安而怔忡惊悸之证作矣。夫所谓怔忡者，心中惕惕然动摇而不得安静，无时而作者是也。惊悸者，蓦然而跳跃惊动而有欲厥之状，有时而作者是也。

《医学入门·痰类》：思虑过度及因大惊、大恐，以致心虚停痰，或耳闻大声，目见异物，临危触事，便觉惊悸，甚则心跳欲厥，脉弦濡者，虚也。

《证治准绳·幼科》：前证虽曰属心与肝，而血之所统，实主于脾，脾之志曰思，思虑多则血耗损，而不能滋养于肝心者，脾使之也。思虑内动，未尝有不役其心者，夫心为君火之脏，十二官之主也。夫君之德，不怒而威，无为而治，故宜镇之以静谧，戒之以妄动。动则相火翕合，煽烁阴精，精血既亏，则火空独发，是以惊悸怔忡之所由生，五志之火，心所不能制者矣。

《简明医彀·要言一十六则》：如难思、释怨思报、苦吟竭志、男女怀思之类，遂成怔忡诸证矣。

《简明医彀·劳瘵》：忧愁思虑伤心，心伤苦惊，怔忡健忘。

《金匮要略广注·惊悸吐衄下血胸满瘀血病脉证治第十六》：惊者，外事相触而然，或耳闻大声，目击异物，遇险临危，触事丧志，心为之忤，有惕惕然之状。

《辨证录·虚损门》：人有终日劳心，经营思虑，以致心火沸腾，先则夜梦不安，久则惊悸健忘，形神憔悴，血不华色，人以为心气之弱也，谁知是心血之亏乎。

《冯氏锦囊秘录·方脉心脾病合参》：盖心主血而统性情，因于怵惕思虑，伤神涸血，于是清阳不升，浊阴不降，以致食饮风冷热悸虫疰之九种，乘虚侵凌也。

《不居集·七情内郁》：盖心藏神而生血，心郁则不能生血而血少，血少则怔忡、健忘、惊悸、盗汗、遗精之虚症生矣。

《不居集·饮食不甘》：有前富后贫，身心悲苦，或锐志功名，或劳神会计，气散血耗，皆令心主不足，无以生长胃气。由是饮食减少，肌肉瘦削，宜补养心脏。盖脾为己土，以坎中之水为母；胃为戊土，以离宫之火为母。所以补胃必先补心。甚则每多惊悸怔忡，健忘不寐。

《医碥·悸》：悸者，心筑筑惕惕然，动而不安也。（俗名心跳）有失志之人，由所求不遂，或过误自咎，恨叹不已，独语书空，则心不息不安，时常劳动而怔忡作矣。

《罗氏会约医镜·论怔忡惊悸恐惧健忘》：怔忡者，心中跳动不安，如击鼓然，凡事不能用心，一思更甚。此由思索过劳，心血虚损而然。

《王九峰医案·不寐》：忧思抑郁，最损心脾。心主藏神，脾司志意。二经俱病，五内乖违。心为君主之官，脾乃后天之本，精因神怯以内陷，神因精怯而无依。以故神扰意乱，竟夕无寐，无故多思，怔忡惊悸。

三、饮食失节

《养生四要·寡欲第一》：酒客病酒，酒停不散，清则成饮，浊则成痰。入于肺则为喘，为咳。入于心则为心痛，为怔忡，为噫。

《外台秘要·饵寒食五石诸杂石等解散论并法四十九条》：又若饮酒不解，食不得下，乍寒乍热，不洗便热，洗之复寒，甚者数十日，轻者数日，昼夜不得寝寐，愁悲恚怒，自惊跳悸。

四、劳欲过度

《肘后备急方·治虚损羸瘦不堪劳动方第三十三》：凡男女因积劳虚损，或大病后不复常，若四体沉滞，骨肉疼酸，吸吸少气，行动喘惙，或小腹拘急，腰背强痛，心中虚悸，咽干唇燥，面体少色，或饮食无味，阴阳废弱，悲忧惨戚，多卧少起。久者积年，轻者才百日，渐至瘦削，五脏气竭，则难可复振，治之汤方。

《诸病源候论·虚劳病诸候上》：心藏神而主血脉。虚劳损伤血脉，致令心气不足，因为邪气所乘，则使惊而悸动不定。

《诸病源候论·妇人产后病诸候上》：心统领诸脏，其劳伤不足，则令惊悸恍惚，是心气虚也。

《诸病源候论·风病诸候》：《养生方》云：精藏于玉房，交接太数，则失精。失精者，令人怅怅，心常惊悸。

《圣济总录·虚劳惊悸》：虚劳惊悸者，心气不足，心下有停水也。心藏神，其主脉，若劳伤血脉，致心气不足，因为邪气所乘，则令人精神惊惕，悸动不定。若水停心下，水气乘心，亦令悸也。

《古今医统大全·痨瘵门》：劳于心者，则神耗而血衰，惊悸之疾亦因之而作矣。

《医学入门·内伤》：盖心劳曲运神机，则血脉虚而面无色，惊悸，梦遗，盗汗，极则心痛咽肿。

《病机沙篆·虚劳》：曲运神机则心劳，而为虚汗怔忡；纵情房室则肾劳，而为骨蒸遗泄；

恣睢善怒则肝劳，而为痛痹拘挛；形冷悲哀则肺劳，而为上气喘嗽；动作伤形，思虑伤意则脾劳，而为少食多痰、形羸神倦。

《身经通考·脉说》：心伤色，则健忘怔忪。

《金匮翼·虚劳统论》：心劳者，恍惚惊悸，少颜色。热则烦心、口干、溺涩；寒则内栗、梦多恐怖，由曲运神机而成。热则清之，寒则温之，养血安神则一也。

《一见能医·怔忡》：怔忡者，心中惕惕然，如畏人捕之状，无时而作者是也。因其用心过度，心血耗散，则心无血养，而神不安也。

《齐氏医案·卷三》：余考《内经》而知夫人之生也，阴血为营，阳气为卫，二者运行而无壅滞，病安从生？若力用不休，则龙雷二火逆潜至高，故劳字从火。曲运神机，病心劳而为虚汗、怔忡。

《内伤集要·虚劳》：人有劳心经营太过，心火沸腾，先则夜梦不安，久则惊悸健忘，心神憔悴，血不华色，此乃心血太亏也。

五、久病失养

《素问·五过论》：身体日减，气虚无精，病深无气，洒洒然时惊。病深者，以其外耗于卫，内夺于荣。

《圣济总录·伤寒门》：伤寒病后，心气不足，风邪乘之，则令精神不宁，恍惚惊悸，此由忧愁思虑。致心气虚，邪气内乘，故神气不得泰定而生惊悸也。

《痘疹一得·痘后二十症》：痘后血虚，肝失其养，胆无所恃，怯而惊悸。

《医门棒喝·虚损论》：夫虚损而至怔忡者，先因肾亏，劳心耗血。水不济火，虚火上冲心神动惕；血不养肝，肝风上冒而头眩。其心肾之脉，必动数虚大，肝脉急强，乃为木火偏胜，阴血虚损之象。

六、失治误治

《伤寒论·辨太阳病脉证并治中》：脉浮数者，法当汗出而愈。若下之，身重心悸者，不可发汗，当自汗出乃解。所以然者，尺中脉微，此里虚，须表里实，津液自和，便自汗出愈。

《伤寒论·辨太阳病脉证并治中》：发汗过多，其人叉手自冒心，心下悸，欲得按者，桂枝甘草汤主之。

《伤寒论·辨太阳病脉证并治中》：太阳病发汗，汗出不解，其人仍发热，心下悸，头眩，身𣎴动，振振欲擗地者，真武汤主之。

《伤寒论·辨少阳病脉证并治》：少阳中风，两耳无所闻、目赤、胸中满而烦者，不可吐下，吐下则悸而惊。

《伤寒论·辨少阳病脉证并治》：伤寒，脉弦细，头痛发热者，属少阳。少阳不可发汗，发汗则谵语。此属胃，胃和则愈；胃不和，烦而悸。（一云躁）

《证治准绳·积聚》：虚邪中人始于皮肤，皮肤缓则腠理开，开则邪从毛发入，入则抵深，深则毛发立，毛发立则淅然，故皮肤痛。留而不去，传舍于络脉，则痛于肌肉，其痛之时息，大经乃代。传舍于经，则洒淅善惊。

　　《叶氏医效秘传·伤寒诸证论》：悸者，心中筑筑然动，而不能自安，即名怔忡，此属心，心虚故筑然而动，若人捕焉。然悸症有九，其治法唯三。一曰气虚，因发表太过，气衰神弱，心虚不能自持。二曰水停心下，水气乘心，心火畏水不能安。三曰汗为心液，汗之过多，液去心空，无所倚依。

第二节
病机

一、气虚

《诸病源候论·心病候》：心气不足，则胸腹大，胁下与腰背相引痛，惊悸，恍惚，少颜色，舌本强，善忧悲，是为心气之虚也。

《证治准绳·惊悸恐》：心悸之由，不越二种，一者虚也，二者饮也。气虚者由阳气内虚，心下空虚，火气内动而为悸也。血虚者亦然。其停饮者，由水停心下，心为火而恶水，水既内停，心不自安，故为悸也。

《华佗神方·卷四》：怔忡之症，扰扰不宁，心神恍惚，惊悸不已。此肝肾之虚，心气之弱也。

二、血虚

《仁斋直指方·惊悸》：人之所主者心，心之所养者血，心血一虚，神气不守，此惊悸之所肇端也。

《医学纲目·惊悸怔忡》：惊者，心卒动而不宁也。悸者，心跳动而怕惊也。瘦人多是血虚，肥人多是痰饮，真觉心跳者是血少，宜四物、安神之类。

《奇效良方·怔忡健忘动悸门》：或逆气动躁者，由水衰火旺，而犹火之动也，故心胸躁动，谓之怔忪，此心血不足也。盖心主血，血乃心之主，心乃形之主，血富则心主自安矣。多因汲汲富贵，戚戚贫贱，又思所爱触事，不意真血虚耗，心主失辅，渐成怔忡。

《丹溪心法·惊悸怔忡》：怔忡者血虚，怔忡无时，血少者多。

《医方选要·怔忡健忘动悸门》：夫怔忡者，心血不足，心中躁动不宁也。盖心主血，血旺则心主自安矣。一或为喜怒忧恐所动，则真血虚耗，心主失辅而成怔忡矣。又或外感风寒暑湿之气闭塞诸经，及协饮停留中脘，皆能令人怔忡。

《保婴撮要·惊悸》：惊者，心卒动而恐怖也；悸者，心跳动而怔忡也。二者因心虚血少，故健忘之症随之。

《古今医统大全·惊悸门》：心血一亏，神气不守，此惊悸之所肇端也。惊者恐也，悸者怖也，血不足则神不守，神不守则惊恐悸怖之证作矣。

《古今医鉴·怔忡、惊悸》：夫惊悸者，蓦然而跳跃，惊动如有欲厥之状，有时而作者是也，属血虚。或时觉心跳，亦是血虚。

《万病回春·怔忡》：怔忡者，心无血养，如鱼无水，心中惕惕然而跳动也，如人将捕捉之貌。若思虑即心跳者，是血虚也。

《考证病源·惊》：怔忡者，心中惚惚不安，如畏人捕捉之状，乃心血少也。

《医学原理·怔忡惊悸门》：怔忡者，心中怵惕而不宁静之谓也，且有惊恐之状，皆心血有亏所致。原其所由，有因思想过度，心君不宁，神灵不安而致者；有因稠痰积饮，留结于心胸之间而致者。

《证治准绳·惊悸恐》：人之所主者心，心之所养者血，心血一虚，神气失守，失守则舍空，舍空而痰入客之，此惊悸之所由发也。

《简明医毂·惊悸》：血不足则神不守，神不守则惊恐、悸怖、恍惚，众证作焉。

《傅青主女科·心痛》：血不足则怔忡、惊悸不安耳。

《辨证奇闻·虚》：劳心经营太过，心火沸腾，先夜梦不安，久惊悸健忘，心神憔悴，血不华色，人谓心气弱，谁知心血亏乎。

《医碥·悸》：悸者，心筑筑惕惕然，动而不安也。（俗名心跳）一由血虚，血虚则不能养心，心气常动，幸无火热相乘，故不至于惊而但悸也。若血不虚而动者，则为心火盛（亦有肾火上冲者）。有失志之人，由所求不遂，或过误自咎，恨叹不已，独语书空，则心不息不安，时常劳动而怔忡作矣。

《杂病源流犀烛·怔忡源流（卑慄）》：怔忡，心血不足病也。人所主者心，心所主者血，心血消亡，神气失守，则心中空虚，怏怏动摇，不得安宁，无时不作，名曰怔忡。

《罗氏会约医镜·论脉法》：荣行脉中，脉以血为形，今中空无血，则气无所归，阳无所附，而一切阴虚、发热、惊悸、怔忡、喘急、盗汗等症形焉。

《杂病广要·虚劳》：怔忡惊悸，心血虚也。

《王乐亭指要·怔忡》：怔忡之症，心跳振动，惊恐怵惕者是也。缘乎营阴不足，心阳不藏，神不守舍，以致心神不宁而怔忡不安，渐至心悸不寐之所由来也。然怔忡心悸，其病虽异，而其源实由乎一也。

三、阴虚

《类经·脉色类》：虚里跳动，最为虚损病本，故凡患阴虚劳怯，则心下多有跳动，及为惊悸慌张者，是即此证，人只知其心跳而不知为虚里之动也。但动之微者病尚微，动之甚者病则甚，亦可因此以察病之轻重。

《不居集·惊悸》：阴气内虚，虚火妄动，体瘦心悸，五心烦热，面赤唇燥，左脉微弱，或大而无力者是也。

《景岳全书发挥·论怔忡》：怔忡乃心胸之间，上冲而筑筑惕惕然动，怔怔忡忡不能自安也。将动气为怔忡，大非也。此证唯阴虚劳损之人乃有之，盖阴虚于下，则宗气无根，而气不归源，所以在上则浮撼于胸臆，在下则振动于脐旁，怔忡之病不一，非但阴虚于下。

《杂病源流犀烛·怔忡源流》：悸者，心痹病也。非缘外有所触，自然跳动不宁，其原由水衰火旺，故心胸躁动。

《医原·内伤大要论》：若劳心者伤神，又重于劳力伤气者也。或卷牍烦剧，或百计图谋，心神无片刻之静，心体无安养之时，由是君火内沸，销烁真阴，不但伤神，并能伤精，阳不依阴，自阴不潜阳，阴虚必生内热，内热必化内燥，脉多细涩，甚而数涩，或浮弦搏指，皆阴虚化刚之象。见证多惊悸、怔忡、心热、盗汗、虚烦不寐，甚则君火引动相火，伤及真阴，干咳、吐血、遗滑、淋浊、骨蒸潮热，诸证丛生。

四、阳虚

《备急千金要方·心虚实第二》：病苦悸恐不乐，心腹痛难以言，心如寒，恍惚，名曰心虚寒也。

《本草汇言·草部》：真阳之气，得补而上升于胃，则能腐熟水谷，下应于脾，则能蒸糟粕而运化精微，以荣养五脏之阳。如脾之阴湿而不食，肾之寒冷而精流，心之怯悸而默默，大肠虚陷而溏泄，妇人血冷水带而腹疼，皆无阳也。

《类经·五过四德》：及其病深，则真气消索，故曰无气。无气则阳虚，故洒然畏寒也。阳虚则神不足，故心怯而惊也。

《景岳全书·黄疸》：凡神思困倦，言语轻微，或怔忡眩晕，畏寒少食，四肢无力，或大便不实，小水如膏，及脉息无力等证，悉皆阳虚之候。

《景岳全书·妇人规》：总之，真阳不足者，必神疲气怯，或心跳不宁，或四体不收，或眼见邪祟，或阳衰无子。

五、心胆气虚

《太平圣惠方·治心脏风虚惊悸诸方》：夫心虚则多惊，胆虚则多恐。此皆气血不实，脏腑虚伤，风邪所干，入于经络，心既不足，胆气衰微，故令神思恐怯而多惊悸也。

《济生方·惊悸》：若惊悸者，心虚胆怯所致也。且心者君主之官，神明出焉；胆者中正之官，决断出焉。心气安逸，胆气不怯，决断思虑得其所矣。或因事有所大惊，或闻虚响，或见异相，登高涉险，惊忤心神，气与涎郁，遂使惊悸。惊悸不已，变生诸证，或短气悸乏，体倦自汗，四肢浮肿，饮食无味，心虚烦闷，坐卧不安，皆心虚胆怯之候也。

《古今医鉴·不寐》：惊悸、健忘、怔忡、失志不寐、心风，皆是胆涎沃心，以致心气不足。

《辨证录·不寐》：胆气既虚，至不敢相延心肾二气而为之介绍，心肾乃怒其闭门不纳，两相攻击，故胆气愈虚，惊悸易起，益不能寐耳。

《叶选医衡·寝食说》：若神气衰微，疑神疑鬼，怔忡悸怯，独处无睡，病在肝胆也。

《妇科玉尺·产后》：胆无汁不能润心，心无血不能为养。是以心中恍惚而谵语、烦躁、惊悸相因而生也。

《伤寒杂病心法集解·神病门》：六症者，惊悸、怔忡、恍惚、健忘、失志、伤神六名也。此皆因心虚胆弱，诸邪得以乘之，但当审其所兼之症，分别虚实施治，又当按后癫痫、九气、痰饮等门合症拣方，自有效法之处。

六、水饮凌心

《伤寒论·辨太阳病脉证并治上》：太阳病，小便利者，以饮水多，必心下悸；小便少者，必苦里急也。

《金匮要略·痰饮咳嗽病脉证并治》：夫病人饮水多，必暴喘满。凡食少饮多，水停心下。甚者则悸，微者短气。

《备急千金要方·痰饮第六》：凡心下有水者，筑筑而悸，短气而恐，其人眩而癫。先寒即为虚，先热即为实。故水在于心，其人心下坚，筑筑短气，恶水而不欲饮。

《济生方·怔忡论治》：五饮停蓄，埋塞中脘，亦令人怔忡。

《明医指掌·惊悸怔忡健忘证》：惊悸心中常惕惕，如人将捕时惊惑。延缠不已渐怔忡，寤寐神魂多恍惚……久而心虚停饮，水气乘心，胸中渗漉，虚气流动，水既上乘，心火畏之，心不自安，故快快然而怔忡也。

《医门法律·痰饮门》：水在肾，心下悸，缘肾水凌心，逼处不安，又非支饮邻国为壑之比矣。

《感症宝筏·伤寒变证》：然水亦不可恣饮，少少与之，胃和则愈。如多饮，必致水气为患，而有悸喘等病矣。

《齐氏医案·卷五》：盖心下悸者，心下有水气；胁下悸者，胁下有水气；脐下悸者，脐下有水气，皆阴气夹水而动。法主扶阳以御阴，补土以逐水。

七、痰湿阻滞

《伤寒直指·惊悸》：心主神，神依血，心血一虚，神失所守而舍空，痰水客之，此惊悸之所作也。惊者，惕然不宁，触事易惊，气郁生痰也。悸者，筑然跳动。盖以心虚则停水，水居火位，心实畏之，故怔忡也。

《保命歌括·痰病》：心有痰，为善惊，为癫痫，为怔忡，为嗌干渴而欲饮，为心痛，为舌肿痛，为笑，为不语，为痰迷如祟。

《古今医统大全·惊悸门》：郁痰留饮，积于心包胃口而致惊悸怔忡者有之，此又不可概以虚而治也。

《医学原理·怔忡惊悸门》：怔忡惊悸之症，肥人多是痰火冲心，瘦人多是心血不足。

《医经秘旨·治病必求其本》：心主之阳为浊阴所乘，则为心悸怔忡。

《医灯续焰·悸怔忡》：悸则心中微动，如恐如惊。怔忡则心胸振筑，莫知其来；忽尔宁寂，莫知其去。甚则头目眩晕，神气若浮，盖悸之重者也。大抵因痰积饮停，气冲火击所致。

《医学心悟·惊悸恐》：悸为心动，谓之怔忡，心筑筑而跳，摇摇而动也。皆由心虚夹痰所致。

《不居集·怔忡惊悸健忘善怒善恐不眠》：惊悸健忘，怔忡失志，心风不寐，皆是痰涎沃心，以致心气不足。

《脉简补义·动脉有强弱》：心火自衰，寒水侵凌，阳气不伸，其脉累累如珠，应指无力，其病为怔忡、嘈杂之证，故曰悸也，是痰饮淫洪膻中之所致也。

八、火热毒邪

《太平圣惠方·治心实泻心诸方》：夫心实则生热，热则阳气盛，阳盛则卫气不行，荣气不通，遂令热毒稽留，心神烦乱，面赤身热，口舌生疮，咽燥头疼，喜笑，恐悸，手心热，满汗出，衄血，其脉洪实相搏者，是其候也。

《黄帝素问宣明论方·热门》：夫肾水真阴本虚，心火狂阳积热以甚，以致风热壅滞，头面昏眩，肢体麻痹，皮肤瘙痒，筋脉拘倦，胸膈痞满，时或痛闷，或鼻窒衄，口舌生疮，咽喉不利，牙齿疳蚀，或遍身生疮癣疥，或睡语咬牙，惊惕虚汗，或健忘心忪，烦躁多睡，或大小便涩滞，或烦热腹满，或酒过积毒，劳役过度。

《素问玄机原病式·六气为病》：故心胸躁动，谓之怔忡，俗云心忪，皆为热也。

《素问病机气宜保命集·病机论》：诸禁鼓栗，如丧神守，皆属于火。禁栗惊惑，如丧神守，悸动怔忡，皆热之内作，故治当以制火之剂，其神守血荣自愈也。

《医学启源·躁扰》：躁动烦热，扰乱而不宁，火之体也。热甚于外，则肢体躁扰；热甚于内，则神志躁动，反覆颠倒，懊侬烦心，不得眠也。由水衰而火之动也。故心胸躁动，谓之怔忪，俗云心忪，皆为热也。

《严氏济生方·心小肠虚实论治》：夫心者，手少阴之经，位居南方，属乎丙丁火，为形之君。外应于舌，主宰一身，统摄诸脏血脉，灌溉溪谷，内润五脏，外卫腠理，与手阳明小肠之经相为表里……及其实也，实则生热，热则心神烦乱，面赤身热，口舌生疮，咽燥头痛，喜笑恐悸，手心烦热，汗出衄血，其脉洪实者，是实热之候也。

《推求师意·怖》：若夫在身之阴阳盛衰而致其惊恐者，则惊是火热躁动其心，心动则神乱，神用无方故惊。变状亦不一，为惊骇，为惊妄，为惊狂，为惊悸等。

《素问吴注·阴阳别论篇第七》：心为天君，不易受邪，在五行为火，胆与三焦之火既炽，则同气相求，必归于心，心引而动，名曰心掣。

《证治准绳·神志门》：包络之火，非唯辅心，而且游行于五脏，故五脏之气妄动者，皆火也。是以各脏有疾，皆能与包络之火合动而作悸。

《内经知要·病能》：少阳为一阳，胆与三焦也。胆属木，三焦属火，壮火食气，相火刑金，故少气善咳。木旺则侮土，故善泄。三焦火动，则心掣而不宁。

《疡医大全·心》:《入门》曰：惊悸，因思虑过度及大惊恐而作，甚则心跳欲厥，时作时止者，乃痰因火动。

《蠢子集·风火诸症脉论》：一切心颤与心悸，尽是风火往上传。

第三节
其他

《素问·阳明脉解》：黄帝问曰：足阳明之脉病，恶人与火，闻木音则惕然而惊，钟鼓不为动，闻木音而惊何也？愿闻其故。岐伯对曰：阳明者胃脉也，胃者土也，故闻木音而惊者，土恶木也。帝曰：善。

《素问·阴阳别论》：一阳发病，少气善咳善泄；其传为心掣，其传为隔。

《普济方·心脏门》：心虚之状，气血衰少，面黄烦热，多恐悸不乐，心腹痛难以言，时出清涎，心膈胀满，善忘多惊，梦寝不宁，精神恍惚，皆手少阴经虚寒所致。

《丹台玉案·脾胃门》：脾胃一伤，则五脏皆无生气，由是为腰痛，为烦渴，为膀胱胀满，而肾斯病矣；为恍惚，为怔忡，为烦躁，而心始病矣。

《古今名医汇粹·格言三》：心藏神而主血于脾，实为母子。脾乏膏腴，因夺母气以为食，虚处遂并移于母。健忘惊悸等证，实由脾虚乏津乏液之故。

《金匮要略广注·惊悸吐衄下血胸满瘀血病脉证治第十六》：悸者，动也，有阳气内衰，心下空虚，火气内动，而为悸者；有水停心下，心属火恶水，神不自安，而为悸者；有汗吐下后，正气内虚而悸者；有荣卫涸流，脉结代而悸者，此俱属伤寒而论也……今总以意断之，肝病发惊骇，是惊属乎肝也，心动则为悸，是悸属乎心也。心主血，属君火，肝藏血，属相火，凡诸见血，皆火迫妄行，故吐衄、下血、瘀血与惊悸，统汇为一论乎。

《傅青主男科·虚劳门》：肾，水脏也；心，火脏也。是心肾二经，仇敌矣，似不可牵连而合治之也。不知心肾相克而实相须，肾无心之火则水寒，心无肾之水则火炽，心必得肾水以滋润，肾必得心火以温暖。如人惊惕不安，梦遗精泄，皆心肾不交之故。人以惊惕为心之病，我以为肾之病。

《石室秘录·内伤门》：怔忡之症，扰扰不宁，心神恍惚，惊悸不已，此肝肾之虚，而心气之弱也，若作痰治，往往杀人。盖肾虚以致心气不交，心虚以致肝气益耗，不治虚而反攻痰，安得不速死乎。

《辨证奇闻·怔忡》：怔忡，日轻夜重，欲思熟睡不可得，人谓心虚极，谁知肾气乏乎。人夜卧，心气下降肾宫，肾不虚则开门延入，彼此欢然。唯肾太耗，家贫客至，束手无策，客见如此，自不久留，徘徊歧路，托足无门，彷徨四顾，又将何如。

《不居集·怔忡惊悸健忘善怒善恐不眠》：心者，身之主，神之舍也。心血不足，多为痰火扰动，心神不宁，多有惊悸怔忡诸症。唯虚损之人，阴亏于下，元海无根，气浮于上，撼振胸臆，是心不能下交于肾，肾不能上交于心，则筑筑心动，惕惕恐畏，为怔忡惊悸者有之。

《不居集·怔忡惊悸健忘善怒善恐不眠》：故虚烦惊悸者，中正之官以熇蒸而不宁也。

《医碥·五脏生克说》：肾阴太盛，寒气上冲，心为之悸；或肾寒甚，而逼其龙火上乘，心为之烦，皆肾水克心火也。若饮水过多，停蓄不行，心火被逼不安而悸者，与肾无涉。

《罗氏会约医镜·论怔忡惊悸恐惧健忘》：惊悸者，肝胆怯也。

《金匮启钥·癫狂说》：至于惊悸恍惚虚烦等证，浅见者以为上焦病证，不知病实发根于下原。何也，人生真水一竭，则火失所附，无不随之上炎，即心脾二经之火，亦无不相引而动。是以惊烦等证，纷纷而作，究之水竭，则火浮泛，有不归位而亏者矣。火亏则不能摄水，兼失生土之权，土败水泛，而心脾心烦等病起矣。

《素灵微蕴·医方解》：至于内伤虚劳，惊悸不寐，俱缘水寒土湿，神魂不藏，无相火上旺，而宜清润者。即其千百之中偶而有之，而究其脾肾，终是湿寒。

《四圣悬枢·痘病解第三》：营血遏郁，木气不畅，肝木不升，则振撼而为悸，胆木勿降，则悬虚而为惊也。

《医家心法·怔忡》：怔忡证，虽缘心血不足，然亦有胃络不能上通者，有脾脉不能入心者，有宗气虚而虚里穴动者，有水气凌心者，有奔豚上乘者。治法略同，唯水气与奔豚有别耳！

《知医必辨·论肝气》：肝之大脉，布于两胁，而胃之大络，亦在两胁也。又或上而冲心，致心跳不安。

《医学摘粹·虚证类》：神藏于心，而交于肾，则神清而不摇。若神不交精，乃生惊悸。

《金匮悬解·惊悸吐衄下血瘀血》：惊悸之家，风木郁动，营血失敛，往往上溢而下泄，不溢不泄，则蓄结而内瘀。

评述

心悸的病因病机在《黄帝内经》中已有所阐发，经后世不断演变、丰富，发展至今，已然十分翔实。心悸的发生多因素体虚弱、饮食劳倦、情志内伤、感受外邪、失治误治等，以致气血阴阳亏损，心神失养，或痰、饮、火、瘀等阻滞心脉，扰乱心神，发为心悸。

一、病因

心悸的病因主要有外邪侵袭、情志内伤、饮食失节、劳欲过度、久病失养、失治误治六个方面。

（一）外邪侵袭

早在《黄帝内经》中已有关于感受外邪而致心悸的表述。《素问·痹论》曰："风寒湿三气杂至，合而为痹也……心痹者，脉不通，烦则心下鼓。"该篇即认为因感受风、寒、湿邪，内克于心，痹阻心脉，日久则出现"心下鼓"的症状，"心下鼓"即为对心悸症状的一种描述。《诸病源候论·风病诸候》曰："风惊悸者，由体虚，心气不足，心之腑为风邪所乘；或恐惧忧迫，令心气虚，亦受于风邪。风邪搏于心，则惊不自安。惊已，则悸动不定。其状，目精不转，而不能呼。"则是由心气不足，风邪乘之，气血失和，心神受扰，发为惊悸。又如《济生方·惊悸怔忡健忘门》曰："又有冒风寒暑湿，闭塞诸经，令人怔忡。"指出外感邪气，猝然所犯，易引起人体经脉气血壅塞不畅，闭塞脉络，从而使心脉受其影响，痹阻不畅，而出现心悸的情况。可见，外感邪气是致心悸的病因之一。

（二）情志内伤

心为君主之官，为五脏六腑之主，主司神志，为精神之所舍。当七情失调，扰乱心神，可出现心悸等病症。《素问·举痛论》曰："惊则心无所倚，神无所归，虑无所定，故气乱矣。"即指出因受惊而心神受扰，使得气乱，而致惊悸。此外，也有因忧思过度，心气郁结，暗耗心血，失养致悸；或因五志过极化火，上扰心神致悸；或因情志不遂，气机郁闭，不复升降致悸。如《严氏济生方·惊悸怔忡健忘门》曰："夫怔忡者，此心血不足也。盖心主于血，血乃心之主，心乃形之君，血富则心君自安矣。多因汲汲富贵，戚戚贫贱，又思所爱，触事不意，真血虚耗，心帝失辅，渐成怔忡。怔忡不已，变生诸证，舌强恍惚，善忧悲，少颜色，皆心病之候。《难经》云：损其心者，益其荣，法当专补真血，真血若富，心帝有辅，无不愈者矣。"此即指出情志不遂，过度思虑、忧悲，使得心血虚耗，从而出现心悸等系列病症表现。

（三）饮食失节

久食肥甘厚味、醇酒炙煿皆可酿生痰湿，日久化火，痰火扰神而致心悸。如《养生四要·寡欲第一》指出："酒客病酒，酒停不散，清则成饮，浊则成痰。入于肺则为喘，为咳。入于心则为心痛，为怔忡，为噎。"亦有因恣食生冷、寒湿之品，酿生寒湿，损伤胃气，导致心失所养而致悸；或因心为阳脏，寒湿为阴邪，重浊黏滞、阻塞气机，若寒湿之邪蒙蔽心神，则君火失其明，而致心悸难安。

心
悸

（四）劳欲过度

劳欲过度，耗伤心之气血，心神失养，则惊悸不已；或阴血不足，虚火内生，导致心阳失涵而生惊悸；或伤阳而体内阴寒偏胜，导致心神失于温煦而悸动不宁。如《肘后备急方·治虚损羸瘦不堪劳动方第三十三》曰："凡男女因积劳虚损，或大病后不复，若四体沉滞，骨肉疼酸。吸吸少气，行动喘惙，或小腹拘急，腰背强痛，心中虚悸，咽干唇燥，面体少色，或饮食无味，阴阳废弱，悲忧惨戚，多卧少起。"《古今医统大全·痨瘵门》曰："劳于心者，则神耗而血衰，惊悸之疾亦因之而作矣。"《内科通论·虚劳统论》曰："心劳者；恍惚惊悸，少颜色。热则烦心、口干、溺涩；寒则内栗、梦多恐怖。"

若房劳过度，伤精可致下元亏虚，而精血亏虚日久则易致心失所养，也会导致心悸发生。如《巢氏病源补养宣导法》言："《养生方》云：精藏于玉房，交接太数，则失精。失精者，令人怅怅，心常惊悸。"肾藏精，精作为人体生命活动中重要的物质，若房劳过度，频繁失精，造成精气流失，导致肾精亏虚，因而易出现心肾不交的情况，使得心失所养，心火上炎，而见惊悸。

（五）久病失养

久病之人，营卫失和，气血阴阳多有不及，脏腑官窍多有虚损。心为君主之官，神明之府，故久病虚损之人，心神失于濡养，而易出现心悸病症。《素问·五过论》指出："身体日减，气虚无精，病深无气，洒洒然时惊，病深者，以其外耗于卫，内夺于荣。"此则说明久病之人，身体亏虚，营卫亏损，心失所养，而见惊悸等表现。后世《医门棒喝·虚损论》亦指出："夫虚损而至怔忡者，先因肾亏，劳心耗血。水不济火，虚火上冲心神动惕；血不养肝，肝风上冒而头眩。其心肾之脉，必动数、虚大，肝脉急强，乃为木火偏胜，阴血虚损之象。"故虚损日久，失于调护，则致气血虚衰，脏腑失养，见于心则可因血不养心，或水不济火、虚火上炎，从而出现惊悸等症状。

（六）失治误治

多因医者治法不当，或病延日久，使得病邪有所传变，而致心悸。《伤寒论》中则指出了因汗法、吐法、下法使用不当而使正气受扰，产生心悸。如《伤寒论·辨太阳病脉证并治中》提道："发汗过多，其人叉手自冒心，心下悸，欲得按者，桂枝甘草汤主之。"另外，《伤寒论·辨太阳病脉证并治中》尚还提道："太阳病发汗，汗出不解，其人仍发热，心下悸，头眩，身瞤动，振振欲擗地者，真武汤主之。"由此可见，疾病诊治过程中出现失治误治，则易损伤正气，使邪气羁留、深入，侵扰脏腑经络，若邪气犯客于心，侵扰心神，则可见心悸。

二、病机

心悸病机总的来说，不外乎气、血、阴、阳的偏盛偏衰，以及水饮、痰湿、火热等邪气扰乱心神，使得心失所养、心神不宁。其病位在心，与肺、脾、肝、肾等脏腑有着密切关系。

（一）气虚

心为君主之官而主神明，心的功能正常，需要心气的维系。若心气虚，则鼓动乏力、运行不及而使心失其养，心失于气的推动，则使心主之令难行，而见心悸。如《医学衷中参西录·论心病治法》指出："心之本体，原长发动以运行血脉，然无病之人初不觉其动也，唯患怔忡者则时觉心中跳动不安。其脉微弱无力者，当系心气虚而莫支。"

（二）血虚

心主血脉，心血虚时，心脏则失其濡养，心火失于充济、心神失于涵养而致悸动不安。如《仁斋直指方·惊悸》指出："人之所主者心，心之所养者血，心血一虚，神气不守，此惊悸之所肇端也。"《奇效良方·怔忡健忘动悸门》指出："或逆气动躁者，由水衰火旺，而犹火之动也，故心胸躁动，谓之怔忪，此心血不足也。盖心主血，血乃心之主，心乃形之主，血富则心主自安矣。多因汲汲富贵，戚戚贫贱，又思所爱触事，不意真血虚耗，心主失辅，渐成怔忡。"可见心主血，若心血亏虚，或由情志偏胜引起，或由生化不足引起，导致心失所养，而见心悸怔忡。

（三）阴虚

阴虚主要指阴精亏虚、阴血亏虚等阴津不足。心为阳脏，内寄君火，需阴精济之、濡之，若肾阴亏虚，则可致心肾不交，使得心火上炎，难以下潜，因而产生心悸；阴血亏虚时，心则失于濡养，易致虚火妄动，躁扰不安。《类经·脉分四时无胃曰死》曰："虚里跳动，最为虚损病本，故凡患阴虚劳怯，则心下多有跳动，及为惊悸慌张者，是即此证，人只知其心跳而不知为虚里之动也。"此则指明因为阴虚劳损，心脏失其涵养，而使心跳加速，以致惊悸。《医原·内伤大要论》则进一步阐明了阴虚致悸的病机及症状。"若劳心者伤神，又重于劳力伤气者也。或卷牍烦剧，或百计图谋，心神无片刻之静，心体无安养之时，由是君火内沸，销烁真阴，不但伤神，并能伤精，阳不依阴，自阴不潜阳，阴虚必生内热，内热必化内燥，脉多细涩，甚而数涩，或浮弦搏指，皆阴虚化刚之象。见证多惊悸、怔忡、心热、盗汗、虚烦不寐，甚则君火引动相火，伤及真阴，干咳、吐血、遗滑、淋浊、骨蒸潮热，诸证丛生。"该段论述则说明了若劳心劳力过多、思虑过度，则致心神难安，而使君火偏亢，耗伤真阴，以致阴不敛阳、阴虚化热，从而出现惊悸、怔忡的表现。

（四）阳虚

阳虚多由素体禀赋不足、久病失养等因素造成。如《备急千金要方·卷十三》指出："病苦悸恐不乐，心腹痛难以言，心如寒，恍惚，名曰心虚寒也。"此则因心主君火，为阳中之阳，心阳虚，则君火失于温煦，心神失养，而心悸不安；同时，阳虚易致阴寒凝滞于心脉，心脉痹阻而产生心悸。《类经·五过四德》则进行了细致描述："及其病深，则真气消索，故曰无气。无气则阳虚，故洒然畏寒也。阳虚则神不足，故心怯而惊也。"从上可见，阳气亏虚，则心阳不足，心神失于温煦，而易致惊悸恍惚。

（五）心胆气虚

心为君主之官，为君火，胆属少阳，主司枢机，内寄相火。《黄帝内经》认为"十一脏皆取于胆"，因此当心胆气虚时，心失其养可见心悸，且心胆气虚易致痰涎阻滞扰之，心受其扰亦会悸动不安。如《济生方·惊悸》指出："若惊悸者，心胆虚怯所致也。且心者君主之官，神明出焉；胆者中正之官，决断出焉。心气安逸，胆气不怯，决断思虑得其所矣。或因事有所大惊，或闻虚响，或见异相，登高涉险，惊忤心神，气与涎郁，遂使惊悸。惊悸不已，变生诸证，或短气悸乏，体倦自汗，四肢浮肿，饮食无味，心虚烦闷，坐卧不安，皆心胆虚怯之候也。"由此可见，心胆气虚，则君火不明、心神失养，而易致心悸。

（六）水饮凌心

水饮为阴邪，心为阳脏，若水饮上犯，乘于心阳，则可致心阳不足，心失温煦，心悸不安。此外，心神亦因阴邪来犯而受扰，从而出现心悸。如《金匮要略·痰饮咳嗽病脉证并治》曰："夫病人饮水多，必暴喘满。凡食少饮多，水停心下。甚者则悸，微者短气。"该段论述则表明若饮水过多，难以运化，积蓄心下，可致水饮上犯心阳，而出现心悸、短气的表现。后世《备急千金要方·痰饮》指出："凡心下有水者，筑筑而悸，短气而恐，其人眩而癫。先寒即为虚，先热即为实。故水在于心，其人心下坚，筑筑短气，恶水而不欲饮。"由此可见，心下停水可见心下坚满、短气，上犯凌心，则致心悸。

（七）痰湿阻滞

痰湿为阴邪，较水饮更为黏滞，易阻塞气机、蒙困心神，且因其重浊黏滞之性，易阻滞气血运行，同时影响中焦水谷精微的生成与转输，使心失所养，且为邪所伤，而使心中悸动。《医灯续焰·悸、怔忡》曰："悸则心中微动，如恐如惊。怔忡则心胸振筑，莫知其来；忽尔宁寂，莫知其去。甚则头目眩晕，神气若浮，盖悸之重者也。大抵因痰积饮停，气冲火击所致。"该段即指出痰饮停蓄，阻碍气机，化火上逆，而致心悸。此外，痰湿黏滞，阻遏气机，为阴邪，犯及心阳，则心阳受遏，心神受扰，导致心悸。如《古今医统大全·惊悸门》曰："郁痰留饮，积于心包胃口而致惊悸怔忡者有之，此又不可概以虚而治也。"

（八）火热毒邪

心为阳脏，若火热邪气侵袭，则使阳气偏胜，耗伤阴血，心神失养，同时火性炎上，易致心气耗散、心神不敛，从而出现心悸。《太平圣惠方·治心实泻心诸方》曰："夫心实则生热，热则阳气盛，阳盛则卫气不行，荣气不通，遂令热毒稽留，心神烦乱，面赤身热，口舌生疮，咽燥头疼，喜笑，恐悸，手心热，满汗出，衄血，其脉洪实相搏者，是其候也。"《素问玄机原病式·六气为病》明确指出："故心胸躁动，谓之怔忡，俗云心忪，皆为热也。"其将怔忡归因于热邪，虽有所偏颇，但是足以见得火热对于心悸的影响。

心悸

第三章

证治条辨

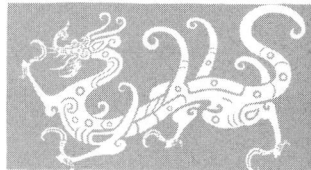

第一节
诊法

一、望诊

《针灸甲乙经·六经受病发伤寒热病第一（中）》：热病，先手臂痛，身热，瘛疭，唇口聚，鼻张，目下汗出如转珠，两乳下三寸坚，胁满，悸，列缺主之。

《幼幼新书·察形色治病第九》：心多惊悸言颧左，右肺青风喘嗽声。

《万氏秘传片玉心书·水镜诀》：水字形，主惊，积热烦躁，心神迷闷，夜啼痰盛，口噤搐搦。针形，主心肝受热，热极生风，惊悸烦闷，神困不食，痰盛搐搦。

《古今医统大全·幼幼汇集》：（《全婴方》云）额上属心，南方之位，火性炎上，故居上。夏见微赤者平；深赤者病；黑色者绝；赤色主心经有风热，心躁惊悸，睡卧不安；青黑色主心中有邪，惊风，腹痛，手足瘛疭而啼叫；黄色主惊疳，骨热口渴，皮毛干燥，夜多盗汗，头发焦黄。

《幼科证治准绳·察色》：红赤色者为热，为痰积壅盛，惊悸烦躁增进。

《永类钤方》：……心部所主，颧面脸颊，皆属心位，黑即沉困，青即惊悸，赤心发风，白即疳气，虚黄卫积，浮肿气逆，心绝何因，大叫数声，过关不叫，必作鸦声，加热惊谵，散热清心。

《医宗必读·色诊》：红色见于口唇，及三阴、三阳，上下如马肝之色，死血之状者，心气绝，主死。若如橘红马尾色者，只是心病，有怔忡惊悸、夜卧不宁。

《（痘疹）生民切要·头面形色主病》：印堂红脉至山根，是心与小肠俱热，主小便赤色，惊悸咬牙。

风池红，主夜啼，惊悸，不得安卧。

《（痘疹）生民切要·辨五脏形色》：心属火，时发惊悸，其色赤，发而为血泡，其色赤。

《医宗说约·面部验色主病》：两颊赤时伤寒寻。额间赤色心经热；烦躁惊悸不必说；青黑腹痛又惊风，瘛疭叫啼何时歇？微黄惊疳自古传；纯黑之时命已绝。

耳后微赤属少阳，本经风热宜知悉；睡中惊悸若咬牙，微黄之色法无失。

《小儿推拿广意·入门察色》：面部气色，为十二经总现之处，而五位色青者，惊积不散，欲发风候；五位色红者，伤寒痰积壅盛，惊悸不宁。

《动功按摩秘诀·辨小儿诸症》：有如川、水字形者，主惊悸，食积烦躁，痞闷少食，夜啼痰盛，口噤搐搦，此脾虚积滞，木克土也。

《四诊抉微·辨虎口纹十三形（〈全幼心鉴〉）》：第六，弓反里形，主感冒寒邪，哽气出气，惊悸，倦怠，四肢冷，小便赤，咳嗽呕涎。

第十一，长针形，过命关一二米许。主心肝热极生风，惊悸困倦，痰盛搐搦。

《幼幼集成·面部形色赋》：红色见而热痰壅盛，青色露而肝风怔悸。此概言通面之色。通面为足阳明胃经所主，胃经郁热，面必淡红。热搏津液，定化为痰而壅滞。风邪冲并，面必见青。心神不安，则为怔忡惊悸。

《幼幼集成·万氏痘麻》：面目赤而惊悸兮，心火炎于膈上。

《金匮翼·心劳》：心劳者，恍惚惊悸，少颜色。

《厘正按摩要术·诊指纹》：赤主心病，痰涎壅盛，惊悸不宁。

二、切诊

《灵枢·禁服》：人迎大一倍于寸口，病在足少阳，一倍而躁，在手少阳。人迎二倍，病在足太阳，二倍而躁，病在手太阳……盛则为热，虚则为寒，紧则为痛痹，代则乍甚乍间。

寸口大于人迎一倍，病在足厥阴，一倍而躁，在手心主。寸口二倍，病在足少阴，二倍而躁，在手少阴……紧则痛痹，代则乍痛乍止。

《素问·脉要精微论》：夫脉者，血之府也，长则气治，短则气病，数则烦心，大则病进，上盛则气高，下盛则气胀，代则气衰，细则气少，涩则心痛。

《素问·平人气象论》：胃之大络，名曰虚里，贯膈络肺，出于左乳下，其动应衣，脉宗气也。盛喘数绝者，则在病中；结而横，有积矣；绝不至曰死。乳之下其动应衣，宗气泄也。

……病心脉来，喘喘连属，其中微曲，曰心病。死心脉来，前曲后居，如操带钩，曰心死。

《难经·十八难》：其外痼疾同法耶？将异也？然，结者，脉来去时一止，无常数，名曰结也。伏者，脉行筋下也。浮者，脉在肉上行也。左右表里，法皆如此。假令脉结伏者，内无积聚，脉浮结者，外无痼疾；有积聚脉不结伏，有痼疾脉不浮结，为脉不应病，病不应脉，是为死病也。

《伤寒论·辨太阳病脉证并治下》：伤寒脉结代，心动悸，炙甘草汤主之……一名复脉汤。

脉按之来缓，时一止复来者，名曰结。又脉来动而中止，更来小数，中有还者反动，名曰结，阴也。脉来动而中止，不能自还，因而复动者，名曰代，阴也。得此脉者，必难治。

《金匮要略·惊悸吐衄下血胸满瘀血病脉证治》：寸口脉动而弱，动即为惊，弱则为悸。

《脉经·平杂病脉第二》：动为痛，为惊。沉为水，为实又为鬼疰。弱为虚，为悸。

《脉经·平惊悸衄吐下血胸满瘀血脉证第十三》：寸口脉动而弱，动则为惊，弱则为悸。趺阳脉微而浮，浮则胃气虚，微则不能食，此恐惧之脉，忧迫所作也。惊生病者，其脉止而复来，其人目睛不转，不能呼气。

胃气虚者，趺阳脉浮，少阳脉紧，心下必悸。何以言之？寒水相抟，二气相争，是以悸。

《脉经·平人迎神门气口前后脉第二》：（心虚）左手寸口人迎以前脉阴虚者，手厥阴经也。病苦悸恐，不乐，心腹痛，难以言，心如寒状恍惚。

《脉经·平五脏积聚脉证第十二》：诊得心积，脉沉而芤，上下无常处，病胸满悸，腹中热，面赤嗌干，心烦，掌中热，甚则唾血，主身瘛疭，主血厥，夏瘥冬剧，色赤也。

《诸病源候论·阴挺出下脱候》：诊其少阴脉浮动，浮则为虚，动则为悸，故令下脱也。

《备急千金要方·心虚实》：（心虚寒）左手寸口人迎以前脉阴虚者，手少阴经也。病苦悸恐不乐，心腹痛难以言，心如寒，恍惚，名曰心虚寒也。

《备急千金要方·心脏脉论》：诊得心积，沉而芤，时上下无常处，病胸满悸。腹中热，面赤咽干，心烦，掌中热，甚则唾血。

《金镜内台方议·炙甘草汤》：心中悸动，因脉结代，故知为真阴气虚少，阳气虚败。

《诊家枢要·脉阴阳类成》：缓，不紧也。往来纡缓，呼吸徐徐，以气血向衰，故脉体为之徐缓尔。为风，为虚，为痹，为弱，为疼，在上为项强，在下为脚弱。浮缓为风，沉缓血气弱。左寸缓，心气不足，怔忡多忘，亦主项背急痛。

代，更代也。动而中止，不能自还，因而复动，由是复止，寻之良久，乃复强起为代。主形容羸瘦，口不能言。若不因病，而人羸瘦，其脉代止，是一脏无气，他脏代之，真危亡之兆也。若因病而气血骤损，以致元气卒不相续，或风家痛家，脉见止代，只为病脉。故伤寒家亦有心悸而脉代者，腹心痛亦有结涩止代不匀者。盖久痛之脉不可准也。又妊娠亦有脉代者，此必二月余之胎也。

《原幼心法·原治》：数则为热，迟则为寒，浮则为虚为风，沉则为实为积为痛，浮而数者为乳痫惊悸，虚而软者为慢惊瘛疭。

《濒湖脉学·附四言举要》：代则气衰，或泄脓血。伤寒心悸，女胎三月。

《医学正传·癫狂痫证》：脉大坚疾者，癫狂。脉虚弦为惊，为风痫。

《医源经旨·经脉总论》：心候诸左寸前上之至……膻中候诸左寸后之下至……沉涩主惊，膻中宗气之脏也，膻中之气不足，则火耗心血，神不内守，故惊悸而不宁耳。

《医源经旨·二十六脉主病》：动脉，为神气不安，主惊恐悸怖，为脱血虚劳。

濡脉，为血气不足之证……寸濡惊悸，关濡少食，尺濡为泄下，元气虚惫。

《古今医统大全·脉法部位表里虚实主病提纲》：（左寸脉候）里虚主病：沉而无力主里虚。悸怖惊恐，恶人声，精神恍惚，健忘，夜不寐。

《古今医统大全·痨瘵门·脉候》：卒喘心悸，其脉浮者，里虚也。

《医学指南捷径六书〈内经〉正脉·统候》：虚为虚候，气血耗散，惊悸恍惚。倦痿汗出。

结为阴盛，阳无所附……伤寒结代，心悸虚故。

弱为虚候，内伤血气……左寸逢弱，盗汗心悸；右寸逢弱，身疼短气。

《医学指南捷径六书·〈内经〉正脉·属候》：左寸后候膻中宗气……沉逢心惕，沉涩或并其弦。或芤、或短，惊悸。

《脉理集要·统属诊法》：左寸后候，膻中宗气。凡诊浮分，弦大而涩，亏经伤卫，臂痛痰郁，弦涩脊软，弦大心跳，细涩芤短，皆为惊悸，浮大而滑，手心极热，沉分细涩，惊悸之类。

《赤水玄珠·结脉》：结者，间至而动缓，而一止复来者曰结，此阴盛之脉。凡伤寒脉结代，心动悸者，炙甘草汤。

《医学入门·脏腑六脉诊法》：沉弱阳虚多惊悸，《权舆》云：左寸弱兮阳气虚，心惊悸兮汗难除。

沉弱惊汗濡寒热，沉弱阳虚，主惊悸多汗；沉濡虚损，主憎寒发热。

沉滑痰热时相攻；滑与痰合本位，洪则为痰热，或呕逆，或怔忡，时作时止。

《医学入门·杂病脉法》：惊悸怔忡，寸动而弱，寸紧胃浮，悸病仍作。饮食痰火，伏动滑搏，浮微弦濡，忧惊过却，健忘神亏，心虚浮薄。寸口动而弱，动为惊，弱为悸。寸口脉紧，趺阳脉浮，胃气虚，是以惊悸，趺阳脉微而浮，浮为胃气虚，微则不能食，此恐惧之脉，忧迫所致也。

《医学入门·成童脉法》：浮数乳痫惊悸，虚濡慢惊瘛疭。

《古今医鉴·幼科》：脉芤大小便中血，虚濡有气兼惊悸。

《脉经·诸脉状主病》：（虚）脉来有表无里，曰虚。为暑，为肠澼，为阴虚，精气不足。左寸虚，曰惊悸。右寸虚，曰喘息。

《云林神彀·惊悸》：心中惊悸，脉必结，饮食之悸，沉伏动滑。

《寿世保元·七表八里总归四脉》：关部主中焦胸腹之疾……（数而有力主热，无力主疮）主口热作渴，呕吐霍乱，怔忡烦躁，寒热交争。

五脏见迟脉，主冷痛之病……心脉迟，主小便频数，心疼呕水，怔忡多悸，伏梁脐痛。

《景岳全书·正脉十六部》：芤为阳脉，凡浮豁弦洪之属，皆相类也，为孤阳脱阴之候。为失血脱血，为气无所归，为阳无所附，为阴虚发热，为头晕目眩，为惊悸怔忡，为喘急盗汗。芤虽阳脉，而阳实无根，总属大虚之候。

《医学研悦·附诸证脉卷三》：（怔忡惊悸健忘）心中动悸，脉必结，饮食之悸，沉伏动滑。

《简明医彀·惊悸》：惊者，谓实有见闻；悸者，恍如见闻，虚之甚也……肝脉急数，主惊；心脉涩数，虚热。

《古今医鉴·怔忡 惊悸》：（脉）心中惊悸，脉必大结；饮食之悸，沉伏动滑。

《濒湖脉学·动（阳）》：动脉专司痛与惊，汗因阳动热因阴。或为泄痢拘挛病，男子亡精女子崩。

《诊家正眼·虚脉（阴）》：体象：虚合四形，浮大迟软，及乎寻按，几不可见。主病：虚主血虚，又主伤暑。左寸心亏，惊悸怔忡。

《诊家正眼·动脉（阳）》：体象：动无头尾，其动如豆，厥厥动摇，必兼滑数。主病：动脉主痛，亦主于惊。左寸得动，惊悸可断；右寸得动，自汗无疑。左关若动，惊及拘挛。

《诊家正眼·濡脉（阴中之阳）》：体象：濡脉细软，见于浮分，举之乃见，按之即空。主病：濡主阴虚，髓竭精伤。左寸见濡，健忘惊悸。

《诊家正眼·涩脉（阴）》：体象：涩脉蹇滞，如刀刮竹，迟细而短，三象俱足。主病：涩为血少，亦主精伤。寸涩心痛，或为怔忡。

《诊家正眼·细脉（阴）》：体象：细直而软，累累萦萦，状如丝线，较显于微。主病：细主气衰，诸虚劳损。细居左寸，怔忡不寐。

《诊家正眼·散脉（阴）》：体象：散脉浮乱，有表无里，中候渐空，按则绝矣。主病：散为本伤，见则危殆。左寸之散，怔忡不卧。

《类经·脉分四时无胃曰死》：乳之下，其动应衣，宗气泄也。前言应衣者，言其微动，似乎应衣，可验虚里之胃气。此言应衣者，言其大动，真有若与衣俱振者，是宗气不固而大泄于外，中虚之候也。愚按：虚里跳动，最为虚损病本，故凡患阴虚劳怯，则心下多有跳动，及为惊悸慌张者，是即此证，人只知其心跳而不知为虚里之动也。但动之微者病尚微，动之甚者病则甚，亦可因此以察病之轻重。

《脉诀汇辨·虚脉（阴）》：体象：虚合四形，浮大迟软；及乎寻按，几不可见。虚之为义，中空不足之象，专以软而无力得名者也。主病：虚主血虚，又主伤暑。左寸虚者，心亏惊悸。

《脉诀汇辨·弱脉（阴）》：体象：弱脉细小，见于沉分；举之则无，按之乃得。沉而且细且小，体不充，势不鼓也。主病：弱为阳陷，真气衰弱。左寸弱者，惊悸健忘。

《脉诀汇辨·代脉（阴）》：按：代脉之义，自各不同……若久病而得代脉，冀其回春，万不得一矣。

伤寒心悸，有中气虚者，停饮者，汗下后者。中气虚则阳陷，阳受气于胸中，阳气陷则不能上充于胸中，故悸。停饮者，饮水多而停于心下也。水停心下，水气上凌，心不自安，故悸。汗后则里虚矣。况汗乃心液，心液耗则心虚，心虚故悸。诸悸者，未必皆脉代。若脉代者，正指汗后之悸，以汗为心液，脉为心之合耳。

《脉诀汇辨·濡脉（阴中之阴）》：体象：濡脉细软，见于浮分；举之乃见，按之即空。濡者，即软之象也。必在浮候见其细软，若中候沉候，不可得而见也。叔和比之"帛浮水面"，时珍比之"水上浮沤"，皆状其随手而没之象也。主病：濡主阴虚，髓竭精伤。左寸濡者，健忘惊悸。濡在左关，血不荣筋。左尺得濡，精血枯损。右寸濡者，腠虚自汗。濡在右关，脾虚湿侵。右尺得濡，火败命倾。

《医宗说约·脉象主病二十九法》：（小脉）……寸小左神昏、善忘、惊悸，右懒言、气怯。

（滑脉）人身涩而脉往来滑者死；滑而盛病日进滑脉，行动不涩也，往来流利，如珠之盘，辗转替替然，与数相似一日浮中如有力，一日辘辘如欲脱曰滑，为阴气有余之候。《经》云：滑者，阴气有余也，阴气有余为多汗身寒。伯仁曰：滑为血实气壅之候，血不胜于气也。二论虽异，实可互为阐明……寸滑左心悸，痰滞心包，右咳嗽、痰喘。

（涩脉）申酉月脉浮短而涩，病在外脉涩坚难治涩脉之行，动不滑也，虚细而迟，往来极难，三五不调，无复次第，如雨沾沙，如刀刮竹曰涩岐伯曰：涩者，阳气有余也，为身热无汗。滑氏曰：涩为气多血少之候，为阳气有余之候。主少血，主心痛，主血痹《经》曰：涩则心痛，涩则少血，脉涩曰痹，主亡汗、主伤精。涩而坚，内留恶血。表热脉涩，主中雾露。女子有孕胎痛，无孕败血为病。寸涩左心神虚耗，惊悸怔忡，右短气、冷痹；关涩左目昏、胁痛，右心疼、痞满；尺涩下元不足，男子伤精，女子崩漏。

（散脉）老人忌见此脉散，到手便无根蒂，三五不调类乎涩，又兼浮大，有阳无阴似乎虚，中指便空，来去不明，根由难觅，如散叶随风，不常其状，为气血耗散，脏腑欲绝之候。主寒热无时，主阳虚不敛，主心气不足，主暴病而荣卫亏损。寸散左神虚惊悸，右气散久喘；关散左筋痿、不寐，右饮食不化，瘦弱无力；尺散精耗耳鸣，腰膝无力。

（弱脉）长夏胃微软弱曰平，弱多胃少曰脾病，老得之顺，少壮得之逆弱，沉细无力也，轻手不见，重手按之，愊愊不前，欲绝未绝，为血气欲绝之候。主亡精、主虚汗、主痼冷、主神昏身重、主精气不足、主元气虚耗。寸口脉沉而弱曰寒热，脉弱以滑是有胃气，命曰易治《内经》。寸弱左阳虚、心悸，右形寒、气短；关弱左筋痿无力，右痞满、倦怠；尺弱下焦冷，泄泻便数。

（细脉）形盛脉细少气不足以息者危细，不粗也，往来指下，极其小渺，仅存一线，如蛛丝相似，为气冷血虚不足以充之候。主伤湿，主痛在内，主元气不足、乏力无精，主内外俱冷、痿弱洞泄，主劳伤过度、神昏体倦。寸细左心无血养惊悸，右气少倦怠；关细左目暗筋痿，右少食虚满；尺细精冷下虚、泄泻，女子经事过期。

（结脉）结，阴之极也，一息脉来三四至，时一止复来曰结，为阴独盛而阳不能相入之候。主气郁、主血壅、主饮食痰饮留滞经络。浮结主外有痼疾，沉结主内有积聚。寸结左惊悸、痰饮，右肺寒痰嗽；关结左胁肋痞痛，右食积、痰饮留滞；尺结小腹冷痛硬满。

（代脉）长夏脉，但代无胃曰死，曰代为戊己恶脉，右关忌见代，更代也，动而中止，良久复动，动而又止，如前复起曰代，为一脏无气，而他脏为之代至也，六脉皆然，主呼吸危亡之候，然亦有暴病而致是脉者。主霍乱吐泻，主心腹急痛，主便脓血，主心中惊悸，主积痰、停水，主中风卒仆，主瘀血、饮食停滞，以致元气不续。寸代左怔忡、言语謇涩，右气塞痰壅；关代左胸胁急痛，右暴痛、吐泻；尺代亡阳失血，阴疝上冲。

《医宗说约·嘈杂》：心嘈总是属虚火，火动痰生因作楚……惊悸怔忡左寸涩，血少将来合四物，麦冬远志酸枣仁，竹茹乌梅炒米入。

《伤寒来苏集·伤寒论翼·厥阴病解第六》：脉结代心动悸者，似乎阳虚，实为阴弱，只可大剂滋阴，不可温补。

《脉决阐微·第三篇》：左寸见小，惊悸时生；右寸见小，怯弱日甚。左寸见虚，心中恍惚；右寸见虚，胃内衰微。

《冯氏锦囊秘录·杂症大小合参卷十五·锦囊》：下手脉沉，气痛便知是气。沉极则伏，涩弱难治。其或沉滑，气兼痰饮。沉弦细动心腹痛脉。皆是痛症。心痛在寸，腹痛在关，下部在尺，

心悸

脉象显然。心中惊悸,脉必代结。饮食之悸,沉浮动滑。

《脉贯·弱脉(阴)》:[贯释]弱由精气不足,故脉来萎弱而不振也,故主元气虚耗,萎弱不前,癫冷、虚热、泄精、虚汗等症也。左寸弱,阳虚、心悸、自汗。

《脉贯·滑脉(阳中阴)》:[贯释]滑为血实气壅之候,是气不胜于血也,故主呕吐、痰逆、宿食、经闭之症也。左寸滑心经热痰,滑而实大,心惊舌强。

《脉贯·微脉(阴)》:[分部]肺右微气促左心惊惕,肝为肢拘胃胀形,尺部带崩女精血弱男,恶寒消瘅痛呻吟。

[贯释]微为气血俱虚之候……左寸微,心虚忧惕,营血不足,头痛胸痞,虚劳盗汗。

《脉贯·虚脉(阴)》:[体象相类]虚脉浮大而迟,按之无力;芤脉浮大,按之中空。芤为脱血,虚为血虚。芤散二脉见浮脉。主病:脉虚身热为伤暑,自汗怔忡惊悸多;发热阴虚须早治,养营益气莫蹉跎。

《脉贯·缓脉(阴中阳)》:[贯释]缓为气血向衰之候,故主风湿痹痛等症,在上为项强,在下为脚弱。心不足则左寸缓,怔忡多忘,亦主项背急痛。

《脉贯·散脉(阴)》:[主病分部]左寸怔忡右寸汗,溢饮左关应软散,右关软散胻肿胕,散居两尺魂应断。[贯释]散为气血耗散,脏腑气绝之候。在病脉主虚阳不敛,又主心气不足,大抵非佳脉也。若两尺得散脉,乃精神衰惫,魂魄将离而不救也。左寸散,心脉衰而血少,神不安而怔忡作。

《杂病源流犀烛·诸脉主病诗·浮》:(浮而迟大为虚)怔忡惊悸寸常虚,血不荣心奈若何,腹胀诊关食不化尺痹痿,损伤精血骨蒸俱。此首统言左右两手虚脉病。

(浮而迟细为濡)左寸心虚故惊悸盗汗还短气,精神离散左关濡又兼荣卫不和,体虚少力。尺男精败女脱血,自汗淋漓溲数俱。此首单言左手濡脉病。

(浮而虚大为散)左寸怔忡右寸汗。

《杂病源流犀烛·诸脉主病诗·迟》:(迟而无力为弱)寸汗心虚左寸弱,阳虚心悸自汗,右身冷右寸弱病,又兼短气。

(迟而有力为缓)寸缓心虚左寸缓,心气不足,怔忡多忘,又兼项背拘急痛,肺则浮右寸缓,肺气浮,言语短气。

《四诊抉微·弱(阴)》:[分部主病]左寸弱者,惊悸健忘。弱在左关,木枯挛急。左尺得弱,涸流可征。右寸弱者,自汗短气。弱在右关,水谷之病。右尺得弱,阳陷可验。

《四诊抉微·动(阳)》:[分诊]左寸动者,惊悸可断。右寸动者,自汗无疑。左尺得动,亡精失血;右尺得动,龙火奋迅。动在左关,惊及拘挛。动在右关,心脾疼痛。

《四诊抉微·微(阴)》:[分部诗]寸微气促或心惊,关脉微时胀满形,尺部见之精血弱,恶寒消瘅痛呻吟。

[分诊]滑伯仁曰:左寸微,心虚惊怯,忧惕,营血不足。

《四诊抉微·缓(阴)》:[分部主病]汪、滑合曰:两寸浮缓,伤风,项背急痛。左寸沉缓,心气虚，怔忡，健忘；右寸沉缓，肺气虚短。

《身经通考·何谓王叔和二十六脉》：濡脉，极软而浮细。为血气不足之候，为虚、为痹。为自汗。为下冷。寸濡惊悸，关濡少食，尺濡泄下。

《轩岐救正论·芤虚散不同》：虚脉迟大而软，按之无有，隐指豁豁然空。崔紫虚云，形大力薄，其虚可知，主伤暑，怔忡、自汗、惊悸、发热、阴虚、腹胀、痿痹、遗精、便泄诸症……所谓散脉者，其形如杨花散漫，去来无定，息数难齐，无统纪，无约束，涣散不收，稍按便四散不聚。主病为溢饮，为血耗，为怔忡，为脱汗，为胕肿胕。产妇得之生，妊妇得之坠，平人见之死。《难经》曰，散脉独见者危。柳氏曰，散为血气俱虚根本脱离之脉，若两尺见之魂断归冥。心脉洪大微散，肺脉浮涩微散，独此不妨耳，此散与虚异，而虚又与芤异也。

《证治百问·惊悸 怔忡 健忘》：盖惊悸者……其左寸关乍大乍小，或浮或沉，心不定而脉变乱也。

盖怔忡者……其脉左寸右尺数而不敛可征。

《医碥·脉之行动》：动，跳动之意，大惊多见此脉。盖惊则心胸跳突，故脉亦应之而跳突也，必带数，故上文系之数脉条下。

《金匮翼·头痛统论》：气虚而痛者，遇劳则痛甚，其脉大。血虚而痛者，善惊惕，其脉芤。

《脉理求真·新增四言脉要》：心中惊悸，脉必代结。饮食之悸，沉伏动滑，癫乃重阴，狂乃重阳。浮洪吉象，沉急凶殃。痫宜虚缓，沉小急实。若但弦急，必死不失。惊悸非属心气亏损，即属有物阻滞，故脉必见代结。若因饮食致悸，则有沉伏动滑之象，所当审也。

《脉理求真·新著脉法心要》：芤为血虚不能濡气，其症必见发热、头昏、目眩、惊悸、怔忡、喘急、盗汗、失血、脱血。

《脉象统类·浮》：浮而迟大为虚……寸，血不荣心、怔忡、恍惚、惊悸。

《医学指要·二十八脉指要》：濡脉。体象：濡脉极软，按之不得，如水上沤，如水中帛。主病：濡主阳微，亦主卫气。寸部见濡，汗出惊悸，左关见濡，木气不升，右关见濡，土气不行，尺部见濡，温补可征。集要：濡主阴虚，为髓竭阴伤，为健忘惊悸，为膝虚自汗，为血不荣，为脾虚湿侵，为精血枯损，为真火衰残。

芤脉。体象：芤是草名，形如青葱，浮沉俱有，中按则空中空非全无也。主病：芤主血病，营不宜实，固卫调营，血则归经。集要：芤为孤阳脱阴之候，为失血脱血，为气无所归，为阳无所附，为阴虚发热，为头晕目眩，为惊悸怔忡。

弱脉。体象：弱脉极软，按之无力，浮取不见，沉取乃得。主病：弱主阴虚，亦主营气，不止发热，筋急不利。寸中见弱，心肺薄削，关中见弱，土衰木落，尺中见弱，肾水将涸。集要：弱主阳陷，为真气衰陷，为怔忡健忘，为自汗短气，为土寒不运，为精冷，为火衰。

《医学指要·诊治六部虚实》：如左寸心脉，三按无力为虚，其外症多怔忡健忘，宜养心汤、归脾汤、茯苓补心汤。

《类证治裁·怔忡惊恐脉候》：手厥阴脉甚动，则心澹澹大动。胃络名虚里，贯膈络肺，出左乳下，其动应衣，虚而有痰则动，更须臾发一阵热者是也。以上怔忡脉。

惊悸脉必结代，寸口脉动而弱。动为惊，弱为悸。病在心胆，其脉必大动。惊者其脉止而复来，其人目睛不转，不能呼气。以上惊脉。

恐则脉沉，恐伤肾，脉必沉。其人恐怖，其脉形如循丝，累累然，其面白，色脱也。以上恐脉。

《温热经纬·仲景外感热病篇》：方中行曰，脉结代而心动悸者，虚多实少，譬如寇欲退散，主弱不能遣发，而反自彷徨也。

《医门补要·脉象主病》：虚：寸虚血亏，关中腹胀，尺伤精血，骨蒸痿痹。脉虚血虚，气虚病弱，自汗怔忡，阴虚发热，惊悸伤暑，久病脉虚者死。

弱：寸弱气虚，关中胃弱，尺主阴虚。弱主气虚，恶寒发热，筋骨萎弱，惊悸自汗，弱主筋。

动：便泻拘挛，腹痛惊悸，女人带漏，男子遗精。

浮动盗汗，沉动发热。

《脉义简摩·郭元峰二十八脉集说》：缓而迟细者多虚寒，即诸家所言是也。为阳虚，为胃寒，为气怯，为疼痛，为晕眩，为脾弱，为痿厥，为怔忡健忘，为饮食不化，为鹜溏飧泄，为精寒肾冷，为小便频数，女子为经迟血少，为失血下血。

《脉简补义·动脉有强弱附释惊悸》：心火自衰，寒水侵凌，阳气不伸，其脉累累如珠，应指无力，其病为怔忡、嘈杂之证，故曰悸也，是痰饮淫泆膻中之所致也。

窃尝综纪临诊以来所见动脉主证：在左寸，为惊悸，为梦魇；在右寸，为咳嗽，为喘促。

悸者，邪气盛则形坚而力稍弱，正气衰则力弱而形亦不甚坚也。至于命火衰熄，寒水盛结之败候，其脉必形甚坚而力又甚弱，起不能高，去不能深，起伏之间有摇摆之状，如人之力弱举重者然，是元根已拔，其病必不止惊悸矣。

《脉简补义·诸脉补真》：何梦瑶曰，数而跳突，名曰动。大惊多见此脉。此误会动为惊之说也。须知动为惊、为痛，均要从阴阳相搏上理会。夫大惊卒恐，脉多鹜暴，此喘而上争，来盛去衰，大类促脉，非动脉也，气虚神弱而常病恐惧者。

《医学答问·怎样分别二十七种脉象》：虚脉属阴，为里，为气血虚……伤暑虚脉亦常有，怔忡虚脉不为奇，阴虚脉虚多发热，治虚以补最相宜，新病脉虚从症治，久病脉虚不用医。

《医学衷中参西录·论火不归原治法》：有气海元气虚损，不能固摄下焦气化，致元阳因之浮越者。其脉尺弱寸强，浮大无根。其为病，或头目眩晕，或面红耳热，或心热怔忡，或气粗息贲。

《增订通俗伤寒论·滋补剂》：（坎气潜龙汤）[秀按] 然必右脉浮大，左脉细数，舌绛心悸，自汗虚烦，手足躁扰，时时欲厥者，始为恰合。

（复脉汤）[秀按]：脉之动虽属心，而迫之使者则在肺。肺主气，气主呼吸，一呼一吸，谓之一息，以促心血之跃动而发脉。病而至于心动悸，心主脉而本能动，动而至于悸，乃心筑筑然跳，按其心部动跃震手也，是为血虚；脉结代者，缓时一止为结，止有定数为代，脉行十余至一止，或七八至及五六至一止，皆有定数，是为血中之气虚。

心悸

证候特点

　　《灵枢·经脉》：心主手厥阴心包络之脉……是动则病手心热，臂肘挛急，腋肿，甚则胸胁支满，心中憺憺大动，面赤目黄，喜笑不休。

　　《素问·至真要大论》：太阳司天，寒淫所胜，则寒气反至，水且冰，运火炎烈，雨暴乃雹。血变于中，发为痈疡。民病厥心痛，呕血血泄，鼽衄善悲，时眩仆，胸腹满，手热肘挛腋肿，心澹澹大动，胸胁胃脘不安，面赤目黄，善噫嗌干，甚则色炲，渴而欲饮，病本于心。神门绝，死不治。所谓动气，知其脏也。

　　《素问·阴阳别论》：曰：一阳发病，少气，善咳，善泄，其传为心掣，其传为隔。

　　《素问·痹论》：心痹者，脉不通，烦则心下鼓，暴上气而喘，嗌干善噫，厥气上则恐。

　　《素问·诊要经终论》：夏刺秋分，病不愈，令人心中欲无言，惕惕如人将捕之。

　　《中藏经·论心脏虚实寒热生死逆顺脉证之法》：又，心病则胸中痛，四一作胁肢满胀，肩背臂膊皆痛。虚则多惊悸，惕惕然无眠，胸腹及腰背引痛，喜一作善悲，时眩仆。心积气，久不去则苦忧烦，心中痛。实则喜笑不息，梦火发。心气盛，则梦喜笑及恐畏……心病则日中慧，夜半甚，平旦静。

　　又，左手寸口脉大甚，则手内热赤一作服；肿太甚，则胸中满而烦，澹澹，面赤目黄也。

　　《脉经·平五脏积聚脉》：诊得心积，脉沉而芤，上下无常处，病胸满悸，腹中热，面赤嗌干，心烦，掌中热，甚则唾血，主身瘛疭，主血厥，夏瘥冬剧，色赤也。

　　《备急千金要方·心脏脉论》：微音人者，主心声也，心声笑其音竽，其志喜，其经手少阴，厥逆太阳则营卫不通，阴阳反错。阳气外击，阴气内伤，伤则寒，寒则虚，虚则惊掣心悸，定心汤主之。

　　《华佗神方·论心脏虚实寒热生死逆顺脉证之法》：心病则胸中痛，四肢满胀，肩背臂膊皆痛，虚则多悸，惕然无眠，胸腹及腰背引痛，喜悲时常眩仆。

　　又心积沉，空空然上下往来无常处，病胸满悸，腰腹中热，颊赤，咽喉干燥，掌热甚则呕，春瘥冬甚，宜急疗之……心虚则恐惧多惊，忧思不乐，胸腹中苦痛，言语颤栗，恶寒恍惚，面赤目黄，喜衄，诊其寸口两虚而微者是也。

《华佗神方·华佗治怔忡神方》：怔忡之症，扰扰不宁，心神恍惚，惊悸不已。

《小儿药证直诀·五脏所主》：心主惊。实则叫哭发热，饮水而摇^{聚珍本作搐}；虚则卧而悸动不安。

《三因极一病证方论·惊悸证治》：夫惊悸与怔忡，二证不同。惊悸，则因事有所大惊，或闻虚响，或见异相，登高涉险，梦寐不祥，惊忤心神，气与涎郁，遂使惊悸，名曰心惊胆寒，在心胆经，属不内外因，其脉必动；怔忡，则因汲汲富贵，戚戚贫贱，久思所爱，遽失所重，触事不意，气郁涎聚，遂致怔忡，在心脾经，意思所主，属内所因。或冒寒暑湿，塞闭诸经，令人忽忽若有所失，恐恐如人将捕，中脘怔忡，此乃外邪，非因心病。

《仁斋直指方论·惊悸方论》：人之所主者心，心之所养者血，心血一虚，神气不守，此惊悸之所肇端也。曰惊、曰悸，其可无辨乎？惊者，恐怖之谓；悸者，怔忪之谓。心虚而郁痰，则耳闻大声、目击异物、遇险临危、触事丧志，心为之忤，使人有惕惕之状，是则为惊；心虚而停水，则胸中渗漉，虚气流动，水既上乘，心火恶之，心不自安，使人有快快之状，是则为悸。

《妇人大全良方·妇人血风心神惊悸方论》：夫妇人血风惊悸者，是风乘于心故也。心藏神，为诸脏之主。若血气调和，则心神安定；若虚损，则心神虚弱，致风邪乘虚干之，故惊而悸动不定也。其惊悸不止，则变恍惚而忧惧也。

《妇人大全良方·产后脏虚心神惊悸方论》：夫产后脏虚，心神惊悸者，由体虚心气不足，心之经为风邪所乘也。或恐惧忧迫，令心气受于风邪，风邪搏于心则惊不自安。若惊不已则悸动不安，其状目睛不转而不能呼，诊其脉动而弱者，惊悸也。动则为惊，弱则为悸矣。

《严氏济生方·怔忡论治》：^{附论}夫怔忡者，此心血不足也。盖心主于血，血乃心之主，心乃形之君，血富则心君自安矣。多因汲汲富贵，戚戚贫贱，又思所爱，触事不意，真血虚耗，心帝失辅，渐成怔忡。怔忡不已，变生诸症，舌强，恍惚，善忧悲，少颜色，皆心病之候。

《普济方·伤寒心悸附论》：夫伤寒心悸者，谓心下悸动也。此由伤寒病，发汗以后，因又下之，内有虚热发渴，渴则饮，水气乘心，必振寒而心下悸。太阳病，小便不利者，为多饮水，心下必悸。小便少者，必苦里急。夫脉浮数，法当汗出而愈，下之则身体重，心必悸也，不可发其汗，当自汗出而解。所以然者，尺中微，里虚表实，津液自和，当自汗出愈也。伤寒心下悸者，谓悸动不定也。伤寒饮水过多，水停心下，肾气乘心，则心气虚弱，故为之悸动也。此皆由发汗以后又下之，津液燥少。若内生虚热，热则饮水，水气停积，故必振寒而心下悸也。伤寒心悸者，心忪是也。筑筑惕惕然动，怔怔忪忪不能自安者是矣。

饮水多，必心下悸，是停饮而悸者也。其气虚者，由阳气内弱，心下空虚，正气内动而为悸也。其停饮者，由水停心下，心为火而恶水，水既内停，心不自安，则为悸也。又有汗下之后，正气内虚，邪气交击而令悸者，与气虚而悸者，则又甚焉。太阳病，发汗过多，其人又手自冒，必心下悸。太阳病，若下之，身重，心下悸者，不可发汗。少阳病，不可吐下，吐下则悸而惊。少阳病，不可发汗，发汗则谵语，此属胃，胃和则愈，胃不和则烦而悸。是数者，皆汗后协邪者，与其气虚而悸者，有以异也。或镇固，或化散之，皆须定其气浮也。又饮水过多，水饮不为宣布，留心下，甚者则悸。《金匮要略》曰：食少饮多，水停心下，甚者则悸。饮之为悸，甚于他邪，虽有余邪，必先治悸。何者？以水停心下，若水气散，则无所不之，浸于肺则为喘为咳，传于胃则为哕为噎，溢于皮肤则为肿，渍于肠间则为利下，不可缓之也。

《赤水玄珠·问桂枝汤发汗》：又云：发汗多叉手心悸欲得按者，用桂枝甘草汤，是亦闭汗孔也。

《诊家正眼·形诊增补望》：诊时病人叉手摸心，闭目不言，必心虚怔忡。

《医林绳墨·怔忡》：怔则心胸之气左右攻击，聚而不散，撼动中焦，如将征战者也。致令心有所动，郁烦躁扰，懊憹不宁，坐卧难安，甚则恶心呕哕，欲吐不吐之状。

《奇效良方·怔忡健忘动悸门》：《原病式》曰：夫怔忡为病，躁扰动烦热，扰乱而不宁，火之体也。甚于外，则肢体躁扰；甚于内，则神志躁动，返覆颠倒，懊憹烦心不得眠，或以烦心呕哕，而为胃冷心痰者，非也。故烦心心痛，腹空热旺而发，得食热退而减也。或逆气动躁者，由水衰火旺，而犹火之动也。故心胸躁动，谓之怔忪，此心血不足也。

《苍生司命·健忘怔忡惊悸证》：惊悸者，善恐怖，蓦然跳跃惊动，有时而作者是也。尤当分虚实治之。健忘、怔忡者，纯主不足，惊悸则不足中之有余也。

《苍生司命·虚损成劳证》：心劳者，心神惊惕，怔忡，盗汗自汗，心烦热闷，口舌生疮，咯血面赤，脉洪而数。

《医学正传·劳极》：（丹溪活套）云：……其或心神惊惕，怔忡无时，盗汗自汗，心烦热闷，口舌生疮，咯血面赤，脉洪而数，知其邪在心也。

《保婴撮要·惊悸》：惊者，心卒动而恐怖也；悸者，心跳动而怔忡也。

《明医指掌·惊悸怔忡健忘证》：[歌]惊悸心中常惕惕，如人将捕时惊惑……[论]心血一虚，神气失守，神去则舍空，舍空则郁而停痰，痰居心位，此惊悸之所以肇端也。或耳闻大声，目击异物，遇险临危，触事丧志，则心为之忤，使人有惕惕之状，始则为惊悸。

《古今医统大全·伤寒门·悸》：伤寒悸者，心中筑筑然动，怔忡不能自安者也。

《古今医统大全·惊悸门》：怔忡证，心中惕惕摇动而不得安静，无时而作者是也。惊悸者，蓦然而跳跃，忽闻声而即惊，或触事而即悸，有时而仆者是也。

《医学入门·伤寒杂证》：内虚动悸必生烦。悸，动也。心膈间客邪乘之，筑筑然触动，如人将捕，即怔忡意也。有水停心下，头眩身摇，厥而悸者，渗其水而悸厥自定。有神气素虚，心中空耗不能自持者。有汗下后内虚而悸者，比之素虚者尤甚，须先定其气，而后治其悸。大约先烦后悸者为虚……先悸后烦者为热。

《医学入门·观形察色问证·问证》：心烦否？或只烦躁不宁，或欲吐不吐，谓之嘈杂。或多惊恐，谓之怔忡。

《云林神彀·痰饮》：心下怔忡，如畏人捕，怵惕不安，阴阳隔阻。

《考证病源·十、考证病源七十四种·惊悸痰迷恐惧所致》：惊悸者，心中忽然跳动也。其因惊恐所致，痰迷心窍，神不安耳。

《育婴家秘·心脏证治》：钱氏云：心主惊，实则叫哭，发热，饮水而搐；虚则困卧，悸动不安，此心病之证也。

《医学纲目·惊悸怔忡》：惊者，心卒动而不宁也。悸者，心跳动而怕惊也。怔忡，亦心动而不宁也。［批］大概属血虚有痰。

《济阳纲目·怔忡惊悸》：（叶氏曰）又有每卧觉神离体，惊悸多魇，通夕无寐，此是肝经受邪，非心病也……又曰：或问怔忡惊悸之辨。曰：怔忡者，本无所惊，心常自怯；惊悸者，因事有所惊，或心有所思而卒动，二者若相类而实不同也治之实无大异。

《简明医彀·惊悸》：惊者，谓实有见闻；悸者，恍如见闻，虚之甚也。血不足则神不守，神不守则惊恐、悸怖、恍惚，众证作焉。

《医灯续焰·悸 怔忡》：《准绳》云：悸即怔忡。今历观病状，则二证少有分别。悸则心中微动，如恐如惊。怔忡则心胸振筑，莫知其来；忽尔宁寂，莫知其去。甚则头目眩晕，神气若浮，盖悸之重者也。

《证治百问·惊悸怔忡健忘》：盖惊悸者，出于仓卒，眼见异类，耳闻异声，顷刻惊惕而神惑。如此之后，心中常怀，念念不忘，恍惚而动，谓之惊悸。悸者，恐怯之谓。唯恐复惊，惊则神气散乱，恐则心气自怯，此惊悸之义也。

盖怔忡者，心中有如物撞，谓之忡，忡者，忡逆之谓。忽然跳跃，谓之怔，怔者，振动之谓。本心气虚而三焦之火冲于胞络，胞络不和而心忡。若心神自虚，胞络无血以养，致心体躁而忽然跳跃，而心怔，须调补气血为主，清火安神之药佐之。其脉左寸、右尺数而不敛可征。

《医宗说约·惊悸怔忡》：惊悸忽然心惕惕，如人将捕时惊惑，跳动不已名怔忡，寤寐神魂多恍惚。

《病机沙篆·怔忡惊悸恐》：心中惕惕然跳，筑筑然动，怔怔忡忡，不能自安，即所谓悸也，一属虚，一属饮。

《古今名医汇粹·惊悸怔忡健忘烦躁不寐》：夫所谓怔忡者，心神惕惕然，动摇而不得安静，无时而作者是也。

《辨证奇闻·惊悸》：闻声惊，心怦怦，半日后止。人谓心有痰，痰药不效。久不必闻声，亦惊且悸，常若有人来捕者，是惊悸相连而至。虽是心虚，惊悸实不同。盖惊轻悸重，惊从外来动心，悸从内生动心也。若怔忡，正悸之渐也；若悸，非惊之渐也。故惊悸宜知轻重。一遇怔忡，宜防惊，惊宜防悸。

《济世全书·宋许学士伤寒脉法·太过不及脉》：心脉微小主心虚，心中惊悸流汗随，头脑昏沉多困倦，梦魂常在水边归。

《济世全书·怔忡惊悸》：夫怔忡者，心胸躁动谓之怔忡，此心血不足也……惊悸者，即动悸也。动之为病惕然，而惊悸之为病心下怯怯，如人所捕，皆心虚胆怯之所致也。

《症因脉治·内伤劳伤》：［心虚劳伤之症］惊悸恍惚，神志不定，心痛咽肿，喉中介介如梗，

心悸

实则毛焦发落，唇裂舌赤，烦热咳逆，此心劳之症也。

《顾松园医镜·健忘怔忡惊悸》：怔忡者，心中惕惕，动而不宁，无时而作；惊悸者，外有所触，心中跳动，因惊而作。

《四诊抉微·辨虎口纹十三形（引〈全幼心鉴〉）》：若外邪既解，而惊悸指冷，脾气受伤也……若闷乱气粗，喘促者难治，脾虚甚故也。

《灵验良方汇编·论经血》：一妇人气盛血少、火旺痰多，因事不遂意，得怔忡之患，心惕然而惊，时发时止。

《不居集·虚损怔忡》：怔忡之病，心胸筑筑振动，惶惶惕惕，无时得宁者是也。

《不居集·痰郁心悸》：或耳闻大声，目见异物，遇险临危，触事丧心，大惊大恐，以致心为之忤，停积痰涎，使人有惕惕不宁之状，甚则心跳欲厥，其脉滑大者是也。

《伤寒心法要诀·心下悸》：心下筑筑惕惕、怔怔忡忡，谓悸病之状也。

《疡医大全·肾脏脉病虚实》：肾属水，其脉大紧，身无痛，形不瘦，不能食，善惊悸，以心萎者死。

《疡医大全·内景图说·心》：又曰，悸者，心跳动也。

《纲目》曰，惊者，心卒动而不宁也。悸者，心跳动而怕惊也。

《三因》曰，惊悸，因事有所大惊而成者，名曰心惊胆慑，病在心胆经，其脉大动。又曰：五饮停蓄，闭于中脘，最使人惊悸，属饮家。

丹溪曰，惊悸者，有时而作，大概属血虚与痰；瘦人多是血虚，肥人多是痰饮，时觉心跳者，亦是血虚。

《入门》曰，惊悸，因思虑过度及大惊恐而作，甚则心跳欲厥，时作时止者，乃痰因火动。又曰：心胆虚怯，触事易惊，涎与气搏，变生诸证。

《直指》曰，血虚心虚多惊。

《正传》曰，忧、愁、思、虑伤心，令人惕然心跳动，惊悸不安。

《纲目》曰，怔忡，心动而不宁也。

戴氏曰，怔忡者，心中躁动不安，惕惕然如人将捕者是也。

《直指》曰，心虚而痰郁，则耳闻大声，目击异物，遇险临危，触事丧志，使人有惕惕之状，是为惊悸。心虚而停水，则胸中渗漉怏怏之状，是为怔忡。

《正传》曰，怔忡者，心中惕惕然，动摇而不得安静，无时而作者是也。

《纲目》曰，心澹澹动也，因痰动也，谓不怕惊而心自动也，惊恐亦曰心中澹澹，谓怕惊而亦动也。

《疡医大全·咽痛门主论》：又云，心中怔忡，胸前红甚，舌卷面赤，目上视者不治。

《盘珠集胎产症治·惊悸》：血虚心气不足也。心虚而受风邪，遂成惊悸，名曰心风。其状目睛不转，其脉动而弱，宜大补气血。若作风治，速之危矣。

《杂病源流犀烛·心病源流·心痛》：曰悸，劳役则头面赤而下重，自烦发热，脉弦，脐上跳，心中痛，由心伤也。

《杂病源流犀烛·怔忡源流卑慄》：脉法。《灵枢》曰：手厥阴之脉甚动，则心中澹澹大动。

怔忡形症。《内经》曰：胆病者，亦心中澹澹，如人将捕。又曰：太阳司天，寒淫所胜，则病心澹澹大动，寒伤心主也。注曰：澹澹，水摇貌，此属水病。《直指》曰：心虚而停水，则胸中渗漉，虚气流动，水既上升，心火恶之，心不自安，使人有怏怏之状，是为怔忡。又曰：怔忡，因惊悸久而成也。《纲目》曰：怔忡，惕惕然心动而不宁，无时而作者是也。

《身经通考·心藏图说》：心虚，病苦悸恐不乐，心腹痛难以言，心如寒，状恍惚，手心热，肘臂挛急，腋肿，心中大动。

《医学实在易·怔忡》：怔忡者，心下跳动不安，即惊有触而动曰惊悸不触而动曰悸之类也。

《医会元要·十二经穴脉筋主病图注各经药性并列》：舌色红，心开窍于舌也。口干，心烦，心之热也。惊悸怔忡，心神不安也。

《医学从众录·惊悸》：有所触而动曰惊，无所触而动曰悸。凡怔忡眴惕，皆其类也。

《医学从众录·心痛》：虚痛即悸痛，脉浮而小细，或沉而短涩，其痛重轻相间，多日不愈。心悸，最喜摩按，得食小愈，饥则更痛。

《证治针经·杂证补遗·心悸怔忡》：惊悸悉心胸跳跃，悸来非自下上冲。

《证治发微》云，悸即怔忡，如有物撞谓之忡，忽然跳跃谓之怔，此血虚也。健忘心中了了，口欲言而忽然中止，此平素失意，抑郁而涎饮渗于心窍也。

《杂证汇参·惊恐怔忡》：怔忡者，心中惕惕然动摇不静，其作也，无时。（《医学正传》）有触而心动曰惊。无惊而自动曰悸，即怔忡也。（李东垣）

《三指禅·心气痛脉论》：四曰悸，有触而惊曰惊，无触而惊曰悸，悸而至于痛，则悸之甚者也。

《类证治裁·怔忡惊恐脉候》：惊悸脉必结代，寸口脉动而弱。动为惊，弱为悸。病在心胆，其脉必大动，惊者其脉止而复来，其人目睛不转，不能呼气。以上惊脉。

恐则脉沉，恐伤肾，脉必沉。其人恐怖，其脉形如循丝，累累然，其面白，色脱也。以上恐脉。

《杂病广要·脏腑类》：《伤寒明理论》释悸字云：悸，心忪也，筑筑惕惕然动，怔怔忪忪不能自安也。则悸即怔忡，而今人分为两条，谬矣。《准绳》

心胸躁动，谓之怔忡，俗云心忪，皆为热也。《原病式》

怔忡者血虚，怔忡无时，血少者多。有思虑便动，属虚。时作时止者，痰因火动。瘦人多是因血少，肥人属痰。寻常者多是痰。真觉心跳者是血少，四物、朱砂安神之类。《丹溪》

《王乐亭指要·怔忡》：怔忡之症，心跳振动，惊恐怵惕者是也。缘乎营阴不足，心阳不藏，神不守舍，以致心神不宁而怔忡不安，渐至心悸不寐之所由来也。然怔忡心悸，其病虽异，而其源实由乎一也。

《灸法秘传·应灸七十症》：《正传》曰：惊悸者，忽然若有惊，惕惕然心中不宁，其动也有时；怔忡者，心中惕惕然，动摇不静，其作也无时。

《景岳全书发挥·论惊恐》：盖惊出于暂，而暂者即可复；恐积于渐，而渐者不可解，甚至心怯而神伤，精却则阴痿，日消月缩，不亡不已。丹溪治周本心大恐，心不自安，如人将捕之状，夜卧不发，两耳后如见火光炎上，饮食虽进而无味，以参术当归为君，陈皮为佐，加盐炒黄柏、炙元参少许，服之月余而愈。

《医学摘粹·伤寒证辨》：心下筑筑惕惕，怔怔忡忡，悸病之状也。

《四诊心法要诀·上》：心赤善喜，舌红口干，脐上动气，心胸痛烦。健忘惊悸，怔忡不安，实狂昏冒，虚悲凄然。

《医学衷中参西录·论心病治法》：有非心机亢进而有若心机亢进者，怔忡之证是也。心之本体原长发动以运行血脉，然无病之人初不觉其动也，唯患怔忡者则时觉心中跳动不安。

《医学衷中参西录·治心病方》：然平人跳不自觉，若觉心跳即是心经改易常度……太大、太阔，则血逼发不尽，或已出复返，运行不如常度矣。再者心跳：凡无病之人心跳每不自觉。若因病而跳，时时自觉，抚之或觉动。然此证有真有假：真者心自病而跳也，或心未必有病，但因身虚而致心跳，亦以真论；若偶然心跳，其人惊惧，防有心病，其实心本无病，即心跳亦暂时之事，是为假心跳证，医者均须细辨。凡心匀跳无止息，侧身而卧，可左可右，呼吸如常，大概心自不病。所虑跳跃不定，或三四次一停，停后复跳不能睡卧，左半身着床愈觉不安，当虑其门户有病，血不回运如常。

第三节
论治分型

一、心虚胆怯

《太平圣惠方·治心脏风虚惊悸诸方》：夫心虚则多惊，胆虚则多恐。此皆气血不实，腑脏虚伤，风邪所干，入于经络，心既不足，胆气衰微，故令神思恐怯而多惊悸也。

《圣济总录·胆虚不眠》：论曰：胆虚不得眠者，胆为中正之官，足少阳其经也，若其经不足，复受风邪则胆寒，故虚烦而寝卧不安也。治肝虚胆寒，夜间少睡，睡即惊觉，心悸，神思不安，目昏心躁，肢节痿弱，补肝去胆寒和气，五补汤方。

《三因极一病证方论·惊悸证治》：惊悸，则因事有所大惊，或闻虚响，或见异相，登高涉险，梦寐不祥，惊忤心神，气与涎郁，遂使惊悸，名曰心惊胆寒，在心胆经，属不内外因，其脉必动。

《严氏济生方·惊悸怔忡健忘门》：夫惊悸者，心虚胆怯之所致也。且心者，君主之官，神明出焉；胆者，中正之官，决断出焉。心气安逸，胆气不怯，决断思虑得其所矣。或因事有所大惊，或闻虚响，或见异相，登高涉险，惊忤心神，气与涎郁，遂使惊悸。惊悸不已，变生诸证，或短气悸乏，体倦自汗，四肢浮肿，饮食无味，心虚烦闷，坐卧不安，皆心虚胆怯之候也。

《奇效良方·怔忡健忘动悸门》：且夫惊悸即动悸也。动之为病，惕然而惊，悸之为病，心下怯怯，如人所捕，皆心虚胆怯之所致也……人之所主心，心之所养血，心血一虚，神气不守，此惊气之所肇端也。曰惊曰悸，其可无辞乎？

《证治准绳·杂病·惊》：心胆虚怯，触事易惊，或梦寐不祥，遂致心惊胆慑，气郁生涎，涎与气搏，变生诸证，或短气悸乏，或复自汗者，并温胆汤主之。

《济阳纲目·怔忡惊悸》：（叶氏曰）又曰：惊悸或因事有所大惊，触忤心神，气与涎郁，遂成惊悸，此乃心虚胆怯所为，宜养心汤，或温胆汤。

《证治汇补·惊悸怔忡》：肝胆心虚。或因怒伤肝，或因惊入胆，母令子虚，而心血为之不足。或富贵汲汲，贫贱戚戚，忧思过度，或遇事烦冗，则心君亦为之不宁，皆致惊悸怔忡之症。其脉弦者是也。

《医学答问·十二经各种证候的表现和治法如何》：里有胆虚，舌边淡白，左关脉细软，其症为惊悸者，心血不足以壮之也，宜安神定志丸；太息者，气虚也，宜四君子汤。

《医学摘粹·五色合五脏之病》：心化赤色，其病善喜，脐上动气，心胸烦痛，舌红口干，健忘惊悸，怔忡不安……如神怯心虚，则凄然好悲也。

二、心气不足

《华佗神方·华佗治怔忡神方》：怔忡之症，扰扰不宁，心神恍惚，惊悸不已。此肝肾之虚，心气之弱也。

《诸病源候论·心病候》：心气不足，则胸腹大，胁下与腰背相引痛，惊悸恍惚，少颜色，舌本强，善忧悲，是为心气之虚也，则宜补之。

《史载之方·半产正产论》：产后心虚中风，心中战栗，惊动不安，如人将捕，大府伤冷，六脉微，而肝心脉偏细沉，又产后只缘肾气之虚寒，风邪所中，肾脉细而搏以沉，肾既受病，传其所胜，心感肾邪，非时惊悸，如人将捕，初以益心气、去风邪药治之，次当补其肾，又次当益其肝，足其血，缘心受肾邪，而又肝气微弱，不能生其心气，故以三方药治之。

《圣济总录·产后惊悸》：论曰：产后气血俱虚，心气不足，风邪乘虚入于手少阴之经，则神气浮越，举动多惊，心悸，目睛不转者，是其候也。

《万病回春·不寐》：健忘惊悸、怔忡失志、不寐心风，皆从痰涎沃心，以致心气不足。

《证治汇补·惊悸怔忡》：气虚。有阳气内虚，心下空豁，状若惊悸，右脉大而无力者是也。

《石室秘录·内伤门》：怔忡之症，扰扰不宁，心神恍惚，惊悸不已，此肝肾之虚，而心气之弱也。若作痰治，往往杀人。

《寿世传真·修养宜堤防疾病第七·心脏》：怔忡善忘者，心虚也。

《杂病广要·脏腑总证》：心虚八证：惊邪，属心气虚。（《本草经疏》）

《医法圆通·心病不安（俗云心跳心慌）》：心病不安一症……心气不足为病者，其人少神，喜卧懒言，小便清长，或多言、多劳力、多用心一刻，心中便潮热而自汗出，甚至发呕欲吐，脉必细微，抑或浮空，喜食辛辣煎炒极热之品者是也。

三、心血不足

《医方选要·卷七》：夫怔忡者，心血不足，心中躁动不宁也。盖心主血，血旺则心主自安矣。一或为喜怒忧恐所动，则真血虚耗，心主失辅而成怔忡矣。

《明医指掌·病机赋》：益荣汤。治怔忡恍惚无眠。怔忡，心悸动也。恍惚，如人将捕之，惕惕然之状也。皆荣血不足，致心神不宁，故无眠，益荣汤主之。

《医学纲目·劳瘵骨蒸热》：心虚则动悸恍惚，忧烦少色，舌强，宜养荣汤、琥珀定神丸之类，以益其心血。

《严氏济生方·惊悸怔忡健忘门》：夫怔忡者，此心血不足也。盖心主于血，血乃心之主，心乃形之君，血富则心君自安矣。多因汲汲富贵，戚戚贫贱，又思所爱，触事不意，真血虚耗，心帝失辅。渐成怔忡不已。怔忡不已，变生诸证，舌强恍惚，善忧悲，少颜色，皆心病之候。

《医便·医便提纲》：（当归饮）人遇劳心思虑损伤精神，头眩目昏，心虚气短，惊悸烦热，补血为主。

《医学入门·脏腑条分》：虚则神昏，梦飞而健忘，惊悸不乐，甚则胸腹腰胁痛牵。心实则梦可忧、可惊、可怪之事，虚则魂梦飞扬。气逆于心，则梦丘山烟火，健忘失记，惊悸不安，心内懊憹不乐，皆心血少也。

《古今医鉴·怔忡惊悸》：夫惊悸者，蓦然而跳跃，惊动如有欲厥之状，有时而作者是也，属血虚。或时觉心跳，亦是血虚。

《考证病源·十、考证病源七十四种》：怔忡者，心中惚惚不安，如畏人捕捉之状，乃心血少也，用八物汤加酸枣仁、辰砂服之。

《绛雪丹书·产后下卷》：产妇惊忧劳倦，去血过多，以致心中躁动不宁，谓之怔忡；若惕然而惊，如人将捕之状，谓之惊悸。

《证治汇补·惊悸怔忡》：血虚。有阴气内虚，虚火妄动，心悸体瘦，五心烦热，面赤唇燥，左脉微弱，或虚大无力者是也。

《傅青主女科歌括·心痛》：血不足，则怔忡惊悸不安耳。

《傅青主女科歌括·怔忡惊悸》歌括：劳倦失血心跳动，如人将捕惕然惊。症分怔忡与惊悸，调和脾胃神志宁。

《辨证录·虚损门》：人有终日劳心，经营思虑，以致心火沸腾，先则夜梦不安，久则惊悸健忘，行神憔悴，血不华色，人以为心气之弱也，谁知是心血之亏乎。

《灵验良方汇编·产后怔忡惊悸》：心得血而养，故血气充足则心神安静。产后劳倦伤血，所以神气不守，心中躁动不宁而怔忡，惕然如人来捕而惊悸。

《医学心悟·心痛》：虚痛者，心悸怔忡，以手按之则痛止，归脾汤主之。

《不居集·秦越人〈难经〉治虚损法》：心虚者，恍惚忧烦，少颜色，或惊悸多汗，宜人参养荣汤、归神丹、养心丸之类。

《医医偶录·产后诸证》：心神惊悸者，心血空虚也。

《医医偶录·心部》：心之虚，血不足也。脉左寸必弱，其症为惊悸，为不得卧，为健忘，为虚痛，为怔忡，为遗精。

《温热经纬·疫证条辨》：瘥后惊悸，属血虚，宜养血镇惊。

《杂病广要·脏腑总证》：心虚八证……怔忡，属心血不足；心淡淡动，盗汗，属心血虚。

（《本草经疏》）

《医法圆通·心病不安（俗云心跳心慌）》：心病不安一症……心血不足为病者，其人多烦，小便短赤而咽中干，肌肤枯槁憔悴而神不大旺，甚则狂妄喜笑，脉必细数或洪大，喜食甘凉清淡油润之品者是也。

《血证论·脏腑病机论》：血虚则神不安而怔忡。

四、阴虚火旺

《济阳纲目·怔忡惊悸》：叶氏曰：怔忡或有阴火上冲，怔忡不已，甚者火炎于上，或头晕眼花，或齿落发脱，或手指如杵长大，或见异物，或腹中作声，此阴火为患也，治宜滋阴抑火汤。

《儒门事亲·论火热二门》：凡男子妇人所显证候，皮肤发热，肌肉消瘦，四肢倦怠，兼有头痛颊赤，心忪，唇干舌燥，日晡潮热，夜有盗汗，涕唾稠黏，胸膈不利，或时喘嗽，五心烦热，睡卧不安，饮食减少，多思水浆，经脉不通，病名曰何病？《奇病论》曰：女子不月，血滞之病也；男子肾虚，精不足也。凡治此证，降心火、益肾水，此之谓也。

《保婴撮要·咬牙》：睡因惊悸，合面而卧者，心经虚热也。

《脉贯·十二经络·足少阴肾》：是动则病饥不欲食，水中有火为脾之母，其火不生土则脾虚，虽饥不能食矣。面如漆柴，咳唾则有血，喝喝而喘，肾之本色见者，精衰故也。吐血与喘，水虚而火刑金也。坐而欲起，目眕眕如无所见，坐而欲起，阴虚则不能静也；肾虚则瞳神昏眩，故无所见也。心如悬，若饥状，相火不宁，君主亦不自安也；如悬若饥，心肾不交也。气不足则善恐，心惕惕如人将捕之，是为骨厥。肾志恐，故如捕也；肾主骨，故为骨厥。

《妇人规·产后发热》：产后有阴虚发热者，必素禀脾肾不足，及产后气血俱虚，故多有之。其证则倏忽往来，时作时止，或昼或夜，进退不常，或精神困倦，怔忡恍惚。但察其外无表证而脉见弦数，或浮弦豁大，或细微无力，其来也渐，非若他证之暴至者，是即阴虚之候。

《辨证录·痨瘵门》：人有夜卧常惊，或多恐怖，心悬悬未安，气吸吸欲尽，淫梦时作，盗汗日多，饮食无味，口内生疮，胸中烦热，终朝无力，唯思睡眠，唇似朱涂，颧如脂抹，手足心热，液燥津干，人以为肾经之痨瘵，谁知肾传于心，而心初受病乎。

《证治汇补·胸膈门》：（阴火）有阴火上冲，头晕眼花，耳鸣齿落；或腹中作声，怔忡不已者，宜滋阴抑火，加养心之剂。

《杂病源流犀烛·卷十八内伤外感门·色欲伤源流》：其或阴精走泄，阳不内依，欲寐即醒，心动震悸，气因精夺软宜青花龙骨汤。

《温热经纬·疫证条辨》：瘥后怔忡，乃水衰火旺，心肾不交。宜补水养心。

《目经大成·补阵》：（左右合归丸）两肾，皆水也。由左右言之，乃有阴阳之分焉。故左虚则火不安其位而妄动，燔灼真阴，发为咳喘衄咯，虚热往来，自汗盗汗，头眩眼花，喉燥舌干，腰肢酸软，心跳不宁。

《奉时旨要·怔忡惊恐》：怔忡之病，《经》曰：胃之大络，名曰虚里，贯膈络肺，出于左乳下，其动应衣，宗气泄也。其症心胸筑筑振动，惶惶惕惕，无时得宁是也。自仲景始，有动气在上下左右之辨，谓皆不可汗下。良由阴虚于下，宗气无根而气不归原。故在上则浮撼于胸臆，在下则振动于脐旁。患此者，速宜养气养精，滋培根本。

笔花氏曰：怔忡，虚症也。古无是名，自《内经》有其动应衣一语，而仲景始有不可汗下之论。总由阴虚劳损，气不归原所致。

五、心阳不振

《太平圣惠方·治心虚补心诸方》：夫心虚则生寒，寒则阴气盛，阴盛则血脉虚少，而多恐畏，情绪不乐，心腹暴痛。时唾清涎，心膈胀满，好忘多惊，梦寐飞扬，精神离散，其脉浮而虚者，是其候也。

《圣济总录·心脏门》：（心虚）论曰：心虚之状，气血衰少，面黄烦热，多恐悸不乐，心腹痛难以言，时出清涎，心膈胀满，善忘多惊，梦寝不宁，精神恍惚，皆手少阴经虚寒所致。

《严氏济生方·五脏门·心小肠虚实论治》：方其虚也，虚则生寒，寒则血脉虚少，时多恐畏，情绪不乐，心暴痛，时唾清涎，心膈胀闷，好忘多惊，梦寐飞扬，精神离散，其脉浮而虚者，是虚寒之候也。

《医门法律·中寒门》：其一，因误汗致心悸、头眩、身𥆧动，无可奈何者，用真武汤为救法。其证发汗不解，仍发热、心下悸、头眩、身𥆧动振振欲擗地。

汗虽出而热不退，则邪未尽，而正已大伤。况里虚为悸，上虚为眩，经虚为𥆧，身振振摇，无往而非亡阳之象，所以行真武把关坐镇之法也。

盖太阳膀胱为肾之府，肾中阳虚阴盛，势必传出于府，以故才见脉微恶寒，漏汗恶风，心悸头眩，肉𥆧筋惕，躁扰等证。

《脉义简摩·卷六名论汇编·王汉皋论老人脉病证治》：怔忡头晕，二便有热者。肺不生津，阴不足以养阳，膻中小肠脉皆上行，故不能眠也。若二便无热，乃元阳已亏，血不养心，故怔忡。

六、水饮凌心

《圣济总录·虚劳惊悸》：论曰：虚劳惊悸者，心气不足，心下有停水也。心藏神，其主脉，若劳伤血脉，致心气不足，因为邪气所乘，则令人精神惊惕，悸动不定。若水停心下，水气乘心，亦令悸也。

《三因极一病证方论·惊悸证治》：况五饮停蓄，闭于中脘，最使人怔悸，治属饮家。

《丹溪手镜·悸》：悸，心忪也，惕然动而不安矣。有停饮者，饮水多必心下悸，心火恶水，心不安也。

《普济方·伤寒心悸附论》：饮水多，必心下悸，是停饮而悸者也……其停饮者，由水停心下，心为火而恶水，水既内停，心不自安，则为悸也。

《证治汇补·惊悸怔忡》：停饮。有停饮水气乘心者，则胸中辘辘有声。虚气流动，水既上

心悸

乘，心火恶之，故筑筑跳动，使人有怏怏之状，其脉偏弦。

《医碥·痰》：又谓水停心下，甚者则悸，心气为水所逼，而跳动不宁也。

又谓短气有微饮，水停心下，甚者为悸，微者短气。

《医碥·悸》：一由于停饮，水停心下，心火为水所逼，不能下达而上浮，故动而不安也。必有气喘之证。肾水上泛凌心，义亦如之，而治有异。饮食所停之水宜疏导，肾阴上泛之水宜益火。

《文十六卷·释饮》：水在心，筑筑然悸动，火与水为仇，故不欲饮。

《医学摘粹·伤寒证方歌括》：茯苓甘草证里有积水，方见太阳本病，厥逆旋惊在四肢，悸生心下病难支，胸停积水宜先治，入胃须防作利时。

《类证治裁·怔忡惊恐论治》：水停心下，水气乘心为悸，茯苓甘草汤、半夏茯苓汤。心为火而畏水，水气乘之，故跳动不安为悸。

七、痰浊阻滞

《普济方·痰饮门》：其知道者，不为血气所使所反，所以运其血也。其或喜怒哀乐不中节，起居饮食失其常，皆令营卫否耝，气血败浊，为痰、为涎、为饮，诸证生焉。结状于胸膈，则眩晕忪忡悸懊，癃闭否膈，喘嗽气急。

《医方选要·怔忡健忘动悸门》：又或外感风寒暑湿之气闭塞诸经，及协饮停留中脘，皆能令人怔忡。

《古今医统大全·惊悸门》：郁痰留饮，积于心包胃口，而致惊悸怔忡者有之，此又不可概以虚而治也。

《医学入门·惊悸怔忡健忘》：惊悸惕惕不自定，如人将捕曰怔忡。思虑过度及因大惊、大恐，以致心虚停痰，或耳闻大声，目见异物，临危触事，便觉惊悸，甚则心跳欲厥，脉弦濡者，虚也……时作时止者，痰也，二陈汤加白术、黄连、远志、竹沥、姜汁。

又有健忘非质钝，精神短少痰相攻。怔忡久则健忘，三症虽有浅深，然皆心脾血少神亏，清气不足，痰火浊气上攻，引神归舍丹主之。

《万病回春·痰饮》：痰燥者，痰火作热烦躁也。痰话者，痰火作热惊惕不安、错语失神也。痰迷心窍，神不守舍，因思忧郁结，惊恐伤心，心不自安，神出舍空，使人烦乱，悲歌叫骂，奔走不识人也。

《济阳纲目·怔忡惊悸》：丹溪云：怔忡属血虚有痰，有虑便动属虚。时作时止者，痰因火动。瘦人多是血少，肥人多是痰。

《济阳纲目·健忘》：悸为心动，谓之怔忡，心筑筑而跳，摇摇而动也，皆由心虚夹痰所致，定志丸加半夏、橘红主之。

《病机沙篆·不能寐》：大凡怔忡、失志，惊悸、健忘、心风、不寐，皆系痰涎沃心，或因心气不足，反以凉心大过，心火益微，痰涎愈盛，唯以理痰顺气为第一义，导痰、二陈加枳壳、南星、菖蒲。

《证治汇补·惊悸怔忡》：(郁痰）或耳闻大声，目见异物，遇险临危，触事丧志，大惊大恐，心为之忤，以致心虚停痰，使人有惕惕之状，甚则心跳欲厥，其脉滑者是也。汇补

（痰结）有膏粱厚味，积成痰饮，口不作干，肌肤润泽如故。忽然惊惕而作悸，其脉弦滑有力者是也。

《医碥·痰》：痰在心胸，噫气吞酸嘈杂，或痛或秽干呕也。或心下如停冰铁，或惊悸怔忡如畏人捕，或胸膈迷闷如癫呆状，或痞满、健忘、恶心。

《医学刍言·第十一章　痰饮》：痰饮为病，心悸头眩，短气而咳，舌苔白者多。

《儒医心镜·痰饮》：痰者，人身之痰贵乎顺行，随气升降，无处不到。设若气逆，阻其道路，为喘，为咳，为呕哕，为眩晕，为惊悸，为健忘，为不语，为狂言，为癫呆，为厥逆，为怔忡，为嘈杂，为串痛，为糜，为流注，为肿块，为痰核，为痰气，为痰结，为痰燥，为痰话，为痰闷，为痰火，为寒，为热，皆是痰之为患。

《重订广温热论·湿热遗症疗法》：瘥后惊悸。凡温热新瘥，触事易惊，梦寐不安者，余热夹痰也。痰与气搏，震荡心宫，故惊悸。

八、火热致惊

《太平圣惠方·治心实泻心诸方》：夫心实则生热，热则阳气盛，阳盛则卫气不行，荣气不通，遂令热毒稽留，心神烦乱，面赤身热，口舌生疮，咽燥头疼，喜笑，恐悸，手心热，满汗出，衄血，其脉洪实相搏者，是其候也。

《圣济总录·心掣》：论曰：《内经》谓一阳发病，少气，善咳善泄，其传为心掣。夫心，君火也；三焦，相火也。盖人气血和平，三焦升降则神明泰定。三焦既病，故上咳下泄，少气，致心火胥应而不宁。其动若掣者，乃其证也。

《严氏济生方·五脏门》：及其实也，实则生热，热则心神烦乱，面赤身热，口舌生疮，咽燥头痛，喜笑恐悸，手心烦热，汗出衄血，其脉洪实者，是实热之候也。

《医学摘粹·五色合五脏之病》：心化赤色，其病善喜，脐上动气，心胸烦痛，舌红口干，健忘惊悸，怔忡不安。如热乘心实，则发狂昏冒。

九、瘀阻心脉

《医林改错·方叙》：血府逐瘀汤……心跳心忙，用归脾安神等方不效，用此方百发百中。

《血证论·脏腑病机论》：有瘀血亦怔忡。

鉴别诊断

一、与奔豚鉴别

《注解伤寒论·辨太阳病脉证并治法》：发汗后，其人脐下悸者，欲作奔豚，茯苓桂枝甘草大枣汤主之。汗者，心之液。发汗后，脐下悸者，心气虚而肾气发动也。肾之积，名曰奔豚，发则从少腹上至心下，为肾气逆，欲上凌心。今脐下悸为肾气发动，故云欲作奔豚。

《金匮悬解·奔豚》：大凡虚劳内伤之家，必有惊悸、奔豚之病。奔豚或有时作止，而惊悸则无刻不然。其时常惊悸而奔豚不作者，己土未败，而风木不能遽发也。然悸动未息，则奔豚虽不发作，而发作之根，未尝不在。当其小腹硬块，岁月增长，即不必发作，而祸根已伏，不可不察也。

二、与卑惵鉴别

《类证治裁·怔忡惊恐论治》：[卑惵症] 与怔忡类，其症胸中痞塞，不能饮食，心常有歉，爱居暗室，见人则惊避无地，病至数年，不得以癫症治之，人参养营汤。

三、与胃脘痛鉴别

《绛雪丹书·心痛》：心痛，即胃脘痛，以胃脘在心之下，因伤寒气及冷物而作痛，因痛起于心，俗呼为心痛。夫心为君主之官，主气行血，统驭脏腑血气，血盛则泰然安宁，血不足则惕然惊悸，岂可痛乎？

《一见能医·九种心疼痛在胃脘》：心痛，即胃脘痛也。古云：心痛有九种……悸痛者，其痛不甚，但觉胸中隐隐作痛，此因惊气乘心也，治用二陈汤加茯神、远志、黄连、枳实、当归。

《先哲医话·福井枫亭》：若嗳气吞酸，心下痛者，宜四味枳壳散。盖此证郁热支冲脉，水饮不能为之流通，因心下悸。若认为留饮，治之反生害，但解其热则饮自去也。

《医学答问·十二经各种证候的表现和治法如何》：胃脘痛者，心悸怔忡喜按，宜归脾汤或四君子，加柴胡、木香。

《医学衷中参西录·治心病方》：若胸胁骨之下有时动悸，人或疑为心跳，其实因胃不消化，内有风气，与心跳病无涉，虚弱人及妇女患者最多，略服补胃及微利药可也。

四、其他

《圣济总录·胸痹门》：论曰：胸痹之病，其脉阳微而阴弦，阳虚则知在上焦，阴弦故令胸痹心痛。古方用理中汤，取缓其中气则可也。然背者胸之府，或筑，或悸，或渴，或腹痛，或寒，或腹满，其候不一，治当随宜加损也。

评述

本部分以历代心悸证治相关文献为基础，分别从心悸的诊法、证候特点、论治分型、鉴别诊断四个方面进行论述。

一、诊法

中医诊查心悸以面部望诊和寸口脉诊、虚里按诊为主。

（一）望诊

心悸常可以通过望面来诊查。古人认为观察两目之间（山根）、额部中央、左颧等处的色泽变化，均可诊查心脏病变，如《灵枢·五色》中记载"阙者，眉间也……阙中者，肺也；下极者，心也"；南宋刘昉在《幼幼新书·察形色治病第九》中记载"心多惊悸言颧左"；明代徐春甫在《古今医统大全·幼幼汇集》中引《全婴方》记载"额上属心"。面部属心之位色红、赤主心经有热，常提示外感热病伴惊悸发作，如清代喻昌在《（痘疹）生民切要·头面形色主病》中载："印堂红脉至山根，是心与小肠俱热，主小便赤色，惊悸咬牙。"蒋示吉在《医宗说约·面部验色主病》中亦言："额间赤色心经热，烦躁惊悸不必说。"

心悸亦归属于小儿惊悸，古代有丰富的望小儿指纹诊法，以辨食指络脉形态改变为主，如水字、川字、弓反里形等均提示惊悸病证。

（二）切诊

切诊主要包括脉诊和按诊两个部分。

脉诊部位以寸口脉为主，根据寸、关、尺三部分候理论，多凭左寸以候心，亦有医家注重左寸后的膻中之位以候宗气，部分医家将左寸与右尺脉合参以诊怔忡（心悸之甚者）。心悸脉象的特征为强弱不匀、迟数不定，《黄帝内经》中已可见相关记载，如《灵枢·禁服》中"代则乍甚乍间"，此后《难经·十八难》描述了结脉之状："结者，脉来去时一止，无常数，名曰结也。"到东汉张仲景对心悸脉象认识更进一步，明确提出了结、代脉和动弱脉分别为心动悸和惊悸的特征脉，如《伤寒论》中"伤寒脉结代，心动悸，炙甘草汤主之"，《金匮要略》指出"寸口脉动而弱，动则为惊，弱则为悸"。晋代王叔和的《脉经》言"弱为虚、为悸"。隋代巢元方在《诸病源候论》中指出"诊其少阴脉浮动，浮则为虚，动则为悸"。清代刘默在《证治百问》中对惊悸和怔忡的脉象进行了对比区分，指出惊悸为"左寸关乍大乍小，或浮或沉"，怔忡为"左寸、右尺数而不敛"。纵观历代医书记载，心悸相关脉象名有代、结、动、弱、微、涩等及其相类脉，其中以结、代脉最典型。

虚里按诊亦是心悸切诊的重要内容。中医所言"虚里"位于左乳下第四、五肋间，乳头下稍内侧，为心尖搏动处，为宗气之外候。明代张介宾的《类经》中对按诊虚里诊查心悸做出了详细的论述："虚里跳动，最为虚损病本，故凡患阴虚劳怯，则心下多有跳动，及为惊悸慌张者，是即此证，人但知其心跳，而不知为虚里之动也。但动之微者病尚浅，动甚者病则甚。"

二、证候特点

心悸症状表现为患者自觉心中悸动，惊惕不安，甚则不能自主，临床一般多呈发作性，每因情志波动或劳累过度而发作，且常伴胸闷、气短、失眠、健忘、眩晕、耳鸣等症。

先秦文学著作中就有关于心悸的症状描述，如《诗经·召南·草虫》曰："喓喓草虫，趯趯阜螽。未见君子，忧心忡忡。"《楚辞·九辩》载："私自怜兮何极，心怦怦兮谅直。"马王堆汉墓出土的帛书《足臂十一脉灸经》在论述足太阴脉病时便载有"心烦，善疛"的描述，据马继兴考证，"疛"即心动过速、心悸类的病，《阴阳十一脉灸经》在论述足阳明脉病时亦载录"闻木音则惕然惊，心惕然"，论足少阳脉病时有"心如悬""心惕惕恐人将捕之"之记载，论臂巨阴脉病时有"心彭彭如痛"之描述，这些生动形象的描述与心悸病证的症状表现颇为吻合。

《黄帝内经》虽无"惊悸""怔忡"之名，但是对心悸症状表现已有丰富记载，包括"心掣""心下鼓""心动""心中澹澹大动""惕惕如人将捕之"等，伴随症状有胸腹满、胸胁胃脘不安以及手热、肘挛等，后世医家对心悸证候特点的认识与发挥均以此为基础。

隋代巢元方在《诸病源候论》中根据惊悸的证候特点分为风惊悸、虚劳惊悸、脚气风经五脏惊悸、金疮惊悸等，其中风惊悸者具有"惊不自安""悸动不定""目精不转，而不能呼"的临床表现，代表性较强。

随着对心悸病证认识的不断深入，惊、悸与怔忡因症状表现的不同而常被分而论之，如明代武之望的《济阳纲目》记载怔忡、惊悸之辨："怔忡者，本无所惊，心常自怯；惊悸者，因事有所惊，或心有所思而卒动，二者若相类而实不同也（治之实无大异）。"清代周学霆在《三指禅》中认为："有触而惊曰惊，无触而惊曰悸，悸而至于痛，则悸之甚者也。"总体来看，惊悸发病多与情绪因素有关，可由骤遇惊恐、忧思恼怒、悲哀过极或过度紧张而诱发，多为阵发性心悸；怔怔则多由久病体虚、心脏受损所致，无精神刺激等因素也可发生，常表现为持续的心悸、心中惕惕、不能自控、活动后加重。此外，惊悸日久不愈亦可形成怔忡。

三、论治分型

本部分以古籍文献为基准，将心悸之证型分为心虚胆怯证、心气不足证、心血不足证、阴虚火旺证、心阳不振证、水饮凌心证、痰浊阻滞证、火热致惊证、瘀阻心脉证九种进行原文辑录。纵观历代医籍，上述前七类心悸分型论述较多，后两种理论认识较少，整体来看，古代论治心悸主要从心之气血亏虚和水饮、痰浊之邪阻滞两类病机进行认识并不断细化。

早期心悸论治以心虚为核心，心气不足、心虚胆怯等分型认识出现较早，前者相关论述部分涵盖心血不足、心阳不振之义；宋金元以来，有关心悸的中医诊疗理论逐渐丰富发展，如阴火上冲论、水饮停蓄论、血虚有痰论等相关病机认识逐渐受到重视，心悸的阴虚火旺、水饮凌心、痰浊阻滞等分型论治经验被广为承袭。宋代方书中如《太平圣惠方》对源出《黄帝内经》的火热致惊思想亦有发挥。而从瘀血论治心悸的思想来自清代王清任、唐容川等中西医汇通医家，是对中医学心悸证治理论的有益补充，对现代临床有较强的指导作用。

四、鉴别诊断

（一）与"奔豚"鉴别

奔豚发作时，自觉心胸躁动不安，虽伴有心悸表现但主要病位不在心。《难经·五十六难》云："发于小腹，上至心下，若豚状，或上或下无时。"清代黄元御在《金匮悬解·内伤杂病》中对奔豚与心悸进行了区分："大凡虚劳内伤之家，必有惊悸、奔豚之病。奔豚或有时作止，而惊悸则无刻不然，其时常惊悸而奔豚不作者，己土未败，而风木不能遽发也。然悸动未息，则奔豚虽不发作，而发作之根，未尝不在。"奔豚与心悸的鉴别要点在于，心悸为心中剧烈跳动，发自于心，发无定时；奔豚乃上下冲逆，发自少腹，有时作止。

（二）与"卑慄"鉴别

《类证治裁》中论及卑慄症"与怔忡相类"，但卑慄之胸中不适乃为痞塞感，"不能饮食"，并伴随神志异常的病证表现，一般没有促、结、代、疾、迟等脉象；而心悸之胸中不适则是缘于心跳异常，虽有时坐卧不安，但一般不避人，无情志的改变。

（三）与"胃脘痛"鉴别

胃脘又称心下，胃脘痛亦可见惕惕然跳动，二者的鉴别要点在于病位，胃脘痛病位在胃，而心悸病位在心。明代以前，心痛与胃脘痛常被混为一谈。明代赵贞观的《绛雪丹书》论曰："心痛，即胃脘痛，以胃脘在心之下，因伤寒气及冷物而作痛，因痛起于心，俗呼为心痛。夫心为君主之官，主气行血，统驭脏腑血气，血盛则泰然安宁，血不足则惕然惊悸，岂可痛乎？"其指出胃脘痛所感心痛与真正的心之为病症状的不同。清代梁玉瑜的《医学答问·十二经各种证候的表现和治法如何》亦有言："胃脘痛者，心悸怔忡喜按。"可见前人观察到心悸、喜按是胃脘痛的常见伴随症。

对于此二者，民国时期张锡纯在《医学衷中参西录》中已经有明确鉴别："若胸胁骨之下有时动悸，人或疑为心跳，其实因胃不消化，内有风气，与心跳病无涉。"

第四章

治则治法

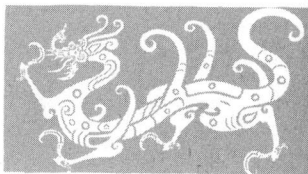

治疗原则

《灵枢·经脉》：闻木声则惕然而惊，心欲动……为此诸病，盛则泻之，虚则补之，热则疾之，寒则留之，陷下则灸之，不盛不虚以经取之。

《难经·十四难》：损其心者，调其荣卫。

《圣济总录·卷五十六》：论曰：九种心痛，曰虫，曰注，曰风，曰悸，曰食，曰饮，曰冷，曰热，曰去来者是也，治病必求其本。今九种心痛，其名虽异而治疗各有其法，盖正气和调则邪不能入，若或虚弱，外邪乘之则种种皆能致疾，善医者唯明攻邪以扶正，则九种之痛，其治一也。

《医学启源·卷上》：初之气为病，多发咳嗽，风痰、风厥，涎潮，痞塞，口喎、半身不遂，失音，风癫、风中妇人、胃中留饮，脐腹微痛、呕逆、恶心、旋运、惊悸，阳狂心风，搐搦、颤掉。初之气，依《内经》在上者宜吐，在下者宜下。

《严氏济生方》：方其虚也，虚则生寒，寒则血脉虚少，时多恐畏，情绪不乐，心暴痛，时唾清涎，心膈胀闷，好忘多惊，梦寐飞扬，精神离散，其脉浮而虚者，是虚寒之候也……治之之法，热则清之，寒则温之，又当审其所自焉。

《世医得效方·卷十一》：至于惊、疳、积、热四证，惊者虚惕怔忪，气怯神散，痰涎来去，其泻必青，积渐生风，其证有冷热虚实。冷则燥之，虚则温之，实则利之，热则凉之，是为活法。

《医学原理》：盖心无血养，如鱼失水，惕然而跳跃也。时作时止者，以痰因火动，瘦人多是血虚，肥人多是痰饮，法宜先养心血，理其脾土，亦当幽闲安乐，制其忧虑，远其七情六淫则自安矣。

《辨证奇闻·卷四》：一遇怔忡，宜防惊，惊宜防悸。然虽分轻重，治虚则一。

第二节
治疗方法

一、补益法

（一）气血双补

《史载之方·卷上》：产后心虚中风，心中战栗，惊动不安，如人将捕，大府伤冷，六脉微而肝心脉偏细沉。又产后只缘肾气之虚寒，风邪所中，肾脉细而搏以沉，肾既受病传其所胜，心感肾邪非时惊悸，如人将捕，初以益心气、祛风邪药治之，次当补其肾，又次当益其肝，足其血，缘心受肾邪，而又肝气微弱，不能生其心气，故以三方药治之。

《校注妇人良方·卷十九》：产后心神惊悸恐惧，或目睛不转，口不能言，乃心气虚而六淫内侵。诊其脉动而弱者，惊悸也。动则为惊，弱则为悸矣。愚按：人之所主者心，心之所主者血。心血一虚，神气不守，此惊悸所由作也，当补血气为主。

《金镜内台方议·卷九》：心中悸动，因脉结代，故知为真阴气虚少，阴气虚败。故与炙甘草为君，人参、大枣为臣，以补无气之不足者。以桂枝、生姜之辛，而益正气为佐。以麦门冬、阿胶、麻子仁、地黄之甘，润经益血，而补其阴为使。以清酒为引而能通，以复脉者也。

《医方选要·卷七》：夫怔忡也，健忘也，动悸也，三者名虽不同，未有不由心血不足，脾气虚弱，积饮停痰而成也。治之唯在补养心血，调和脾气，宁其神，化其痰，使神气充满，心安气舒，则无三者之患也。

《证治准绳·杂病》：因惊恐得疾，心下怔忡者，见惊悸门。脉滑者，多血少气。涩者，少血多气。大者，血气俱多。小者，血气俱少。下手脉沉，便知是气。其或沉滑，气兼痰饮。脉弦软，或虚大，虚滑微弱，饮食不节，劳伤过度，精神倦怠，四肢困乏，法当补益。补中益气汤、调中益气汤、十全大补汤。夏月清暑益气汤、四君、四物之类加减。

《理虚元鉴·卷上》：治之原不相离，故于滑精、梦泄种种精病者，必本于神治；于怔忡、

心
悸

惊悸种种神病者，必本于气治。盖安神必益其气，益气必补其精。

《证治百问·惊悸怔忡健忘》：若心神自虚，包络无血以养，致心体躁而忽然跳跃，而心怔，须调补气血为主，清火安神之药佐之。其脉左寸、右尺数而不敛可征。

《女科经纶·卷六》：薛立斋曰：产后恍惚证，当大补血气为主，佐后方为善。盖风为虚极之假象，固其本元，诸病自退，若专治其风，则速其危矣。慎斋按：以上四条，序产后有惊悸恍惚之证也。

《辨证录·卷四》：人有得怔忡之证者，一遇怫情之事，或听逆耳之言，便觉心气怦怦上冲，有不能自主之势，似烦而非烦，似晕而非晕，人以为心虚之故也。然而心虚由于肝虚，肝虚则肺金必旺，以心弱不能制肺也；肺无火煅炼，则金必制木，肝不能生心，而心气益困。故补心必须补肝，而补肝尤宜制肺。然而肺不可制也，肺乃娇脏，用寒凉以制肺，必致伤损脾胃，肺虽制矣，而脾胃受寒，不能运化水谷，则肝又何所取资，而肾又何能滋益？所以肺不宜制而宜养也。方用制忡汤治之。

《妇人大全良方》：妇人热劳由心肺壅热，伤于气血，以致心神烦躁，眼赤头疼，眼涩唇干，口舌生疮，神思昏倦，四肢壮热，饮食无味，肢体酸疼，心松盗汗，肌肤日瘦，或寒热往来。当审所因，调补气血，其病自愈矣（是言实火，非同劳热之火可补）。

《增订通俗伤寒论·证治各论》：心动而悸，脉见结代，舌淡红而干光，血枯气怯者宜双补，复脉汤加减。

（二）补血养心

《严氏济生方·怔忡论治》：《难经》云：损其心者，益其荣，法当专补真血，真血若富，心帝有辅，无不愈者矣。

《奇效良方·卷四十六》：《难经》云：损其心者益其荣，法当专补真血。血若富，心主有辅，无不愈者。又有风寒暑湿，闭塞诸经，令人怔忡。又有七情过伤，加以协饮所致，遂成五饮停蓄，埋塞中脘，亦令人怔忡。当随其证，施以治法……然治之法，必须养其心血，理其脾土，凝神定志之剂以调理。亦当以幽闲之处，安乐之中，使其绝于忧虑，远其六淫七情，如此日渐安矣。

《赤水玄珠·卷六》：治怔忡之法，唯当益其心血，壮其神气，治惊悸则有诸经之证，当分别治之。

《医林绳墨·卷三》：治当安心养血、清痰理气之剂，如二陈汤加归、术、人参、姜汁、炒山栀。久病去半夏，用贝母。

《证治百问·惊悸怔忡健忘》：盖惊悸者，出于仓卒，眼见异类，耳闻异声，顷刻惊惕而神惑。如此之后，心中常怀，念念不忘，恍惚而动，谓之惊悸。悸者，恐怯之谓。唯恐复惊，惊则神气散乱，恐则心气自怯，此惊悸之义也。其左寸关乍大乍小，或浮或沉，心不定而脉变乱也，以壮胆壮神、和血安神之药，常服自愈。

《云林神彀·卷二》：大凡思虑即心跳，此是心经血虚兆，心若时跳又时止，痰因火动治痰妙。若有思虑，即便心跳，此是血虚，养血为妙。

《孕育玄机·卷下》：产后惊悸怔忡，由产惊忧劳倦，去血过多，则中心躁动不宁，惕然而惊，谓之惊悸。心中惕惕然如人将捕之状，谓之怔忡。治此唯宜调和脾胃，补养心血，俾志定神宁、气舒心安，而病愈矣。

《绛雪丹书·产后下卷》：产妇惊忧劳倦，去血过多，以致心中躁动不宁，谓之怔忡；若惕然而惊，如人将捕之状，谓之惊悸。治此二症，唯调和脾胃，补养心血，使之志定神宁、气舒心安而病自愈矣。

《傅青主女科·卷四》：由产忧、惊、劳、倦，去血过多，则心中跳动不安，谓之怔忡。若惕然震惊，心中怯怯，如人将捕之状，谓之惊悸。治此二症，唯调和脾胃，志定神清而病愈矣。如分娩后血块未消，宜服生化汤，且补血行块。血旺则怔定惊平，不必加定神定志剂。

《辨证录·卷四》：夫神魂不定而惊生，神魂不安而悸起，皆心肝二部之血虚也。血虚则神无所归，魂无所主，今用生血之剂，以大补其心肝，则心肝有血以相养，神魂何至有惊悸哉！倘此等之药，用之骤效，未几而惊悸者，此心肝大虚之故也。

《评注产科心法·卷下》：心慌惊悸或目不转睛，语言健忘，此由心血空虚，神不守舍，当补心神为主。

《中西温热串解·卷八》：瘥后惊悸，属血虚，宜养血镇惊。

《中风斠诠·卷二》：试观肝阳易动之人，必有惊悸怔忡、健忘恍惚诸症，谓非血少心虚之明验，则为肝病培本之计，虽宜滋肾之水，补母以及其子，亦必生心之血，助阴以涵其阳，此养心一层，亦治疗肝阳者所必不可忽也。

（三）补气养心

《诸病源候论·卷十五》：心气不足，则胸腹大，胁下与腰背相引痛，惊悸，恍惚，少颜色，舌本强，善忧悲，是为心气之虚也，则宜补之。

《圣济总录·卷四》：劳极惊悸者，过伤之病也，每本于心气之不足，使心气内和，则精神莫得而动也。

《伤寒家秘·卷二》：其气虚者，阳气内弱，心中空虚而为悸。又有汗下后正气虚而亦悸，与气虚而悸又甚，皆须定治其气也。

《叶氏医效秘传·卷二》：悸者，心中筑筑然动，而不能自安，即名怔忡，此属心，心虚故筑然而动，若人捕焉。然悸症有九，其治法唯三。一曰气虚，因发表太过，气衰神弱，心虚不能自持。二曰水停心下，水气乘心，心火畏水不能安。三曰汗为心液，汗之过多，液去心空，无所倚依。各从症治，或养神，或补气，或温经分水可也。

《医学衷中参西录·论心病治法》：有非心机亢进而有若心机亢进者，怔忡之证是也。心之本体，原长发动以运行血脉，然无病之人初不觉其动也，唯患怔忡者则时觉心中跳动不安。其脉微弱无力者，当系心气虚而莫支，宜用参、术、芪诸药以补其气，兼用生地黄、玄参诸滋阴药以防其因补生热，更用酸枣仁、山萸肉以凝固其神明，收敛其气化，其治法与前条脉弱怔忡者大略相同。特脉弱怔忡者，心机之发动尤能照常，而此则发动力微，而心之本体又不时颤动，犹人之力小任重而身颤也，其心脏弱似较怔忡者尤甚矣。

（四）补益心胆

《诸病源候论·卷十五》：胆气不足，其气上溢而口苦，善太息，呕宿汁，心下澹澹如人将捕之，嗌中介介数唾，是为胆气之虚也，则宜补之。

《医学入门·卷一》：《五脏穿凿论》曰：心与胆相通心病怔忡，宜温胆为主；胆病战栗癫狂，宜补心为主。

《神农本草经疏》：易惊属胆气虚。忌破气、升发、燥热。诸药俱见前。宜补胆气、甘温、辛温、酸平。

《辨证奇闻·卷四》：法徒补心则怔忡不能痊，补各脏腑而不补胆气，内无刚断之风，外有纷纭之扰，安望心之宁静乎？故必补胆气，后可去祛。用坚胆汤：白术、人参五钱，茯神、花粉、生枣仁三钱，白芍二两，铁粉、丹砂、竹茹一钱。二剂胆壮，十剂怦怦如失。此肝胆同治，亦心胆共治。肝胆相表里，治胆因治肝者，兄旺弟不衰也。心胆为母子，补胆兼补心者，子强母不弱也。况镇定之品以安神，刻削之味以消痰，宜取效之速也。

《辨证录·卷四》：人有得怔忡之症，心常怦怦不安，常若有官事未了，人欲来捕之状，人以为心气之虚也，谁知是胆气之怯乎？夫胆属少阳，心之母也，母虚则子亦虚。唯是胆气虽虚，何便作怔忡之病？不知脏腑之气，皆取决于胆，胆气一虚，而脏腑之气皆无所遵从，而心尤无主，故怦怦而不安者，乃似乎怔忡，而实非怔忡也。治法徒补心而不补各脏腑之气，则怔忡之病不能痊；补各脏腑之气而不补胆之气，内无刚断之风，外有纷纭之扰，又安望心中之宁静乎！故必补胆之气，而后可以去怯也。

《彤园医书·妇科卷》：怔忡、惊悸、恍惚、健忘、失志、伤神，皆名神病，总因心虚胆怯，诸邪得以乘之。病由内生，法宜补养。

（五）温补心阳

《伤寒论·辨太阳病脉证并治》：发汗过多，其人叉手自冒心，心下悸，欲得按者，桂枝甘草汤主之。

（六）温补脾肾

《伤寒论·辨太阳病脉证并治》：伤寒二三日，心中悸而烦者，小建中汤主之。

《妇人规·上卷》：真阳不足者，必神疲气怯，或心跳不宁，或四体不收，或眼见邪祟，或阳衰无子等证，俱速宜益火之源，以培右肾之元阳，而神气自强矣。

《广瘟疫论·卷二》：阳虚则呕利、悸眩之证多，责在脾，宜六君子汤。

（七）回阳救逆

《伤寒论·辨太阳病脉证并治》：伤寒脉浮，医以火迫劫之，亡阳，必惊狂，卧起不安者，桂枝去芍药加蜀漆牡蛎龙骨救逆汤主之。

《重订通俗伤寒论》：《内经》云：若外感证，发汗过多，津液亏少，阳气偏虚，自汗不止，筋失所养而惕惕跳动，肉失所养而眴然蠕动，目眩心悸，振振欲擗地者，此为亡阳之重证。故以附、姜辛热回阳为君；臣以白术培中益气，茯苓通阳化气，以助附、姜峻补回阳之力；尤必佐白芍阴药以维系者，庶几阳附于阴而内返矣。此为回阳摄阴、急救亡阳之祖方。

（八）扶正祛风

《圣济总录·卷一百八十六》：风者，百病之始。清净则肉腠闭拒，虽有大风苛毒，弗之能害。体虚之人，本脏亏耗，风邪易乘。其证或心神惊悸，手足颤掉，筋脉拘急。凡此之类，皆因虚夹风所致。法宜于补药中，加以治风之剂。

二、清热法

（一）清热泻火

《素问病机气宜保命集·病机论·卷上》：诸禁鼓栗，如丧神守，皆属于火。禁栗惊惑，如丧神守，悸动怔忪，皆热之内作，故治当以制火，制其神守，血荣而愈也。

《圣济总录·卷一》：心澹澹大动，胸胁胃脘不安，面赤目黄，善噫嗌干，甚则色焰，渴而欲饮，病本于心，诊在手神门脉。法宜平以辛热，佐以甘苦，以咸泻之。

《奇效良方·卷八》：禁栗惊惑，如丧神守，悸动怔忡，皆热之内作，故治当以制火之剂，其神守血，荣自愈也。

《痘治理辨》：烦躁睡卧不安，身热悸动者，宜清心利小便。

《医述·卷十》：若思虑烦劳，身心过动，风阳内扰，则营热心悸，惊怖不寐，胁中动跃。治以酸枣仁汤、补心丹、枕中丹，清营中之热，佐以敛摄神志。

《丹溪手镜·卷下》：治惊悸癫痫狂妄，大率痰宜吐之，火则下之，血虚宜补血、平木降火。

《血证论·卷六》：又有胃火强梁，上攻于心而跳跃者，其心下如筑墙然，听之有声，以手按其心下，复有气来抵拒，此为心下有动气，治宜大泻心胃之火，火平则气平也，泻心汤主之；或玉女煎，加枳壳、厚朴、代赭石、旋覆花以降之，再加郁金、莪术以攻之。使血、气、火三者皆平，自不强梁矣。

《六因条辨·卷上》：中热神清，能食便闭，目瞑不寐，而多惊惕，此热留胆络，营卫失度。宜用秫米半夏汤……清胆热而下肝系也……故寤而不寐，目瞑惊惕不宁。因胆热肝横，胃失冲和，营卫失度，仿《内经》秫米半夏和胃气之升降，枣仁、郁李、龙齿，下肝系以镇惊，羚角、猪胆、丹皮清胆热，而泄火风为妙。

《重订通俗伤寒论·证治各论》：若无淋毒，但心经遗热于膀胱，膀胱热结则尿血，症见虚烦不寐，或昏睡不省，或舌咽作痛，或怔忡懊恼。治宜凉血泄热，导赤清心汤去茯、麦，加焦栀、瞿麦、琥珀。

（二）滋阴降火

《东垣试效方·卷一》：治神病烦乱，怔忡，兀兀欲吐，胸中气乱而热，有似懊恼之状，皆隔上血中伏火蒸蒸而不安。宜用权衡法，以镇阴火之浮行，以养上焦元气。

《证治准绳·惊悸怔忡健忘烦躁不寐》：经曰两精相搏，谓之神。又曰：血气者，人之神。则是阴阳气血在心脏，未始相离也。今失其阴，偏倾于阳，阳亦失其所承而散乱，故精神怔怔忡忡不能自安矣。如是者，当自心脏中补其不足之心血，以安其神气。不已，则求其属以衰之，壮水之主以制阳光也。

《证治准绳·悸》：或有阴火上冲，怔忡不已，甚者火炎于上，或头晕眼花，或齿落头秃，或手指如许长大，或见异物，或腹中作声，此阴火为患也，治宜滋阴抑火汤。

《类经·卷五》：虚里跳动，最为虚损病本，故凡患阴虚劳怯，则心下多有跳动，及为惊悸慌张者，是即此证，人止知其心跳而不知为虚里之动也。但动之微者病尚微，动之甚者病则甚，亦可因此以察病之轻重。凡患此者，余常以纯甘壮水之剂，填补真阴，活者多矣。然经言宗气之泄，而余谓真阴之虚，其说似左，不知者必谓谬诞，愚请竟其义焉。夫谷入于胃，以传于肺，五脏六腑，皆以受气，是由胃气而上为宗气也。气为水母，气聚则水生，是由肺气而下生肾水也。今胃气传之肺，而肾虚不能纳，故宗气泄于上，则肾水竭于下，肾愈虚则气愈无所归，气不归则阴愈虚矣。气水同类，当求相济，故凡欲纳气归原者，唯有补阴以配阳一法。

《景岳全书·卷十八》：若水亏火盛，烦躁热渴，而怔忡惊悸不宁者，二阴煎或加减一阴煎。

《医宗必读·悸》：心痹者脉不通，烦则心下鼓……水衰火旺，心胸躁动，天王补心丹主之。

《证治汇补·卷五》：有阴火上冲，头晕眼花，耳鸣齿落，或腹中作声，怔忡不已者，宜滋阴抑火，加养心之剂。

《医述·卷十六》：厥阴病外寒内热，心动悸，脉结代者，制复脉汤，凉补以滋阴。

《医学衷中参西录·论心病治法》：其脉微弱无力者，当系心气虚而莫支，宜用参、术、芪诸药以补其气，兼用生地黄、玄参诸滋阴药以防其因补生热，更用酸枣仁、山萸肉以凝固其神明，收敛其气化，其治法与前条脉弱怔忡者大略相同。特脉弱怔忡者，心机之发动尤能照常，而此则发动力微，而心之本体又不时颤动，犹人之力小任重而身颤也，其心脏弱似较怔忡者尤甚矣。

（三）交通心肾

《证治合参·卷十五》：大凡幼稚欲令常时惊悸不作，在乎肾脏和平，故戴氏曰：治惊不若补肾。谓心属火，火性燥，得肝风则烟焰起，致生惊悸，补肾则水升火降，邪热无侵，虽有肝风，不生惊骇。

《景岳全书·卷十八》：凡治怔忡惊恐者，虽有心脾肝肾之分，然阳统乎阴，心本乎肾，所以上不宁者，未有不由乎下，心气虚者，未有不因乎精。此心肝脾肾之气，名虽有异，而治不可离者，亦以精气互根之宜然，而君相相资之全力也。

《证治汇补·卷五》：阴火上炎者，治其肾而心悸自已。

《辨证奇闻·卷四》：惊有出于暂不出于常，悸有成于暗不成于明者，又可不别。暂惊轻于常惊，明悸重于暗悸而惊悸仍同，则将分治乎？抑合治乎？知其合中之分，则分治效；知其分中之合，则合治亦效。盖惊出于暂，吾治其常；悸出于明，吾治其暗。吾一方合而治之，名两静汤：人参、巴戟天一两，生枣仁二两，菖蒲一钱，白芥子、丹砂三钱。四剂定。方妙在生枣仁之多，以安心，尤妙在人参、巴戟以通心肾。则心气通肾夜安，肾气通心日安。又何虑常、暂、明、暗哉？

《辨证录·卷四》：人有得怔忡之症，日间少轻，至夜则重，欲思一睡熟而不可得者，人以为心虚之极也，谁知是肾气之乏乎？凡人夜卧，则心气必下降于肾宫，唯肾水大耗，一如家贫，客至无力相延，客见主人之窘迫，自然不可久留，徘徊歧路，实乃彷徨耳。治法大补其肾中之精，则肾气充足矣。

《不居集·卷二十二》：怔忡之病，心胸筑筑振动，惶惶惕惕，无时得宁者是也。此症唯阴虚劳损之症恒有之。盖阴虚于下，则宗气无根，而气不归源，所以在上则浮撼于胸臆，在下则振动于脐旁，虚微者动亦微，虚甚者动亦甚。凡患此者，速宜节欲节劳，切戒酒色。凡治此者，速宜养气养精、滋培根本。

《王九峰医案·下卷》：心为君主之乡，肾为藏水之脏，火性炎上，水体润下，水欲上升，火欲下降，水无以上升，火何以下降？水火不济，心肾不交，是以心烦意乱，不知所从，宗气上浮，虚里跳动，脉来软数无神，有惊悸健忘之虑。法当壮水潜阳为主。

《王九峰医案·下卷》：大惊卒恐，心神肾志交伤，肾藏精，恐则精怯；精化气，怯则气无以化。心藏神，惊则神乱；化生精，乱则精无以生。是以心胸振动，惶惶惕惕，莫能自主。阳统于阴，精本乎气，上不安者，必由乎下；气虚者，必因于精。正以精气互相之理，君相所资生之道也。法当大补心肾，仍须尽释疑怀，使气归精，精归化，则神志安而病已矣。

《温热经纬·卷四》：瘥后怔忡，乃水衰火旺，心肾不交，宜补水养心。

《医法圆通·中医火神三书》：夫曰惊者，触物而心即惶惶无措，偶闻震响而即恐惧无依，此皆由正气衰极，神无所主。法宜扶阳，交通水火为主，如白通汤、补坎益离丹之类，多服自愈。

《医法圆通·心病不安》：心阳不足，固宜真补其心阳，而又曰补坎者，盖以火之根在下也。予意心血不足与心阳不足，皆宜专在下求之，何也？水火互为其根，其实皆在坎也。真火旺，则君火自旺，心阳不足自可愈；真气升，则真水亦升，心血不足亦能疗。

心悸

三、祛痰法

（一）理气化痰

《仁斋直指方·卷十一》：惊者，与之豁痰定惊之剂。

《医方选要》卷七：夫怔忡也，健忘也，动悸也，三者名虽不同，未有不由心血不足，脾气虚弱，积饮停痰而成也。治之唯在补养心血，调和脾气，宁其神，化其痰，使神气充满，心安气舒，则无三者之患也。

《医学正传·卷五》：惊悸者属血虚，用朱砂安神丸最好。或有痰迷心窍者，宜用治痰药。

《古今医鉴·卷八》：惊悸、健忘、怔忡、失志不寐、心风，皆是胆涎沃心，以致心气不足。若用凉剂太过，则心火愈微，痰涎愈盛，而病益深，宜理痰气。

《医林绳墨·怔忡》：怔则心胸之气左右攻击，聚而不散，搐动中焦，如将征战者也，致令心有所动，郁烦躁扰，懊侬不宁，坐卧难安，甚则恶心呕哕，欲吐不吐之状。治当安心养血、清痰理气之剂，如二陈汤加归、术、人参、姜汁、炒山栀。久病去半夏，用贝母。

《医林绳墨·惊悸》：悸则搐动心志，摇头气窜，或默或想，如畏如惧，默想不来，警然而惕，是则为悸。然清痰理气可也，治宜芩连二陈汤，或牛黄苏合丸。若心气太虚，神不自守，如物所惑，忽然而惧惕者，亦当作悸治之，乃心为痰所迷也，治宜枳桔二陈汤加归、术、参、麦。

《医学原理·卷九》：怔忡惊悸之症，肥人多是痰火冲心，瘦人多是心血不足。故在肥人，宜理气导痰为先；在瘦人，当补血养心为要。

《证治准绳·杂病》：大抵惊悸健忘，怔忡失志，心风不寐，皆是胆涎沃心，以致心气不足。若用凉心之剂太过，则心火愈微，痰涎愈盛，病愈不减，唯当以理痰气为第一义，导痰汤加石菖蒲半钱。喘不得卧，以喘法治之。厥不得卧，以脚气法治之。

《万氏家抄济世良方·卷二》：凡痰之为患，为喘、为嗽、为呕、为利、为眩、为晕。心嘈杂，怔忡惊怖为寒热……善治痰者不治痰而治气，气顺则一身之津液亦随气而顺矣。治痰法实脾土，燥脾湿是治其本也。凡奇怪之症人所不识者皆当作痰治。

《丹溪手镜·卷下》：治惊悸癫痫狂妄，大率痰宜吐之，火则下之，血虚宜补血、平木降火。

《景岳全书·卷三十一》：凡痰证饮食少思，或胸膈不利者，此中气虚弱也，宜用补中益气为主，中气既健，其痰自运化。若肾气亏损，津液难降，败浊为痰者，乃真脏之病，宜用六味地黄丸为主。肾气既壮，津液清化，而何痰之有哉？亦有因脾胃亏损，中焦气虚，不能运化而为痰者；亦有因峻厉过度，脾气愈虚，不能运化津液，凝滞而为痰者，凡此皆当健脾胃为主。

《济阳纲目·卷三十一》：水气者，辘辘有声，怔松浮肿，当逐水利小便。惊忧者，惕惕闷闷，引息鼻张，当宽中下气。胃络不和者，宜分气化痰以和之。

《证治汇补·卷五》：痰则豁痰定惊，饮则逐水蠲饮……痰结者，降下之。

《张氏医通·不得卧临证指要》：盖惊悸、健忘、失志、心风不寐，皆是痰涎沃心，以致心气不足，若凉心太过，则心火愈微而痰涎愈盛，唯以理痰顺气为第一义，导痰汤加石菖蒲。

（二）清热化痰

《医林绳墨·惊悸》：又有心虚而郁痰，或耳闻大声，目击异物，心为物忤，是则为惊，乃痰因火动也，治宜归术二陈汤加苓、连、枣仁。

《古今名医汇粹·卷六》：今失其阴，偏倾于阳，阳亦失其所承而散乱，故精神怔怔忡忡不能自安矣……若内外诸邪郁其二火，不得发越，隔绝营卫，不得充养其正气者，则皆以治邪解郁为主。若痰饮停于中焦，碍其经络，不得舒通，而郁火与痰相击于心下，以为怔忡者，必导去其痰，经脉行则病自已。

《重订广温热论·卷一》：瘥后惊悸。凡温热新瘥，触事易惊，梦寐不安者，余热夹痰也。痰与气搏，震荡心宫，故惊悸。宜用竹茹、黄连、石菖蒲、半夏、胆星、栀子、知母、茯苓、旋覆花、橘红等，清余热而消痰。

（三）温阳化饮

《伤寒论·辨厥阴病脉证并治第十二》：伤寒厥而心下悸，宜先治水，当服茯苓甘草汤，却治其厥，不尔，水渍入胃，必作利也。

《仁斋直指方·卷十一》：悸者，与之逐水消饮之剂。

《普济方·卷一百二十一》：心振寒而动，曰悸。厥阴证云，厥逆怔忪，此有水也，宜先治水。

《伤寒六书·卷二》：其停饮者，由饮水过多，停留心下，心火恶水，不能自安，虽有余邪，必先治悸与水也。

《伤寒六书·卷六》：其停饮者，由饮水过多，停留心下，心火畏水，不能自安，而为悸也。必先治悸与水也。治法必先分水、气，虽有余邪，亦需治悸，免使水气散走而成他证也。

《丹溪手镜·卷上》：有停饮者，饮水多必心下悸，心火恶水，心不安也。凡治悸者，必先治饮，以水停心下，散而无所不至。浸于肺则喘咳，浸于胃则哕噎，溢于皮肤则肿，渍于肠间则利下，可以茯苓甘草汤治之。

《叶氏医效秘传·卷二》：悸者，心中筑筑然动，而不能自安，即名怔忡，此属心，心虚故筑然而动，若人捕焉。然悸症有九，其治法唯三。一曰气虚，因发表太过，气衰神弱，心虚不能自持。二曰水停心下，水气乘心，心火畏水不能安。三曰汗为心液，汗之过多，液去心空，无所倚依。各从症治，或养神，或补气，或温经分水可也。

《杂病广要·发热所起》：若自腰以上发热，极则汗出，出已则凉，移时如故，复加昏冒，腹中膨满，其气上攻，时时咳嗽，嗽引胁下牵痛，睡中惊悸，其脉弦急带疾，此由外寒搏客，内冷相合，寒则气收，而水液聚而不行，内化成饮，医以热药攻寒，寒未已而复增客热，阴寒内闭，拒阳于外而不得入，逼阳上行，发而为热，散而为汗，汗多亡阳，心气内虚，故令惊悸，治属饮家，温而利之。

《医法圆通·卷二》：悸者，心下有水气也，心为火地，得阴水以扰之，故心不安。水停心下，时时荡漾，故如有物忡也。法宜行水为主，如桂苓术甘汤、泽泻散之类。

四、安神法

《素问病机气宜保命集·本草论第九》：重怯则气浮，欲其镇也。如丧神守而惊悸，气上厥以颠疾，必重剂以镇之，《本草》曰重可去怯，即磁石、铁粉之属。经所谓厥成为颠疾，故惊乃平之，所以镇涩也，故使其物体之重，则下涩而用之也。

《考证病源》：怯则气浮，必重剂以镇之，如惊悸怔忡之属。本草曰：重可去怯，磁石铁粉之属。

《证治准绳·杂病》：所以惊者，必先安其神，然后散乱之气可敛，气敛则阳道行矣。

《简明医彀·卷四》：经曰：阳气与阴气相搏，水火相恶，故惕然惊也……治宜镇心神，安魂魄，清痰制火，养血疏肝。

《伤寒附翼·卷下》：而惊是木邪犯心，谵语是热邪入胃……惊者须重以镇怯，铅禀乾金之体，受癸水之气，能清上焦无形之烦满，中焦有形之热结，炼而成丹，不特入心而安神，且以入肝而滋血矣。龙骨重能镇惊而平木，蛎体坚不可破，其性守而不移，不特静可以镇惊，而寒可以除烦热。

《证治汇补·卷五》：若外物卒惊，宜行镇重。又惊者平之，所谓平者，平昔所见所闻，使之习熟，自然不惊也。

《医碥·卷四》：惊则气上，以重坠之药镇其浮越。（丹砂、龙骨之类）

《增订通俗伤寒论·证治各论》：若震及心脾而为悸为消者，用甘麦大枣汤合龙牡之属，为缓急重镇法。

五、理气法

《医林绳墨·惊悸篇》：治惊莫若安心，治悸莫若顺气，心气既宁，惊悸必除。

《济阳纲目·卷三十一》：惊忧者，惕惕闷闷，引息鼻张，当宽中下气。

《证治汇补·卷五》：痰则豁痰定惊，饮则逐水蠲饮……气郁者，舒畅之。

六、活血法

《医林改错·血府逐瘀汤所治之症目》：血府逐瘀汤所治之病，开列于后……心跳心忙，用归脾安神等方不效，用此方百发百中。

《血证论·怔忡》：俗名心跳。心为火脏，无血以养之，则火气冲动，是以心跳，安神丸清之，归脾汤加麦冬五味子以补之。凡思虑过度，及失血家去血过多者，乃有此虚证。否则多夹痰瘀，宜细辨之。

第三节
治疗禁忌

《伤寒论·辨发汗吐下后病脉证并治第二十二》：脉浮数者，法当汗出而愈，若下之，身重，心悸者，不可发汗，当自汗出乃解。所以然者，尺中脉微，此里虚，须表里实，津液和，便自汗出愈。

《古今医鉴·卷六》：又有时气、伤寒、伤风、伏暑解散未尽，亦令人发黄。如有其状，口淡怔忡，耳鸣脚弱，微寒微热，小便白浊，此为虚证，不可妄用凉药，愈伤气血。

《石室秘录·卷四》：如人病虚劳，四肢无力，饮食少思，怔忡惊悸，失血之后，大汗之后是也。此等各症，俱不可用偏寒偏热之药，必须温平之品，少少与之，渐移默夺，庶几奏效。倘以偏师出奇，必有后患。

评述

中医学对心悸的诊治源远流长，自《黄帝内经》提出补虚泻实原则后，历代医家不断丰富发展，形成系统的治则治法理论。通过系统梳理古代医籍，分层次整理相关文献，发掘了大量珍贵典籍，揭示了心悸治则治法的发展脉络与理论特色，为临床和科研提供了重要参考。

一、治疗原则

心悸为本虚标实之证，虚者为气、血、阴、阳亏损，使心失滋养而致惊悸；实者多由痰火（郁痰）扰心、水饮上凌或心血瘀阻、气血运行不畅所致。《灵枢》中载："盛则泻之，虚则补之，热则疾之，寒则留之，陷下则灸之，不虚不盛，以经取之。"其确立了以补虚泻实为首要治则，为后世临床论治本病奠定了一定理论基础。《难经》中则提出了"损其心者，调其荣卫"的心悸治则。仲景在《内经》基础上，对心悸病证有了进一步的认识，将理论与实践紧密结合，确定了心悸病证的辨证论治法则。后世医家继承并有所发挥，如宋·严用和《严氏济生方》："方其虚也，虚则生寒，寒则血脉虚少，时多恐畏，情绪不乐，心暴痛，时唾清涎，心膈胀闷，好忘多惊，梦寐飞扬，精神离散，其脉浮而虚者，是虚寒之候也……治之之法，热则清之，寒则温之，又当审其所自焉。"临证时当随其证，施以治法。

二、治疗方法

（一）补益法

1.补气养血

《内经》谓"心藏神"，神以心为宿，心中气血为其保护，若心中气血亏损，失其保护之职，心中神明遂觉不能自主，故气血不足是导致心悸的主要病因，益气补血法为历代医家治疗心悸最重要治法之一。《伤寒论·辨太阳病脉证并治》载："伤寒脉结代，心动悸，炙甘草汤主之。"其证是由伤寒汗、吐、下或失血后，或杂病阴血不足、阳气不振所致。治宜滋心阴，养心血，益心气，温心阳以复脉定悸。隋唐时期医家遵循补泻之旨，治疗上仍以补养气血为主，如《诸病源候论》卷十五："心气不足，则胸腹大，胁下与腰背相引痛，惊悸，恍惚，少颜色，舌本强，善忧悲，是为心气之虚也，则宜补之。"宋金元时期延续前代因虚致悸的学术论点并有所发挥，《和剂局方》治疗惊悸病症方子归卷五治诸虚门，包括定志圆、预知子圆、宁志膏、十四友圆、平补镇心丹等，朱震亨《丹溪心法》中论述："觉心跳者是血少，四物、朱砂安神之类。"此外，因女性产后多心悸，针对其气血两虚的特点，治疗产后心悸多补养气血、安神镇静，《史载之方》卷上载："产后心虚中风，心中战栗，惊动不安，如人将捕，大府伤冷，六脉微而肝心脉偏细沉，又产后只缘肾气之虚寒，风邪所中，肾脉细而搏以沉，肾既受病传其所胜，心感肾邪非时惊悸，如人将捕，初以益心气去风邪药治之，次当补其肾，又次当益其肝，足其血，缘心受肾邪，而又肝气微弱，不能生其心气，故以三方药治之。"明清时期的医家多继承前人之说，诸家论心悸治疗以养血安神化痰为主，少数医家注重养阴抑火为治疗大法。如虞抟认为治疗归之"四物汤、安神丸之类"。明代龚居中认为，"盖心无血养，如鱼失水，惕然而跳跃也。时作时止者，以痰因火动，瘦人多是血虚，肥人多是痰饮，法宜先养心血，理其脾土，亦当幽闲安乐，制其忧虑，远其七情六淫则自安矣"。近代医家张锡纯结合当时西医学对于心悸的认识，创制补气活血，兼敛心气的定心汤和补虚祛痰的安魂汤来治疗心悸，更创造性地提出"若脉沉迟无力者，其怔忡多因胸中大气下陷"，宜用升陷汤，开补气升陷法治心悸之先河。

2.补益心胆

宋代陈无择《三因极一病证方论》载："温胆汤治心胆虚怯，触事易惊"，提出了心胆两虚证，并首选温胆汤作为治疗心悸的常用方。严用和发挥陈氏之说，在《济生方》中专立"惊悸怔忡健忘门"，认为惊悸为心虚胆怯所致，治法为宁心壮胆。清代医家陈士铎在《辨证奇闻》中记载："法徒补心则怔忡不能瘥，补各脏腑而不补胆气，内无刚断之风，外有纷纭之扰，安望心之宁静乎？故必补胆气，后可去祛。"其指出怔忡需在补心气的同时补养胆气方能得治。

3. 温补心阳

心为阳中之太阳，是一身阳气之主，心阳在心主血脉和心主神明的功能中也是占据主导地位，心阳不足是心悸发生的重要原因，张仲景在心悸的治疗中首重温补心阳。如《伤寒论·辨太阳病脉证并治》载："发汗过多，其人又手自冒心，心下悸，欲得按者，桂枝甘草汤主之。""伤寒脉浮，医以火迫劫之，亡阳，必惊狂，卧起不安者，桂枝去芍药加蜀漆牡蛎龙骨救逆汤主之。"采用桂枝甘草汤作为治疗发汗过多，内伤心阳以致心中动悸者治以温补心阳以治疗心悸的基础方，若因发汗过多致亡阳，心神浮越或火邪亡阳致悸，病情较重者则当与桂枝去芍药加蜀漆牡蛎龙骨救逆汤。

4. 温补脾肾

温阳是张仲景治疗心悸的重要治法，历代医家多用真武汤治疗肾阳不足、水饮凌心导致的心悸，小建中汤治疗中焦虚寒所致的心悸。明代张景岳在《妇人规》中也强调了真阳不足导致心悸应"速宜益火之源，以培右肾之元阳"。清代戴天章延续前人观点，认为阳虚所致心悸，其病位在脾，故多从脾论治，《广瘟疫论·卷二》载："阳虚则呕利、悸眩之证多，责在脾，宜六君子汤。"

5. 回阳救逆

清代俞根初先生根据《黄帝内经》中对"亡阳之重证"的论述并结合心悸等临床症状提出以回阳救逆为治疗原则，以附子、生姜为君，茯苓、白术为臣，佐以白芍回阳摄阴的治疗方案，此法至今仍被后世医家沿用以治疗心悸亡阳的危急重症。

6. 扶正祛风

风为百病之长，风邪导致惊悸在隋代巢元方《诸病源候论》中即有论述，专列风惊悸候言明"风惊悸者，由体虚，心气不足，心之府为风邪所乘"。唐代孙思邈《备急千金要方》"风虚惊悸"门中方剂善用风药祛风定悸。宋代由太医院编制的《圣济总录》在第一百八十六卷中记载："风者百病之始，清净则肉腠闭拒，虽有大风苛毒，弗之能害，体虚之人，本脏亏耗，风邪易乘，其证或心神惊悸，手足颤掉，筋脉拘急。凡此之类，皆因虚夹风所致，法宜于补药中，加以治风之剂。"书中内容集前代人以风、虚立论，强调心悸病机内多见体虚气血不足，外则多因风邪所伤而致，治法偏重补气血扶正气，兼以祛风。

（二）清热法

1. 清热泻火

《黄帝内经》认为心悸的发生与火热之邪相关，如《素问·至真要大论》"诸禁鼓栗，如丧神守，皆属于火"，至金元时期刘完素倡"火热论"，进一步强调了这一病因。如《素问玄机原病式》中说："心胸躁动，谓之怔忡，俗云心忪，皆为热也。"其又在《素问病机气宜保命集·病机论》提出了心悸的治法："禁栗惊惑，如丧神守，悸动怔忪，皆热之内作。故治当以制火之剂，其神守血荣而愈也。"朱丹溪在《丹溪手镜》中提出："治惊悸癫痫狂妄……火则下之。"唐容川在朱丹溪理论的基础上补充了惊悸怔忡形成的原因和治疗方法，他在《血证论》中提出："胃火强梁，上攻于心而跳跃者，其心下如筑墙然，听之有声，以手按其心下，复有气来抵拒，此为心下有动气，治宜大泻心胃之火，火平则气平也，泻心汤主之，或玉女煎加枳壳、厚朴、代赭石、旋覆花以降之，再加郁金、莪术以攻之，使血、气、火三者皆平，自不强梁矣。"明确指出惊悸是心胃之火导致，胃火上攻于心致使心悸跳动不安，并提出泻心火降胃火的治疗原则。

2. 滋阴降火

明代王肯堂、张景岳、李中梓等均提倡以滋阴降火法治阴虚火旺型心悸怔忡。其中李中梓在《医宗必读》中记载以天王补心丹治水衰火旺之证，以生地黄、玄参壮肾水，丹参、酸枣仁宁心神，立"滋水降火"之法，迄今仍为阴虚火旺型心悸主方。清代李用粹于《证治汇补》中也主张在滋阴抑火同时配伍养心之剂，形成"滋水－降火－定悸"的诊疗体系，进一步完善了阴虚心悸的理法方药脉络。

3. 交通心肾

明代王肯堂在总结前人治疗心悸经验的基础上，结合自己的临床经验认为，肾水不能上奉于心，水不济火，或心火内炽，不能下交于肾，则为心悸怔忡、失眠心烦等症，治法当交通心肾。《幼科证治准绳》中记载："治惊不若补肾。谓心属火，火性燥，得肝风则烟焰起，致生惊悸，补肾则水升火降，邪热无侵，虽有肝风，不生惊骇。"张介宾在《景岳全书》中亦指出"凡治怔忡惊恐者，虽有心脾肝肾之分，然阳统乎阴，心本乎肾。所以上不宁者，未有不由乎下，心气虚者，未有不因乎精。然心肝脾肾之气名虽有异，而治不可有离者，亦以精气互根之宜然而君相相资之全力也"。对临床证治起到了提纲挈领的指导作用。陈士铎在传统交通心肾治法的基础上，从整体着眼，将心肾相交理论扩展为本脏交济和上下交济，并将交通心肾的治法从传统的只着眼于心肾扩展为在心、肾基础上，综合治疗脾胃肝胆诸脏的治法，在其基础上，组方心肾两交汤。该方以大滋肾水为主，同时滋养心气心血，兼能濡养肝血。如《辨证录》卷四载"人有得怔忡之症，日间少轻，至夜则重，欲思一睡熟而不可得者，人以为心虚之极也，谁知是肾气之乏乎？凡人夜卧则心气必下降于肾宫，唯肾水大耗，一如家贫，客至无力相延，客见主人之窘迫，自然不可久留，徘徊歧路，实乃徨耳。治法大补其肾中之精，则肾气充足矣"及"肾水既足，而心气君虚，恐有不相契合之虞"。

（三）祛痰法

1. 理气化痰

汉代张仲景在《伤寒论》中即提出了"痰饮致悸"的观点，历代医家都对痰饮致悸的病机和治法进行了研究和阐释。宋代杨士瀛《仁斋直指方》延续《伤寒论》的观点，认为惊悸由于心虚郁痰，可从痰饮论治的观点，应"与之豁痰定惊之剂"。明代龚信认为"胆涎沃心"是心悸的重要病机，应用理气化痰法治之，其在《古今医鉴》中言："惊悸、健忘、怔忡、失志不寐、心风，皆是胆涎沃心，以致心气不足。若用凉剂太过，则心火愈微，痰涎愈盛，而病益深，宜理痰气。"清代医家张璐延续前人观点，在所著的《张氏医通》中提出"盖惊悸健忘失志心风不寐，皆是痰涎沃心，以致心气不足。若凉心太过，则心火愈微，痰涎愈盛。唯以理痰顺气为第一义"，强调了理气化痰法治疗心悸的重要性。

2. 清热化痰

宋代严用和在《济生方·惊悸论治》中指出："惊悸者……化火生痰，痰火扰心，心神失养而心悸。"朱丹溪在《丹溪心法·惊悸怔忡》中亦指出："时作时止者，痰因火动。"可见，痰火扰心是导致心悸的重要病因。明代医家龚廷贤在《万病回春》中明确指出清热化痰以治心悸："惊悸属痰火而兼气虚者，宜清痰火以补虚也。"清代医家罗美在《古今名医汇粹》第六卷中提出"若内外诸邪郁其二火，不得发越，隔绝营卫，不得充养其正气者，则皆以治邪解郁为主"的治疗方法，意在通过清热解郁祛热痰以治疗心悸；戴天章在《重订广温热论》第一卷中提出"凡温热新瘥，触事易惊，梦寐不安者，余热夹痰也"，并通过运用竹茹、黄连、石菖蒲等药物以清余热而消痰为治疗大法治疗惊悸。

3. 温阳化饮

金元医家成无己在《伤寒明理论》中概括心悸病机为："心悸之由，不越两种，一者气虚也，二者停饮也。"可见停饮是导致心悸的重要病机。痰饮为阴邪，易阻遏阳气，同时阴邪最易伤人阳气，阳气被伤则寒饮易停聚体内，张仲景治疗心悸首重温阳化饮，创制了真武汤、茯苓甘草汤等方以振奋阳气则痰饮自除。朱丹溪在继承仲景思想的基础上，提出"百病兼痰"的论点，针对痰饮导致的惊悸怔忡，其在《丹溪手镜》中遵循仲景之法，认为"有停饮者，饮水多必心下悸，心火恶水，心不安也。凡治悸者，必先治饮，以水停心下，散而无所不至。浸于肺则喘咳，浸于胃则哕噫，溢于皮肤则肿，渍于肠间则利下，可以茯苓甘草汤治之。"明清医家继承了这一观点，在《叶氏医效秘传》《杂病广要》《医法圆通》等书中均有温阳利水法治疗水停心下心悸的记载。

（四）安神法

心藏神，肝藏魂，若肝不藏魂，则神魂不安，略受惊扰便会导致心悸不宁。因此心悸始于心神不安，但其发作与肝风内动密切相关，故应以平肝潜阳、重镇安神为治法。刘完素对心悸的治疗明确提出了"重剂以镇之"的治法，《素问病机气宜保命集》言："重怯则气浮，欲其镇也，如丧神守而惊悸，气上厥以颠疾，必重剂以镇之。《本草》曰'重可去怯'，即磁石、铁粉之属。经所谓'厥成为颠疾'，故惊乃平之，所以镇涎也，故使其物体之重，则下涎而用之也"，其结合前人对心悸的治疗手段并加以延伸，进一步完善了心悸治法的内容。其后《普济方》《证治汇补》《增订通俗伤寒论》等书均有使用重镇安神法治疗心悸的记载，成为治疗心悸的主要治法之一沿用至今。

（五）理气法

明代医家方隅结合《黄帝内经》、仲景学说并参考金元诸家之论，结合己见提出以行气解郁法治疗心悸，方隅在所著的《医林绳墨》惊悸篇写道："治惊莫若安心，治悸莫若顺气，心气既宁，惊悸必除。"《证治汇补》中亦指出惊悸属气郁者应舒畅之。

（六）活血法

清代王清任著《医林改错》，创制一系列活血化瘀名方，提出用活血化瘀法治疗心悸，《医林改错》在血府逐瘀汤所治证目章中提道："心跳心忙，用归脾安神等方不效，用此方百发百中。"以方测证，王清任不仅提出了因瘀致悸的病机认识，并创制血府逐瘀汤治疗心悸每多获效，至今仍为临床治疗心悸的常用方剂。

三、小结

关于心悸治则治法的论述始于秦汉时期，《内经》《难经》提出补虚泻实、调和营卫的基本治疗原则，《伤寒杂病论》论述了心悸的具体治法，并注重温阳化饮法的应用；隋唐时期，医家治疗心悸多循补泻之理，补虚与祛风并重；发展于宋金元时期，这一时期治法多以益气养血、理气化痰、滋阴抑火、重镇安神为主，互为补充；成熟于明清时期，医家总结了前人论治心悸的经验，并补充"活血化瘀""补气升陷"等治法，中医治疗心悸的治疗法则臻于全面。这些灵活的论治思路与丰富的治疗方法，至今仍然很好地指导着我们的临床实践，大部分作为常用治法被收录于《中医内科学》《中医内科常见病诊疗指南——中医病证部分·心悸》等教材和诊疗指南中，显示古老中医强大的生命力，激励我们去发掘整理更多于临床具有实用和开拓价值的信息。

第五章

方药纵横

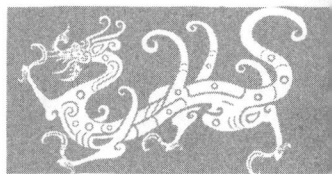

第一节
药物

一、植物类

1. 人参

《神农本草经·上品》：味甘，微寒。主补五脏，安精神，定魂魄，止惊悸，除邪气，明目、开心、益智。久服，轻身、延年。一名人衔，一名鬼盖。生山谷。

《本草经集注·草木上品》：味甘，微寒、微温，无毒。主补五脏，安精神，定魂魄，止惊悸，除邪气，明目，开心益智，治肠胃中冷，心腹鼓痛，胸胁逆满，霍乱吐逆，调中，止消渴，通血脉，破坚积，令人不忘。久服轻身延年。一名人衔，一名鬼盖，一名神草，一名人微，一名土精，一名血参。如人形者有神。

《本草发挥·草部》：味甘，微温，无毒。主补五脏，安精神，定魂魄，止惊悸，除邪气、霍乱、吐逆，调中，止消渴，通血脉。

《本草集要·草部上》：味甘、气温、微寒，气味俱轻，阳也，阳中微阴。无毒……主补五脏，安精神，定魂魄，止惊悸，除邪气，明目开心益志，调中生津，通血脉。

《本草蒙筌·草部上》：健脉理中，生津止渴，开心益志，明目轻身。却惊悸，除梦邪，消胸胁逆满；养精神，安魂魄，苏心腹鼓疼。肠胃积冷温平，霍乱吐泻止息。定喘嗽，通畅血脉，泻阴火。

《本草汇言·草部山草类》：味甘、微苦，气温，无毒。入肺脾二经。

人参，补气生血，助津养神之药也。故真气衰弱，短促虚喘，以此补之。如荣卫空虚，用之可治也。精神散乱，魂魄飞扬，以此敛之。如阳亡阴脱，用之可回也。惊悸怔忡，健忘恍惚，以此宁之。

《本草详节·草部》：味甘、苦，气微温，一云微寒。气味俱薄，浮而升，阳也；一云阳中微阴……主补五脏，安精神，健脉理中，生津止渴，除梦邪惊悸，补肺胃中阳气不足，泻心、

肺、脾、胃中伏火,治肺痿、胸痰、呕哕反胃、痃疟、痢疾、冷气逆上、心腹鼓痛、胸胁逆满、霍乱、泻痢、小便频数、淋沥、劳倦内伤、中风中暑,又及一切血证,胎前产后一切虚证,发热自汗。

《本草备要·草部》:益土健脾。生金,补肺。明目,开心益智,添精神,定惊悸,邪火退,正气旺,则心肝宁而惊悸定。除烦渴,泻火故除烦,生津故止渴。通血脉,气行则血行,贺汝瞻曰:生脉散用之者,以其通经活血,则脉自生也。古方解散药、行表药多用之,皆取其通经而走表也。破坚积,气运则积化。消痰水,气旺则痰行水消。

2. 土千年健

《滇南本草·土千年健》:味酸,性温。治寒湿伤筋。此药能舒经活络,筋挛骨痛,痰火痿软,半身不遂,手足顽麻,脚痛。酒为使,神效……怔忡睡卧不宁者,采子煎服立瘥。

3. 大枣

《神农本草经·上品》:味甘,平。主心腹邪气,安中养脾,助十二经,平胃气,通九窍,补少气,少津液,身中不足,大惊,四肢重,和百药。久服轻身、长年。叶覆麻黄,能令出汗。生平泽。

《千金食治·果实第二》:味甘、辛,热,滑,无毒。主心腹邪气,安中养脾气,助十二经,平胃气;通九窍;补少气,少津液,身中不足;大惊;四肢重;可和百药,补中益气,强志,除烦闷,心下悬,治肠澼。久服轻身,长年不饥,神仙。

《修真秘录·食宜篇》:味甘性温。主心服邪气,安中,养脾气,助十二经脉,通九窍,补少津液、大惊强志。久服轻身延年,不饥成仙。

《医学入门·果部》:无毒。降也,阳也。养脾平胃,安中,补中益气。治四肢重及肠澼下痢,肠胃间癖气,一切心腹邪气,更疗心悬大惊烦闷。壮神润肺,止嗽,补津液,补气。

《本草汇言·果部果类》:味甘,气温,无毒。气味俱厚,可升可降,阳也。入手少阴、太阴经……如龙潭方:治惊悸怔忡,健忘恍惚,志意昏迷,精神不守,或中气不和,饮食无味,四体懒重,肌肉羸瘦,此属心脾二脏元神亏损之证,必用大枣治之。

4. 大黄

《本草集要·草部下》:酒浸引之,上至颠顶,入太阳经。以舟楫载之可浮胸中。若用于下,不用酒浸洗。得芍药、黄芩、牡蛎、细辛、茯苓,疗惊恚怒,心下悸气。得硝石、紫石英、桃仁,疗女子血闭。

5. 山药

《药性赋·草部上》:薯蓣,俗名山药。味甘,温,平,无毒。补心气不足,镇心神。

《本草汇言·菜部柔滑类》:薯蓣,养脾胃,益心肺,滋肾阴之药也。按(邵起寰抄)方龙潭言甘能和脾,甘能补肝,甘能除大热,甘能益阴气。如六味丸,所以用此以滋阴也。如脾弱泄泻,久痢肠滑养脾胃,如惊悸怔忡,健忘恍惚益心气,如皮肤唯悴,干咳无痰益肺气,如梦泄遗精,腰膝痿弱滋肾阴,必须此药治之。

心
悸

《雷公炮制药性解·草部上》：山药，味甘，性温，无毒，入脾、肺、肾三经。补阴虚，消肿硬，健脾气，长肌肉，强筋骨，疗干咳，止遗泄，定惊悸，除泻痢。乳制用。紫芝为使，喜门冬，恶甘遂。

《得配本草·菜部》：甘，平，入手足太阴经血分，兼入足少阴经气分。补脾阴，调肺气，治虚热干咳，遗精泄泻，游风眼眩，惊悸健忘。生者捣敷疮毒，能消肿硬。

6. 蘼芜

《神农本草经·上品》：味辛，温。主咳逆，定惊气，辟邪恶，除蛊毒鬼注，去三虫，久服通神。一名薇芜。生川泽。

7. 天竺黄

《本草正·竹木部》：味甘、辛，性凉，降也。阴中有阳。善开风痰，降热痰，治中风失音，痰滞胸膈，烦闷癫痫。清心火，镇心气，醒脾疏肝。明眼目，安惊悸。疗小儿风痰急惊客忤，其性和缓，最所宜用。亦治金疮并内热药毒。

《杂症痘疹药性主治合参·木部》：天竺黄，一名竹膏。产于天竺国，乃竹之精气结成。其气味功用与竹沥相仿，但竺黄气微寒，性亦稍缓，故为小儿要药，入手少阴经，专为清热养心化痰，安惊之需，久用亦能寒中。

天竺黄，治小儿天吊惊痫。大人中风不语，镇心明目，解热驱邪，豁痰利窍，除热养心，滋养五脏，金疮风热。

主痰壅失音明目，去风湿惊悸镇心，滋养五脏，小儿最宜，和缓故也。

8. 天南星

《珍珠囊补遗药性赋·草部下》：专能下气，风痰脑痛，止怔忡。

《药论·降痰》：南星入肝，治口眼㖞斜与肢体麻痹不遂，疗牙关紧急与心神昏迷难清。小儿惊搐如神，女子妊娠须忌。固宜于目晕头眩，尤妙于耳鸣心悸。燥湿消痰，功逾半夏。

9. 天麻

《药性本草约言·卷之一》：味辛、甘，气平，无毒，阳也，升也。疗大人风热头眩，治小儿风痫惊悸，祛风麻痹不仁，主瘫痪语言不遂。

《本草蒙筌·草部上》：味辛、苦，气平，无毒。春初始生苗叶，仿佛芍药成丛。中起梗二三尺高，因名赤箭；下发根王瓜般大，此谓天麻。郓利二州并属山东，山谷俱有。秋月采取，乘润刮皮。略煮沸汤，曝干入药。治小儿风痫惊悸，疗大人风热头眩。驱湿痹拘挛，主瘫痪寒滞。通血脉开窍，利腰膝强筋。诸毒痈疽，并堪调愈。

《杂症痘疹药性主治合参·草部上》：天麻，治小儿风痫惊悸，大人风热头眩，驱湿痹拘挛，主瘫痪语塞，疏痰气通血脉，开窍除风湿，利腰膝强筋，搜风润燥，益气强阴，为肝经治风之神剂，有自内达外之功。

10. 木香

《本草备要·草部》：宣，行气。辛苦而温。三焦气分之药，能升降诸气，泄肺气，疏肝气，和脾气。怒则肝气上，肺气调，则金能制木而肝平，木不克土而脾和。治一切气痛，九种心痛，皆属胃脘，曰寒痛、热痛、气痛、血痛、湿痛、痰痛、食痛、蛔痛、悸痛。盖君心不易受邪，真心痛者手足冷过腕节，朝发夕死。

11. 木通

《雷公炮制药性解·草部中》：木通，味辛、甘，性平，无毒，入小肠经。主五淋，小便闭，经凝，乳闭，难产，积聚，惊悸，心烦，健忘，耳聋，声哑，鼻塞，痈疮，脾疸喜睡，天行瘟疫。按：木通利便，专泻小肠，宜疗五淋等证。其惊悸等证，虽属心经，而心与小肠相为表里，故并治之。脾疸喜睡，此脾之病，皆湿所酿也，利小肠而湿不去乎？瘟疫之来，感天地不正之气，今受盛之官行，而邪不能容，亦宜疗矣。

《杂症痘疹药性主治合参·草部上》：木通，甘淡轻虚，上通心包，降心火，清肺热，泻小便火郁不散，利膀胱水闭不行，消痈疽作痛，疗脾疸嗜眠，解烦哕，开耳聋，出声音，通鼻塞，行经下乳，催产堕胎，开关格导湿热，利关节血脉，通九窍五淋，乃心胞、小肠、膀胱三经之药。凡肺受热邪，则气化之源绝而寒水断流，宜此甘淡以助秋气下降。若君火为邪，宜用木通，相火为邪，宜用泽泻。但性寒通利，凡精滑气虚，内无湿热，并虚症孕妇，并宜忌之。主治利水泻火，宣通气血。凡热闭不通，心经蕴热惊悸者，泻心经之邪热，从膀胱而出，与灯心同功。

12. 太子参

《本草征要·第一卷》：太子参，又名孩儿参。味甘、微苦，性平，无毒。入脾、肺二经。益气健脾，生津养肺。气血不足，病后虚羸。倦怠乏力，自汗萎靡。食少心悸，口干液亏，用以调补，能使春回。

13. 升麻

《本草汇言·草部山草类》：但属阳性升，凡吐血、衄血、咳嗽、气急，阴虚火动，及气逆呕吐，怔忡癫狂等证，一切禁用。

14. 丹参

《滇南本草·丹参》：丹参，味微苦，性微寒。色赤象火。入心经。补心，生血，养心，定志，安神宁心，健忘怔忡，惊悸不寐，生新血，去瘀血，安生胎，落死胎。一味可抵四物汤补血之功。

15. 双尾参

《滇南本草·双尾参》：气味甘、甜，性微寒。无毒。专治男妇老幼一切风痰昏迷，五癫或怔忡，如有人捕捉之状。久服，消痰镇惊，安神定魄，用之效。即气癫、色癫可解。一治妇人生一胎后，久不生产。服之暖宫，调血，顺经，亦可妊也。一治胎前产后，血积冲心，神效。采叶，治小儿惊风，即七日内外皆愈。

16. 石菖蒲

《药论·香散》：石菖蒲入心、脾、肺，辛香邪可辟，燥烈郁堪行。鼻塞耳鸣，夹黄连以开心窍；健忘惊悸，偕远志以肃心神。入平胃散而云单鼓胀消，唯宜暴病；入参苓散而云噤口痢夺，独利脾亏。既害津枯，又妨赤目。

17. 石斛

《苍生司命·首卷》：味甘，却惊定志，壮骨补虚，筋力衰替。

《本草正·水石草部》：此药有二种，力皆微薄，圆细而肉实者，味微甘而淡，其力尤薄。《本草》云：圆细者为上。且谓其：益精强阴，壮筋补虚，健脚膝，驱冷痹，却惊悸，定心志。但此物性味最薄，焉能滋补如此？唯是扁大而松，形如钗股者，颇有苦味，用除脾胃之火，去嘈杂善饥，及营中蕴热。其性轻清和缓，有从容分解之妙，故能退火养阴除烦，清肺下气，亦止消渴、热汗。而诸家谓其厚肠胃，健阳道，暖水脏，岂苦凉之性味所能也？不可不辨。

《杂症痘疹药性主治合参·草部中》：石斛，却惊定志，益精强阴，壮筋骨补虚羸，健脚膝，驱冷痹，皮外邪热，胃中虚火，厚肠胃轻身，长肌肉下气，但气力浅薄，得参芪便能凑功，专倚之无捷效也。

入胃，清湿热，故理痹证泄泻。入肾强阴，故理精衰骨痛。其安神定惊者，亦清热强阴之力，兼入心也。痘后调理，药中多用，总平胃气之至药。

18. 龙胆

《神农本草经·上品》：味苦涩。主骨间寒热，惊痫邪气，续绝伤，定五脏，杀蛊毒。久服，益智、不忘、轻身、耐老。一名陵游，生山谷。

《名医别录·卷第一》：大寒，无毒。主除胃中伏热，时气温热，热泄下痢，去肠中小虫，益肝胆气，止惊惕。

19. 龙眼

《本草蒙筌·果部》：味甘，气平。无毒。树颇大，叶微小，凌冬常青；实极圆，壳淡黄，纹作鳞甲。肉甘甚薄，名亚荔枝。亦产蜀闽岭南，荔枝过后才熟。士人鄙之，又呼荔枝奴也。取肉入药，因甘归脾。古方归脾汤中，功与人参并奏。《本经》一名益智，神益脾之所藏。脾藏智故云。解毒去虫，安志厌食。养肌肉，美颜色，除健志，却怔忡。多服强魂聪明，久服轻身不老。

《本草纲目·健忘》：龙眼安志强魂，主思虑伤脾，健忘怔忡，自汗惊悸，归脾汤用之。

《医宗说约·果部共十八种》：龙眼甘温，补虚益智，健忘怔忡，明目同治（中满气膈者勿用，去壳取肉）。

20. 生地黄

《药性赋·草部上》：生地黄，能行血兼止吐衄折伤；熟地黄，能补血重治虚劳焦躁。

生地黄大寒，亦治产后血攻心及女人经水闭绝。熟地黄，净洗酒浸，蒸三两次，焙干。味甘，温，无毒。熟干则温补，生干则平宣；熟者止崩漏，安魂魄，治惊悸，补内伤。

《本草纲目·草之五》：地黄，助心胆气，强筋骨长志，安魂定魄，治惊悸劳劣，心肺损，吐血鼻衄，妇人崩中血晕大明。

《本草汇言·草部·隰草类》：地黄，凉血补血张元素之药也。生则入手少阴（陈赤葵集），凉血而生血，熟则入足少阴，补血而滋阴，所以呕、吐、咯、衄、唾血之证，非此不除，惊悸怔仲，烦热之证，非此不效，盖心肾之要药也。

《本草易读·卷四》：甘，寒，微苦，无毒。入太阴脾、厥阴肝、手足少阴、厥阴。凉血滋肝，清风润木，消瘀通经，润燥开结。解温病之阳旺，退痘疮之热盛。除咳嗽火动，调崩中之血热。溺唾吐衄之血，惊悸痿痹之疴。填骨髓而长肌肉，平折跌而续绝筋。最损脾胃，尤泻大肠。

《得配本草·草部》：甘凉，微苦，入手足少阴、厥阴，及手太阳经血分。其生血以清阴火，举世皆知。能生气以行阳分，人多不晓。血足气得所归，所谓藉精生气。一切惊悸经枯，掌中热，劳劣痿厥，吐衄崩漏，便秘等症，均此治之。消谷食，大便下，则中气动而食自化。实脾胃，湿热去，脾胃自实。亦奏奇功。

21. 玄参

《本草纲目·草部》：主治腹中寒热积聚，女子产乳余疾，补肾气，令人目明（《本经》）。主暴中风伤寒，身热支满，狂邪忽忽不知人，温疟洒洒，血瘕，下寒血，除胸中气，下水止烦渴，散颈下核，痈肿，心腹痛，坚癥，定五脏。久服补虚明目，强阴益精（《别录》）。热风头痛，伤寒劳复，治暴结热，散瘤瘘瘰疬（甄权）。治游风，补劳损，心惊烦躁，骨蒸传尸邪气，止健忘，消肿毒（《大明》）。滋阴降火，解斑毒，利咽喉，通小便血滞。

22. 半夏

《证类本草·卷第十》：味辛，平，生微寒、熟温，有毒。主伤寒寒热，心下坚，下气，喉咽肿痛，头眩，胸胀咳逆，腹鸣，止汗，消心腹胸膈痰热满结，咳嗽上气，心下急有痛坚痞，时气呕逆，消痈肿，堕胎，疗痿黄，悦泽面目。生令人吐，熟令人下。

《长沙药解·卷一》：味辛，气平，入手太阴肺、足阳明胃经。下冲逆而除咳嗽，降浊阴而止呕吐，排决水饮，清涤涎沫，开胸膈胀塞，消咽喉肿痛，平头上之眩晕，泻心下之痞满，善调反胃，妙安惊悸。

《得配本草·草部》：辛，温，有毒。入足太阴、阳明、少阳经气分。利窍和胃，而通阴阳，为除湿化痰、开郁止呕之圣药。发声音，救暴卒，治不眠，疗带浊，除瘿瘤，消痞结，治惊悸，止疟疾。

《药征·中卷》：主治痰饮呕吐也。旁治心痛，逆满，咽中痛，咳悸，腹中雷鸣。

23. 芍药

《长沙药解·卷二》：味酸微苦，微寒，入足厥阴肝、足少阳胆经。入肝家而清风，走胆腑而泄热。善调心中烦悸，最消腹里痛满，散胸胁之痞热，伸腿足之挛急。吐衄悉瘳，崩漏胥断。泄痢与淋带皆灵，痔漏共瘰疬并效。

24. 西红花

《本草纲目·草部》：气味甘，平，无毒。主治心忧郁积，气闷不散，活血。久服令人心喜。又治惊悸（时珍）。

《本草乘雅半偈·第九帙》：气味甘平，无毒。主心忧郁积，气闷不散，活血。久服令人心喜，治惊悸。

25. 百合

《证类本草·卷第八》：《日华子》云，白百合，安心定胆，益志，养五脏，治癫邪啼泣、狂叫、惊悸，杀蛊毒气㷪，乳痈发背及诸疮肿，并治产后血狂运。又云红百合，凉，无毒。治疮肿及疗惊邪。此是红花者，名连珠。

《本草集要·草部》：味甘，气平。无毒。花白者入药佳。主邪气腹胀心痛，利大小便。补中益气，除浮肿胪胀，痞满寒热，通身疼痛，百邪鬼魅，涕泣不止，狂叫惊悸。杀蛊毒，乳痈喉痹，发背及诸疮肿。

《本草蒙筌·草部下》：味甘，气平，无毒。洲渚山野俱生，花开红白二种。根如葫蒜，小瓣多层。人因美之，称名百合。白花者，养脏益志，定胆安心。逐惊悸狂叫之邪，消浮肿痞满之气。止遍身痛，利大小便。辟鬼氛，除时疫咳逆；杀蛊毒，治外科痈疽。乳痈喉痹殊功，发背搭肩立效。又张仲景治伤寒坏后，已成百合病证，用此治之，固此名同，然未识有何义也。蒸食能补中益气，作面可代粮过荒。赤花者，仅治外科，不理他病。凡采待用，务必分留。

《本草纲目·菜部》：安心定胆益志，养五脏，治颠邪狂叫惊悸，产后血狂运，杀蛊毒气，胁痈乳痈发背诸疮肿（《大明》）。

《本草正·菜部》：味微甘淡，气平功缓。以其甘缓，故能补益气血，润肺除嗽，定魄安心，逐惊止悸，缓时疫咳逆，解乳痈喉痹，兼治痈疽，亦解蛊毒，润大小便，消气逆浮肿。

《得配本草·菜部》：甘、苦，平。入手太阴及手少阴经。润肺宁心，清热止嗽，利二便，除浮肿，疗虚痞，退寒热，定惊悸，止涕泪，治伤寒百合病。

26. 当归

《本草汇言·草部芳草类》：当归，生血，养血，止血，活血之药也（时珍）。若吐血衄血，淋血便血，或经漏失血，或产崩损血，皆血走也，必用归头以止之。如阴虚不足，精神困倦，或惊悸怔忡，健忘恍惚，皆血少也，必用归身以补之。

27. 竹沥

《药性本草约言·木部》：竹沥烧取与荆沥同，横锯截尺余，直劈作数块，两砖架起，紧火中烘，沥从两头流出，每沥一杯，加生姜自然汁二匙。却阴虚发热，理中风噤牙。小儿天吊惊痫，入口便定。妇人胎产闷晕，下咽即苏。止惊悸，破痰涎。痰在手足四肢，非此不达；痰在皮里膜外，有此可驱。但俗反以大寒置疑不用，不知系火煅出，又佐姜汁，有何寒乎？

丹溪云：虚痰用竹沥，实痰用荆沥，二味开经络、行血气要药也。俱加姜汁传送。

《雷公炮制药性解·木部》：火烧竹沥，主阴虚发热，中风口噤，除自汗，解消渴，止惊悸，清烦躁，痰在手足四肢非此不达；痰在皮里膜外，有此可驱。又主小儿天吊惊痫、妇人怀妊晕闷，胎前不损子，产后不得虚。

《杂症痘疹药性主治合参·木部》：竹沥，系烧竹而两头流出之汁，每沥一杯，加生姜汁二匙用，却阴虚发热，中风噤牙，小儿天吊惊痫，妇人胎产闷晕，胎前不损子，产后不凝虚，止惊悸，却痰癖，痰在经络四肢，屈曲而搜剔，痰在皮里膜外，直达以宣通，但世以为大寒，殊不知系火煅出，又佐姜汁，有何寒乎！

28. 竹茹

《得配本草·竹部》：甘，微寒。入足少阳、阳明经。清上焦之火，消虚热之痰。疗惊悸，止胎动，呕哕噎膈，吐血崩中，因内火致者，非此不治。

29. 灯心草

《本草汇言·草部隰草类》：又张氏方谓能消水肿，散喉痹，定惊悸，止小儿夜啼，疗大人痰热，皆取其轻凉清肃之性，以治热郁为诸病，悉主用焉。

30. 麦门冬

《本草汇言·草部隰草类》：麦门冬清心润肺之药也（李东垣）。主心气不足（葛风寰稿），惊悸怔忡，健忘恍惚，精神失守，或肺热肺燥，咳声连发，肺痿叶焦，短气虚喘，火伏肺中，咯血咳血，或虚劳客热，津液干少，或脾胃燥涸，虚秘便难，此皆心肺肾脾，元虚火郁之证也。

《长沙药解·卷三》：味甘，微凉，入手太阴肺、足阳明胃经。清金润燥，解渴除烦，凉肺热而止咳，降心火而安悸。

31. 远志

《本草经集注·草木上品》：味苦，温，无毒。主治咳逆伤中，补不足，除邪气，利九窍，益智慧，耳目聪明，不忘，强志，倍力。利丈夫，定心气，止惊悸，益精，去心下膈气，皮肤中热，面目黄。久服轻身，不老，好颜色，延年。

《药性本草约言·卷之一》：味苦，气温，无毒，阴中之阳，可升可降。通塞而利滞，畅外而慧中，理心神之惊悸，去耳目之昏聋。

《医学入门·治燥门》：性能令人志识高远。苗名小草，其形细也。无毒。沉而降，阳也。主益精壮阳，补中虚，定心气惊悸、健忘、梦邪遗精，去心下膈气，除咳逆，利九窍，明耳目。

《药鉴·卷之二》：气温，味苦，无毒。主和颜悦色，轻身耐老。利九窍而补中伤，除咳逆而驱惊悸，益智慧而善不忘。小儿惊痫客忤，非此莫治；妇人血噤失音，非此莫疗。大都温则能补，故能益精气，壮阳神，强志倍力；苦则能泄，故能辟邪气，去邪梦，安心定神。畏珍珠、藜芦。

《医方捷径指南全书·诸品药性歌》：远志苦温除咳逆，盈精补气壮心神，祛邪利窍安惊悸，强志聪明智慧人。

《本草详节·草部》：味苦，气温。生山东、河、陕。有二种，小叶者花白，大叶者花红，四月采根。入肾经气分……

主健忘，惊悸，明目，聪耳，胸痹，喉痹，脑风头痛，奔豚，咳逆，长一切痈疽肌肉。

32. 还阳参

《滇南本草·还阳参》：味甘、平，性大温，无毒。治诸虚百损，五劳七伤，气血衰败，头晕耳鸣，心慌怔忡，妇人白带漏下，肝肾虚弱，任督二脉损伤，其应如响。如肺热者忌用。吃之，恐动火燥热，令人咳血，或痰上带血丝，或出鼻血，烦躁不安。

33. 沙参

《神农本草经·上品》：味苦，微寒。主血积惊气，除寒热，补中，益肺气。久服利人。一名知母。生川谷。

34. 苦远志

《滇南本草·苦远志》：味甘、微苦，性微寒。入心、肝、脾三经，养心血，镇惊宁心，定惊悸，散痰涎，疗五痫，角弓反张，惊搐，口吐痰涎，手足战摇，不省人事。缩小便，治赤、白便浊，膏淋，滑精不禁，点滴不收，良效。

35. 郁李仁

《药鉴·药性（平门）》：郁李仁安心志，而惊悸能定；舒气结，而阳脏和调。

《药性赋·平性》：郁李仁润肠宣水，去浮肿之疾。

36. 知母

《证类本草·卷第八》：《日华子》云，味苦、甘。治热劳，传尸痎病，通小肠，消痰止嗽，润心肺，补虚乏，安心，止惊悸。

《本草纲目·草部》：知母，心烦躁闷，骨热劳往来，产后蓐劳，肾气劳，憎寒虚烦（甄权）。热劳传尸痎痛，通小肠，消痰止嗽，润心肺，安心，止惊悸（《大明》）。

37. 金樱子

《本草正·竹木部》：味涩，性平。生者色青酸涩，熟者色黄甘涩。当用其将熟微酸而甘涩者为妙。其性固涩，涩可固阴治脱，甘可补中益气。故善理梦遗精滑及崩淋带漏，止吐血、衄血，生津液，安魂魄，收虚汗，敛虚火，益精髓，壮筋骨，补五脏，养血气，平咳嗽，定喘急，疗怔忡惊悸，止脾泄血痢及小水不禁。此固阴养阴之佳品，而人之忽之亦久矣，此后咸宜珍之。

《得配本草·木部》：甘、涩、微酸，性温，入足少阴经血分。固精秘气，止血生津，治虚痢，收虚汗，敛虚火，平虚嗽，定虚喘，疗怔忡。

38. 泽泻

《本草汇言·草部水草类》：味甘、淡，气寒，无毒，阴中微阳，降也，入足太阳、少阴经。

泽泻宣行水道之药也（甄权）。此药寒淡下行（许长如稿），以疏渗利窍为事，故前古统治一切水病，专通利下焦，去胞中之垢，消蓄积之水（东垣），凡湿热黄疸，四肢水肿，寒湿脚气（时珍），阴汗湿痒，小便癃闭，淋沥白浊，或心忡悸动，奔豚疝瘕，如上中下三焦停水之证（丹溪），并皆治之。

39. 莨草

《神农本草经·下品》：味苦，平，主久咳上气、喘逆，久寒，惊悸，痂疥、白秃、疡气，杀皮肤小虫。

《本草经集注·草木下品》：味苦，平，无毒。主治久咳上气喘逆，久寒惊悸，痂疥白秃疡气，杀皮肤小虫。

40. 柏子仁

《药性本草约言·卷之二》：味甘、辛，气平，无毒，阳也，可升可降，入手少阴心、足太阴脾、少阴肾。暖骨髓，润肾经之燥。安神志，益心气之虚。

江云：养心脾而有益。

《发明》云：润肾之药也。盖肾苦燥，藉此甘辛润之，自能生益精血，则五脏安和，而凡虚损等症亦治。目得血而能明，耳得血而能聪。心神足，惊悸恍惚自定矣。

《本草汇言·木部·香木类》：润燥补髓，养心神，定惊悸之药也（李东垣）。此药气极芬芳（御医朱振斯），则脾胃所喜，质极润泽，则肝肾所宜。故前古谓安养五脏，主惊悸，定心神，悦颜色，聪耳目，为延年却病之上剂也。但体质多油，肠滑作泻者勿服，膈间多痰者勿服，阳道妄举，肾家有热者勿服。已油者能令哮肺，勿入药用。

《本草正·竹木部》：味甘平，性微凉。能润心肺，养肝脾，滋肾燥，安神魂，益志意。故可定惊悸怔忡，益阴气，美颜色，疗虚损，益血止汗，润大肠，利虚秘，亦去百邪鬼魅，小儿惊痫。总之，气味清香，性多润滑，虽滋阴养血之佳剂，若欲培补根本，乃非清品所长。

《医宗必读·木部》：味甘、辛，性平，无毒。入心、肝、肾三经。畏菊花、羊蹄草。蒸，晒，炒。安神定悸，壮水强阳。润血而容颜美少，补虚而耳目聪明。

心藏神，肾藏精与志，心肾虚，则病惊悸。入心养神、入肾定志，悸必愈矣。悦颜聪明，皆心血与肾水互相灌溉耳。

《医宗说约·卷之首》：柏仁味甘，补心益气，敛汗扶阳，更除惊悸。去壳去油取霜用。

《本草崇原·卷上》：柏子仁，气味甘平，无毒。主治惊悸，益气，除风湿，安五脏。久服令人润泽美色，耳目聪明，不饥不老，轻身延年。

41. 柏实

《神农本草经·上品》：味甘，平。主惊悸，安五脏，益气，除湿痹。久服令人悦泽美色，耳目聪明，不饥，不老，轻身，延年。生山谷。

《本草经集注·草木上品》：味甘，平，无毒。主治惊悸，安五脏，益气，除风湿痹。治恍惚虚损，呼吸历节，腰中重痛，益血，止汗。久服令人润泽美色，耳目聪明，不饥，不老，轻身，延年。

《本草蒙筌·木部》：味甘、辛，气平。无毒。近道俱有，乾州（属陕西）独佳。屋边者为宜，家上者切忌。霜后采实，去壳取仁。先以醇酒浸曝干，次取黄精汁和煮。执筋连搅，汁尽才休。研细成霜，入剂方效。畏羊菊曲面诸石，羊蹄根、菊花、神曲、白面、一切石。使蛎瓜子桂皮。聪耳目，却风寒湿痹止疼；益气血，去恍惚虚损敛汗。治肾冷腰冷并膀胱冷脓宿水，润肾燥体燥及面颜燥涩不光。兴阳道，杀百邪，止惊悸，安五脏。头风眩痛，亦可煎调。久服不饥，增寿耐老。

《本草详节·木部》：主润肝，养心气，益五脏气，滋肾燥，止汗，定悸，历节，腰中重痛，肾中冷脓宿水，百邪鬼魅，小儿惊痫。

42. 厚朴

《神农本草经·中品》：味苦，温。主中风，伤寒，头痛，寒热，惊悸气，血痹，死肌，去三虫。

《本草经集注·草木中品》：味苦，温、大温，无毒。主治中风，伤寒，头痛，寒热，惊悸，气血痹。死肌，去三虫。温中，益气，消痰下气，治霍乱及腹痛，胀满，胃中冷逆，胸中呕逆不止，泄痢，淋露，除惊，去留热，止烦满，厚肠胃。

《本草易读·卷七》：温，苦，无毒。健脾温胃，厚肠和中，除烦化痰，止呕消胀。破宿血而化水谷，导宿食而开水结，定霍乱而止喘咳，除反胃而疗吐酸。解风热之头痛，却膨满之腹痛。泄痢淋露之疾，寒热惊悸之疴。能泄五脏诸气，兼安胎产诸病。

43. 钩藤钩

《玉楸药解·草部》：味甘，微温，入足厥阴肝经。泻湿清风，止惊安悸，治木郁筋惕，惊悸瘛疭。

44. 香附

《麻科活人全书·麻后宜用药性》：三焦、肝经气分药。开郁，消痰食，止诸痛，散风寒，行血气，月候不调，胎产崩漏。多怒多忧者之要药。治两胁气妨，心松少气。生用则上行胸膈，外达皮毛，故能散风寒。熟用则下走肝肾，外彻腰足，故能调气血。

45. 桂心

《本草备要·木部》：燥，补阳，活血。苦入心，辛走血。能引血、化汗、化脓，内托痈、疽、痘疮。同丁香，治痘疮灰塌。益精明目，消瘀生肌，补劳伤，暖腰膝，续筋骨。治风痹癥瘕，噎膈腹满，腹内冷痛，九种心痛。一虫、二痊、三风、四悸、五食、六饮、七冷、八热、九去来痛，皆邪乘于手少阴之络，邪正相激，故令心痛。

46. 桂枝

《医学摘粹·温散类》：味甘、辛，气香，性温，入足厥阴肝、足太阳膀胱经。入肝家而行血分，走经络而达营郁，善解风邪，最调木气，升清阳脱陷，降浊阴冲逆，舒筋脉之急挛，利关节之壅阻，入肝胆而散遏抑。极止痛楚，通经络而开痹涩；甚去湿寒，能止奔豚，更安惊悸。去皮用。

47. 桔梗

《神农本草经·下品》：味辛，微温。主胸胁痛如刀刺，腹满，肠鸣幽幽，惊恐悸气。生山谷。

《本草经集注·草木中品》：味辛、苦，微温，有小毒。主治胸胁痛如刀刺，腹满，肠鸣幽幽，惊恐悸气。利五脏肠胃，补血气，除寒热风痹，温中消谷，治喉咽痛，下蛊毒。

《本草蒙筌·草部中》：味辛、苦，气微温。味厚气轻，阳中阴也，有小毒。嵩山虽盛，近道亦多。交秋分后采根，噬味苦者入药。芦苗去净泔渍洗米泔渍一宿，焙干。入手足肺胆二经，畏白及、龙眼、龙胆。开胸膈除上气壅，清头目散表寒邪。驱胁下刺疼，通鼻中窒塞。咽喉肿痛急觅，中恶蛊毒当求。逐肺热住咳下痰，治肺痈排脓养血。仍消恚怒，尤却怔忡。

《万氏家抄济世良方·药性草部》：桔梗（臣，味辛、苦，气微温，有小毒）主胸胁痛，腹满肠鸣，惊悸，鼻塞咽痛，利胸膈。治肺热嗽逆，消痰。疗小儿惊痫、客忤。载诸药不沉，又能升提气血。

《本草正·山草部》：味苦微辛，气微凉。气轻于味，阳中有阴，有小毒。其性浮。用此者，用其载药上升，故有舟楫之号，入肺、胆、胸膈、上焦。载散药表散寒邪；载凉药清咽疼喉痹，亦治赤目肿痛；载肺药解肺热肺痈，鼻塞唾脓咳嗽；载痰药能消痰止呕，亦可宽胸下气。引大黄可使上升，引青皮平肝止痛。能解中恶蛊毒，亦治惊痫怔忡。若欲专用降剂，此物不宜同用。

《杂症痘疹药性主治合参·草部上》：入手足肺、胆二经。主中恶虫毒，风热喘促，开胸膈，利肺经。除壅之气于上焦，清头目解诸风，散寒冷之邪于肌表，驱胁下刺疼，通鼻中窒塞，咽喉肿痛，施治如神。逐肺热，疗咳嗽而下痰涎，治肺痈，排腐脓而养新血。仍消恚怒，尤却怔忡，解利小儿惊痫，开提男子气血。

48. 党参

《本草征要·（一）补气》：味甘，性平，无毒。入脾、肺二经。补中益气，脾肺均宜。健脾运而中宫不燥，滋胃阴而胸膈不泥，润肺而不犯寒凉，养血而不偏滋腻。中气微弱、气短心悸。食少便溏、体倦易疲。鼓舞清阳，常服有济。党参功同人参，而力量较薄，但能久服，可无大弊。

49. 桑椹子

《本草征要·（一）颠顶、头面用药》：味甘、酸，性偏温。入肝、肾二经。补肝益肾，养血生津。头旋心悸，目眩耳鸣。须发早白，便秘难行。此子能润滑大肠，故大便稀者勿用。

50. 黄连

《本草发挥·草部》：味苦，寒，无毒。主热气，目痛眦[1]伤泪出，明目，腹痛，止烦渴，益胆。杀小儿疳虫，点赤眼昏痛，镇肝，治惊悸烦躁，润心肺，长肉止血，并疮疥、盗汗。

《本草集要·草部上》：味苦，气寒。味厚气薄，阴中阳也。无毒。入手少阴经。

……主热气，目痛眦伤，泣出。明目，肠澼，腹痛，下痢，妇人阴中肿痛。久服令人不忘。镇肝益胆，眼暴赤肿。久下赤白脓血，为治痢之最。解热毒，泻心火，止惊悸，止消渴，调胃厚肠，除胃中湿热，烦躁恶心，郁热在中焦，兀兀欲吐，心下痞满及诸疮肿毒必用之。

《本草汇言·草部·山草类》：又如惊悸怔忡，烦乱恍惚而神志不宁，痛痒疮疡，瘢毒瘄痘，而邪热有余，黄连为必用也。

《雷公炮制药性解·草部上》：黄连，味苦，性寒，无毒，入心经。主心火炎，目疾暴发，疮疡红肿，肠红下痢，痞满泄泻，小儿疳热，消口中疮，惊悸烦躁，天行热疾。黄芩、龙骨、连翘、滑石为使，恶菊花、芫花、玄参、白鲜、白僵蚕，畏款冬花，解巴豆、乌头毒，忌猪肉、

---
① 眦：诸本均作"皆"，形近致误，据《重修政和经史证类备急本草》"黄连"条改。

冷水。

《得配本草·草部·山草类》：大苦大寒，入手少阴经气分。泻心脾，凉肝胆，清三焦，解热毒，燥湿开郁，治心窍恶血，阳毒发狂，惊悸烦躁，恶心痞满，吞酸吐酸，心腹诸痛，肠澼泻痢，痄疾虫症，痈疽疮疥，暴赤目痛，牙疳口疮，孕妇腹中儿啼，胎惊子烦，阴户肿痛。

《本草详节·草部》：味苦，气寒。味厚气薄，可升可降，沉也，阴也，阴中微阳。

……主心病逆而盛，心积伏梁，心窍恶血，肠澼腹痛，下痢，调胃厚肠，清肝胆火，止消渴、目痛、惊悸、盗汗、天行热疾，杀疳虫、蛔虫，口疮，诸疮疥。

51. 梨

《随息居饮食谱·果食类》：甘凉。润肺清胃，凉心涤热，息风化痰已嗽，养阴濡燥，散结通肠，消痈疽，止烦渴。解丹石烟煤炙煿、膏粱、曲蘖诸毒。治中风不语、痰热惊狂、温暑等疴。并绞汁服，名天生甘露饮。以皮薄心小，肉细无渣，略无酸味者良……中虚寒泻，乳妇金疮忌之。新产及病后，须蒸熟食之。

52. 麻黄

《长沙药解·卷三》：味苦、辛，气温，入手太阴肺、足太阳膀胱经。入肺家而行气分，开毛孔而达皮部，善泻卫郁，专发寒邪。治风湿之身痛，疗寒湿之脚肿，风水可驱，溢饮能散，消咳逆肺胀，解惊悸心忡。

53. 旋覆花

《神农本草经·下品》：味咸，温。主结气，胁下满，惊悸，除水，去五脏间寒热，补中下气。一名金沸草，一名盛椹。生川谷。

《本草经集注·草木下品》：味咸、甘，温、微温，冷利，有小毒。主治结气，胁下满，惊悸，除水，去五脏间寒热，补中下气。消胸上痰结，唾如胶漆，心胁痰水，膀胱留饮，风气湿痹，皮间死肉，目中肤翳，利大肠，通血脉，益色泽。

《本草蒙筌·草部下》：味咸、甘，气温，无毒。一云冷利，有小毒。丛生深谷中，又名金沸草。颜色深黄如菊，人又呼金钱花。七月采收，曝干入药。治头风明目，逐水湿通便。去心满噫气痞坚，消胸结痰唾胶漆。惊悸亦止，寒热兼除。倘病者稍涉虚羸，防损气不宜多服。叶理金疮止血，根主风湿续筋。

《医学入门·治湿门》：旋覆花咸甘冷烈，逐水消痰止呕噫，宽胸胁清头目风，治痹又利肠脏结。花如菊，淡黄绿，繁茂圆而复下，俗名金沸草。有小毒。治心胁痰水及膀胱留饮，寒热水肿，消胸上痰结、唾如胶漆，开胃，止呕逆不下食；治伤寒汗吐下后心下痞坚，噫气不止及结气胁下满，去头面风、目中肤翳、风气湿痹、皮间死肌，利大肠，去五脏间寒热结气。兼通血脉，除惊，补中下气。

《本草汇言·草部隰草类上》：消痰逐水，利气下行之药也（寇氏）。主心肺结气（白尚之稿），胁下虚满，胸中结痰，痞坚噫气，或心脾伏饮，膀胱留饮宿水等证。大抵此剂，味咸以软坚散痞硬，性利以下气行痰水，实消伐之药也。本草有定惊悸，补中之说，窃思痰闭心包脾络之

第五章 方药纵横

·105·

间，往往令人病惊，旋覆破痰逐饮，痰饮去，则胞络清净而无碍，五志自宁，惊悸安矣。又饮消则脾健，脾健则能运行饮食，中气自受其益而补养矣。然行痰水，下结气，是其专功，病人涉虚者，不宜多服，冷利大肠，虚寒人禁用。

《得配本草·草部》：苦辛，温。入手太阴、阳明经气分。降心脾伏饮，去五脏寒热，除胁下气满，破膈痰如漆，止呕逆，平惊悸。

54. 清河参

《痰火点雪·附捷方》：清河参补五脏，安精神，定魂魄，又止惊悸，断淫梦，保中守神。

55. 淡竹叶

《本草集要·木部》：味辛、甘，气寒。主胸中痰热，咳逆上气，吐血热毒风，压丹石毒，止消渴。烧沥味甘，性缓。治卒中风，失音不语，风痹，胸中热狂烦闷，壮热头痛头风，并怀妊人头旋倒地。安胎，治子烦。除阴虚人发大热，消虚痰，痰盛人、气虚少食者宜用之。又痰在四肢，非此不能开。止惊悸，瘟疫迷闷，小儿惊痫天吊，茎叶同用。

《本草蒙筌·木部》：《衍义》云：胎前不损子，产后不得虚。止惊悸，却痰涎。痰在手足四肢，非此不达；痰在皮里膜外，有此可驱。

《本草详节·木部》：主胃中痰热，咳逆上气，热狂烦闷，壮热头痛，头风，止惊悸，消渴，不睡，喉痹，妊妇头旋倒地，小儿惊痫天吊，煎汁漱齿血，洗脱肛，压丹石毒。

56. 淡笋

《食物本草·菜类》：淡笋，即中母笋，味甘。主消痰，除热狂壮热、头痛风，并妊人头旋倒地、惊悸、温疫迷闷、小儿惊痫天吊等症。多食发背闷脚气。

57. 琥珀

《本草汇言·木部·寓木类》：味甘，气平，无毒。阳中之阴，降也。入手少阴、太阳、足厥阴经。

琥珀镇定心神、澄清浊气、行逐瘀血之药也。（方吉人稿）此得松木清气所结，精英所聚，质坚如石，体轻如桴。原其清明莹洁之相，故大氏方治心气浮越，躁乱不宁，以致失神丧志，魂魄不定，或惊悸怔忡，癫痫昏塞，或睡寐阴邪，鬼魅凭附，他如瘀血败秽，留滞经络，或目珠翳障，或腹胃瘕蛊，或小便淋闭结塞不通，此药如神明在躬，奠安神室，故惊狂可定；如晓霞秋露，清净无滓，故瘀血、蛊瘕、目翳、淋闭诸证可退矣。但体质轻清，而性多燥。如血燥阴虚，肾亏髓乏，以致水涸火炎，小便不通者，服之反滋燥急之苦。用者审之。

《玉楸药解·木部》：琥珀凉肺清肝，磨障翳，止惊悸，除遗精白浊，下死胎胞衣，涂面益色，敷疔拔毒，止渴除烦，滑胎摧生。

58. 款冬花（款冬蕊）

《证类本草·卷第九》：《日华子》云，润心肺，益五脏，除烦，补劳劣，消痰止嗽，肺痿吐血，心虚惊悸，洗肝明目及中风等疾。

《本草集要·草部上》：味辛、甘，气温。无毒……主咳逆上气，善喘息，呼吸连连不绝，涕唾稠黏。润心肺，消痰止咳。治肺痿痈，吐脓血。心虚惊悸，洗肝明目，喉痹诸惊痫寒热邪气，除烦补劳劣。

《本草蒙筌·草部中》：味辛、甘，气温，阳也。无毒。生常山县名，属浙江。山谷，及上党水傍。叶大成丛似葵，花出根下如菊。百草中唯此不顾冰雪，最先春者也。原呼钻冻，今名款冬。择未舒嫩蕊采收，去向外裹花零壳。甘草汤浸一宿，待干揉碎才煎。恶硝石、皂荚、玄参，畏麻黄、辛夷、贝母，仍畏四味芩连耆箱（黄芩、黄连、黄耆、青箱）。使杏仁，宜紫菀。治肺痈脓血腥臭，止肺咳痰唾稠黏。润肺泻火邪，下气定喘促。却心虚惊悸，去邪热惊痫。补劣除烦，洗肝明目。又驱久嗽，烧烟吸之。

59. 紫菀

《本草经集注·草木中品》：味苦、辛，温，无毒。主治咳逆上气，胸中寒热结气，去蛊毒、痿蹶，安五脏。治咳唾脓血，止喘悸，五劳体虚，补不足，小儿惊痫。

60. 黑芝麻

《顾松园医镜·谷部》：胡麻（即黑芝麻，一名巨胜。甘平，入脾、肝、肾三经。九蒸九晒研）益肝养血，治虚风而理瘫痪（虚风者肝虚血少，热盛生风也。李廷飞云：患风病人，久食则步履端正，语言不謇。正治风先治血，血行风自灭之义）。滋肾润燥，填髓脑而坚筋骨（肾恶燥，黑色通肾，而能润燥。肾得滋补，则髓脑充满，而筋骨坚强）。补中益气（甘能益脾胃也），变白还黑（黑须发者，补阴养血之功）。长肌肉（脾主肌肉也），明耳目（耳为肾窍，目为肝窍也）。止心惊（心血有养也），利大肠（多油而滑也）。润养五脏。入谷之中，唯此最良，故为仙家服饵所须。

61. 石蜜

《神农本草经·上品》：味甘，平。主心腹邪气，诸惊痫痉，安五脏，诸不足，益气补中，止痛解毒，除众病，和百药。久服，强志轻身，不饥不老。一名石饴。生山谷。

62. 酸枣仁

《药性赋·卷一》：酸枣仁去怔忡之病。

《本草集要·木部》：味酸，气平。无毒……主心腹寒热，邪结气聚，四肢酸疼湿痹，筋骨风。脐上下痛，心虚烦及振悸不得眠。宁心志，敛虚汗，止烦渴。补中益肝气，坚筋骨，助阴气。久服安五脏，轻身延年。

《杂症痘疹药性主治合参·木部》：酸枣仁，宁心益肝，敛汗止渴，心胸寒热，邪结气聚，四肢酸痛，湿痹，心烦意乱不眠，胆虚易惊悸，脾虚不嗜食，心虚易出汗，安神魂宁意，补中气，助阴，坚筋骨，安五脏，久服令人肥健轻身延年……

按：枣仁，心、肝、胆三经气分之药，虽能宁心，更能宜肝，故若肝旺烦躁不宁者，及心阴不足，惊悸恍惚者，必同滋阴和肝养心之血药，相佐而用，其功乃见，否则心气无阴以敛，肝气得补而强，益增烦躁矣。

63. 熟地黄

《雷公炮制药性解·草部上》：熟地黄，味甘、苦，性温无毒，入心、肝、肾三经。活血气，封填骨髓；滋肾水，补益真阴。伤寒后胫股疼痛，新产后脐腹难禁。利耳目，乌须发，治五劳七伤，能安魂定魄。使忌畏恶，俱同生地，性尤泥滞，姜酒浸用。

按：熟地黄为补血之剂，而心与肝，藏血生血者也，故能入焉。其色黑，其性沉阴重浊。《经》曰：浊中浊者，坚强骨髓，肾主骨，故入之。精血既足，则胫股脐腹之证自愈，耳目须发，必受其益，而劳伤惊悸并可痊矣。

64. 薇衔（薇衔根）

《神农本草经·上品》：味苦，平。主风湿痹，历节痛，惊痫，吐舌，悸气，贼风，鼠瘘，痈肿。一名麋衔。生川泽。

《本草经集注·草木中品》：味苦，平，微寒，无毒。主治风湿痹，历节痛，惊痫吐舌，悸气，贼风，鼠瘘，痈肿，暴癥，逐水，治痿蹶。久服轻身明目。

65. 糯米

《折肱漫录·养形篇下》：世人皆言糯米补人，考之本草云，主温中，令人多热，久食令人身软，发心悸。又云，多食令人多睡，发风动气，则不如粳米多矣。

二、动物类

1. 天鼠屎

《神农本草经·中品》：味辛，寒。主面痈肿，皮肤洗洗时痛，肠中血气，破寒热积聚，除惊悸。一名鼠，一名石肝。生山谷。

《本草经集注·下品》：味辛，寒，有毒。主治面痈肿，皮肤洗洗，时痛，腹中血气，破寒热积聚，除惊悸。

2. 牛黄

《证类本草·卷第十六》：牛黄，凉。疗中风失音，口噤，妇人血噤，惊悸，天行时疾，健忘，虚乏。

《本草纲目·兽之一》：主治惊痫寒热，热盛狂痉，除邪逐鬼（《本经》）。疗小儿百病，诸痫热，口不开，大人狂癫，又堕胎。久服，轻身增年，令人不忘（《别录》）。主中风失音口噤，妇人血噤惊悸，天行时疾，健忘虚乏（《日华》）。安魂定魄，辟邪魅，卒中恶，小儿夜啼（甄权）。益肝胆，定精神，除热，止惊痫，辟恶气，除百病（思邈）。清心化热，利痰凉惊宁原。痘疮紫色，发狂谵语者可用（时珍，出王氏方）。

3. 龙齿

《本草征要·心经及小肠经》：龙齿，镇心安神，定惊止痉。

4. 龙骨

《神农本草经·上品》：味甘，平。主心腹鬼注，精物老魅，咳逆，泄利脓血，女子漏下、癥瘕坚结,小儿热气惊痫。齿,主小儿、大人惊痫疾狂走,心下结气,不能喘息,诸痉,杀精物。久服轻身、通神明、延年。生山谷。

《本草正·虫鱼部》:味甘,平,性收涩。其气入肝、肾。故能安神志,定魂魄,镇惊悸,涩肠胃,逐邪气,除夜梦鬼交、吐血衄血、遗精梦泄,收虚汗,止泻痢,缩小便,禁肠风下血、尿血、虚滑脱肛、女子崩淋带浊、失血漏胎、小儿风热惊痫,亦疗肠痈脏毒、内疽阴蚀,敛脓敛疮,生肌长肉,涩可去脱,即此属也。

《长沙药解·卷四》:龙骨,味咸,微寒,性涩,入手少阴心、足少阴肾、足厥阴肝、足少阳胆经。敛神魂而定惊悸,保精血而收滑脱。

5. 牡蛎

《神农本草经·上品》:味咸,平。主伤寒寒热,温疟洒洒,惊恚怒气,除拘缓鼠瘘,女子带下赤白。久服强骨节,杀邪气,延年。一名蛎蛤。生池泽。

《长沙药解·卷四》:牡蛎咸寒降涩,秘精敛神,清金泻热,安神魂而保精液,凡心悸神惊、遗精盗汗之证皆医,崩中带下、便滑尿数之病俱疗。善消胸胁痞热,缘少阳之经,逆而不降,则胸胁硬满,而生瘀热,牡蛎降摄君相之火,甲木下行,经气松畅,硬满自消。一切痰血癥瘕、瘿瘤瘰疬之类,得之则化,软坚消痞,功力独绝。

6. 龟板膏

《本草正·虫鱼部》:龟板膏功用亦同龟板,而性味浓厚,尤属纯阴。能退孤阳阴虚劳热,阴火上炎,吐血衄血,肺热咳喘,消渴烦扰,热汗惊悸,谵妄狂躁之要药。然性禀阴寒,善消阳气,凡阳虚假热,及脾胃命门虚寒等证,皆切忌之,毋混用也。若误用,久之则必致败脾妨食之患。

7. 珍珠

《本草汇言·介部甲虫类》:味咸,气寒,无毒,可升可降。入手少阴,足厥阴经。……故寇氏方用此治惊悸怔忡,癫狂恍惚,神志不宁,魂魄散乱,及小儿血气未定,精神不足尝多惊恐。

《医宗必读·虫鱼部》:味咸,寒,无毒。入肝经……安魂定悸,止渴除蒸,收口生肌,点睛退翳。

8. 蚱蝉(蝉蜕)

《本草经集注·中品》:味咸、甘,寒,无毒。主治小儿惊痫,夜啼,癫病,寒热,惊悸,妇人乳难,胞衣不出,又堕胎。

《本草蒙筌·虫鱼部》:治产妇胎衣不下,通乳堕胎;主小儿惊痫夜啼,驱邪逐热。蝉蜕系脱换薄壳,翅足须除,去翳膜侵睛、胬肉满眦,眼科诚奇;蝉花乃状类花冠,生壳顶上,止天吊瘈疭、心悸怔忡,幼科中果效。

9. 蛇蜕

《证类本草·卷第二十二》:《日华子》云,治蛊毒,辟恶,止呕逆,治小儿惊悸,客忤,催生。疬疡,白癜风,煎汁敷。入药并炙用。

10. 羖羊角

《神农本草经·中品》：味咸，温。主青盲，明目，杀疥虫，止寒泄，辟恶鬼虎野狼，止惊悸。久服安心，益气，轻身。生川谷。

《本草经集注·虫兽三品》：味咸、苦，温、微寒，无毒。主治青盲，明目，杀疥虫，止寒泄，辟恶鬼、虎、狼，止惊悸。治百节中结气，风头痛及蛊毒，吐血，妇人产后余痛。烧之杀鬼魅，辟虎狼。久服安心，益气力，轻身。取无时，勿使中湿，湿有毒。

《本草集要·兽部》：味咸、苦，气温、微寒。无毒。菟丝子为之使。青羝为佳。取无时，勿使中湿，湿则有毒。主青盲，明目。杀疥虫，止寒泄，止惊悸。及蛊毒吐血，妇人产后余痛，小儿惊痫，烧之辟恶鬼、虎、野狼，去蛇。久服安心益气轻身。

11. 蝉花

《证类本草·卷第二十一》：蝉花味甘，寒，无毒。主小儿天吊，惊痫瘛疭，夜啼心悸。

12. 麝香

《雷公炮制药性解·禽兽部》：麝香，味辛，性温，无毒，入十二经。主恶气鬼邪，蛇虺蛊毒，惊悸痈疽，中恶心腹暴痛胀满，目中翳膜泪眵，风毒温疟痫痓，通关窍，杀蛊虫，催生堕胎。忌大蒜。

三、矿物类

1. 五色石英

《证类本草·卷第三》:《日华子》云，治心腹邪气，女人心腹痛，镇心，疗胃冷气，益毛发，悦颜色，治惊悸，安魂定魄，壮阳道，下乳，通亮者为上。其补益随脏色而治，青者治肝，赤者治心，黄者治皮肤，白者治肺，黑者治肾。

2. 石青

《本草汇言·金石类》：味甘，气平，无毒。

石青，下顽痰、去风痫（时珍）、定惊悸、明目疾（神农）、坚筋骨折伤之药也（《别录》）。

3. 石膏

《神农本草经·中品》：味辛，微寒。主中风寒热，心下逆气惊喘，口干苦焦，不能息，腹中坚痛，除邪鬼，产乳，金创。生山谷。

《万氏家抄济世良方·药性石部》：石膏（臣，味辛、甘，气微寒、无毒。胃虚寒人不可服）主心下逆气，惊喘，口干舌焦，腹中坚痛，产乳，金疮，散诸热及伤寒时气头痛，壮热，日晡潮热，解肌出汗，制火润肺，泻胃火不食，又治胃热能食，缓脾益气，止渴生津，又揩齿益齿。

4. 白石英

《得配本草·石部》：甘辛，微温。入手太阴阳明经气分。除风湿痿痹，疗寒气咳逆，利小便，治肺痈。

得朱砂，治惊悸。

心悸

5. 玄明粉

《证类本草·卷第三》：治一切热毒风，搜冷，痃癖气胀满，五劳七伤，骨蒸传尸，头痛烦热，搜除恶疾，五脏秘涩，大小肠不通，三焦热淋，洼忤疾，咳嗽呕逆，口苦干涩，咽喉闭塞，心、肝、脾、肺脏胃积热，惊悸，健忘，荣卫不调，中酒中脍，饮食过度，腰膝冷痛，手脚酸，久冷久热，四肢壅塞，背膊拘急，眼昏目眩，久视无力，肠风痔病，血癖不调。

《本草发挥·金石部》：味辛、甘，冷，无毒。治心热烦躁，并五脏宿滞癥结，明目，退膈上虚热，消肿毒。大阴，号云治一切热毒风痃，痕气胀满，口苦干涩，咽喉闭塞，积热，惊悸健忘，荣卫不调，中酒中脍，饮食过度，四肢壅塞，肠风痔疾，血癖不消。

海藏云：本草注云治骨蒸五劳，惊悸热毒风等，服之立愈。

6. 朱砂

《岭南卫生方·李杲药性赋》：味甘，微寒，无毒。其用有四：明目能通血脉；震惊能安魂魄；润心肺而养精神；定怔忡而止烦渴。

《药性赋·卷一》：灵砂定心脏之怔忡。

《医学入门·治疮门》：灵砂乃炼硫汞成，怔忡病去心自灵，痼冷百病皆能疗，坠痰益气通血凝。味甘，温，无毒。东垣云：灵砂定心脏之怔忡，久服令人心灵。一切痼冷、五脏百病皆治，坠痰涎，益气力，通血脉，止烦，辟恶，明目。

《本草纲目·金石之一》：主治延年益色，镇心安神，止惊悸，辟邪，治中恶蛊毒，心热煎烦，忧忘虚劣（《大明》）。

《景岳全书·卷之四十五》：镇心气，除热毒，坠痰涎，安惊悸，定神魂。凡心经痘毒，及痰火上壅有余之证，皆宜用之。

7. 自然铜

《证类本草·卷第五》：味辛，平，无毒。疗折伤，散血止痛，破积聚。……（臣禹锡等谨按）《日华子》云，自然铜，凉。排脓消瘀血，续筋骨，治产后血邪，安心，止惊悸，以酒摩服。

《本草纲目·金石部》：主治折伤，散血止痛，破积聚。消瘀血，排脓，续筋骨，治产后血邪，安心，止惊悸，以酒磨服。

8. 赤石脂

《本草经集注·玉石三品》：白石脂，味甘、酸，平，无毒。主治养肺气，厚肠，补骨髓，治五脏惊悸不足，心下烦，止腹痛，下水，小肠澼热溏，便脓血，女子崩中，漏下，赤白沃，排痈疽疮痔。久服安心，不饥，轻身，长年。

《证类本草·卷第三》：《日华子》云，五色石脂，并温，无毒。畏黄芩、大黄。治泻痢，血崩带下，吐血、衄血，并涩精、淋沥，安心，镇五脏，除烦，疗惊悸，排脓，治疮疖痔瘘。养脾气，壮筋骨，补虚损，久服悦色。纹理腻、缀唇者为上也。

《本草发挥·卷之一》：《日华》云，治吐血、衄，并涩精淋沥，安心镇惊悸。

《本草正·金石部》：味甘涩，性温平。脂有五色，而今之入药者，唯赤白二种。乃手、足阳明、足厥阴、少阴药也。其味甘而温，故能益气调中；其性涩而重，故能收湿固下。调中则可疗虚烦惊悸，止吐血衄血，壮筋骨，厚肠胃，除水湿黄疸、痈肿疮毒，排脓长肉，止血生肌之类是也；固下则可治梦泄遗精、肠风泻痢、血崩带浊，固大肠，收脱肛、痔漏、阴疮之类是也。又治产难胞衣不出。

9. 金牙石

《证类本草·卷第五》：《日华子》云，金牙石，味甘，平。治一切冷风气……暖腰膝，补水脏，惊悸，小儿惊痫。

10. 铁精

《证类本草·卷第四》：铁精，平，微温。主明目，化铜。疗惊悸，定心气，小儿风痫，阴㿉脱肛。

11. 紫石英

《本草经集注·上品》：味甘、辛，温，无毒。主治心腹咳逆邪气，补不足；女子风寒在子宫，绝孕十年无子，治上气心腹痛，寒热邪气结气，补心气不足；定惊悸，安魂魄，填下焦，止消渴，除胃中久寒，散痈肿，令人悦泽。久服温中，轻身延年。

《证类本草·卷第三》：味甘、辛，温，无毒。主心腹咳逆邪气，补不足，女子风寒在子宫，绝孕十年无子，疗上气心腹痛，寒热邪气结气，补心气不足，定惊悸，安魂魄，填下焦，止消渴，除胃中久寒，散痈肿，令人悦泽。久服温中，轻身延年。生太山山谷。采无时。长石为之使，得茯苓、人参、芍药共疗心中结气；得天雄、菖蒲，共疗霍乱。畏扁青、附子，不欲鮀甲、黄连、麦句姜。

《增广和剂局方药性总论·玉石部上品》：味甘、辛，温，无毒。主心腹咳逆邪气，补不足，女子风寒在子宫，绝孕十年无子。疗上气，心腹痛，寒热邪气，结气，补心气不足，定惊悸，安魂魄，填下焦，止消渴，除胃中久寒，散痈肿。《药性论》云，君。主养肺气，治惊痫，蚀脓，虚而惊悸不安。

《古今医统大全·本草石部》：味甘、辛，气温，无毒。入手少阴经、足厥阴经。长石为之使。畏扁青、附子。不欲黄连、麦句姜。明彻如水精，紫石达头如樗蒲者。主心腹咳逆邪气；补不足，女子风寒在子宫，十年无子；疗上气，寒热邪气，结气；补心气虚，定惊悸，安魂魄，填下焦。久服温中，轻身延年。

12. 磁石

《本草征要·金石部》：磁石，味辛，性温，无毒，入肾经。恶牡丹皮、莽草。畏石脂。火煅，醋淬，水飞。治肾虚之恐怯，镇心脏之怔忡。

四、其他（菌类及植物加工品）

1. 饴糖

《本草汇言·谷部造酿类》：味甘，气温，无毒。入足阳明、太阴经气分之药。

心
悸

……饴糖之甘，以缓中也。如眩晕，如消渴，如消中，如怔忡烦乱，如忍饥五内颠倒四体欲倾，如产妇失血过多，卒时烦晕，如劳人呕血盈盆，上逆不止，如老人泄泻频仍，中气陷下，如暴受惊怖，失神丧志，如读书作文，劳心瘁思，神气无主。

2. 茯苓（茯神）

《神农本草经·上品》：味甘，平。主胸胁逆气（《御览》作疝气），忧恚，惊邪，恐悸，心下结痛，寒热，烦满，咳逆，口焦舌干，利小便。久服安魂，养神，不饥，延年。一名茯菟（《御览》作茯神）。案：原本云，其有抱根者，名茯神。作黑字。生山谷。

《本草经集注·草木上品》：茯神，味甘，平。主辟不祥，治风眩、风虚，五劳、七伤，口干，止惊悸，多恚怒，善忘，开心益智，安魂魄，养精神。

《新修本草·卷第十二》：味甘，平，无毒。主胸胁逆气忧恚、惊邪、恐悸、心下结痛、寒热、烦满、咳逆，止口焦舌干，利小便。止消渴，好唾，膈中淡水，水肿淋结，开胸腑，调脏气，伐肾邪，长阴，益气力，保神守中。久服安魂魄、养神、不饥、延年。

《苍生司命·首卷》：（茯神）补心，善镇惊悸，恍惚健忘，兼除怒恚。

《药性赋·卷一》：茯神宁神益智，除惊悸之疴。

《药性赋·卷三》：茯苓，有赤、白二种。赤者，通利小便，白者可补虚定悸。

茯苓，味甘，平，无毒。多年松根之气熏灼而生。有赤、白二种，并除寒热，止渴消痰。而赤者专主利小便，分水谷，白者专补虚定悸。

《心印绀珠经·辨药性第八》：白茯苓，味甘、淡，性温，无毒。降也，阳中之阴也。其用有六，利窍而除湿，益气而和中，小便多而能止，大便结而能通，心惊悸而能保，津液少而能生。白者入壬癸，赤者入丙丁。

《本草发挥·卷之三》：（茯神）东垣云：味甘，平，纯阳，疗风眩，心虚辟不止，惊悸，开心益智，安魂魄，养精神，心虚非此不能除之。

《本草约言·卷之二》：味甘、淡，气平，无毒，阳中之阴，可升可降。疗眩晕，定上气之乱；安神志，益心气之虚。

《赋》云：治风眩心虚，安痫定志，止心下急痛，惊悸虚劳。

《本草汇言·木部·寓木类》：味甘、淡，气平，无毒。气味俱薄，浮而升，阳也。入手少阴、太阴、太阳、阳明、足少阴、太阴、太阳、阳明八经。……故（《农皇》）治胸胁逆气，忧恚惊邪，此肝气不和也，恐悸，心下结痛，此心气不和也，寒热烦满，此脾气不和也，咳逆口焦，此肺气不和也，舌干，小便不利，此肾气不和也。五气不和，为病甚众。用此甘淡平和之剂，五气咸和，诸病自已矣。

第二节
方剂

一、单方

《卫生易简方·卷一》：治伤寒二三日咽痛，用甘草二两，炙。

水三升，煮取一升半，服五合，日三服。又治伤寒脉结心悸。

《卫生易简方·卷六》：治阴痿，用覆盆子取汁作煎点汤服。并益颜色，安五脏，养精气，强阴，女子食之有子；及疗中风身热，肺脏虚寒，惊悸、益力、长发明目，缩小便。

《赤水玄珠·卷十》：紫石英散。抱朴子云，紫石英久服成仙。《本草》云，壮神气。此方治虚怯惊悸，饮食不进，成痨者，服之有奇功。

紫石英五两

打成粗米粒。以水一斗，煎取三升，澄清，去滓，将汁作羹粥食之，服尽再煎，五料见功。久服能驻颜住世。

《经验良方全集·卷一》：治心虚惊悸羸瘦者。

荆沥二升，水煎至一升六合，分作四服，日三次，夜一次。

二、复方

（一）和解剂

1. 四逆散

《伤寒论·辨少阴病脉证并治》

少阴病，四逆，其人或咳，或悸，或小便不利，或腹中痛，或泄利下重者，四逆散主之。

甘草炙　枳实破，水渍，炙干　柴胡　芍药

上四味，各十分，捣筛，白饮和服方寸匕，日三服。咳者，加五味子、干姜各五分，并主下利；悸者，加桂枝五分；小便不利者，加茯苓五分；腹中痛者，加附子一枚，炮令坼；泄利下重者，先以水五升，煮薤白三升，煮取三升，去滓，以散三方寸匕，内汤中，煮取一升半，分温再服。

2. 仲景四逆散

《幼幼新书·卷十五》

《活人书》仲景四逆散。

甘草炙、枳实去白瓤，炒黄、柴胡、芍药以上各一两

咳者加五味子、干姜各半两。下利悸者，加桂半两。小便不利者，加茯苓半两。腹中痛者，加附子半枚，炮裂。泄利下重，先浓煎薤白汤，内药末三钱匕，再煮一二沸，温服。上捣筛为细散。米饮下二钱，日三服。

3. 四逆散

《增订通俗伤寒论·第一编》

太阴兼证：兼心经证，神烦而悸，汗出津津，似寐非寐，或不得卧；兼肝经证，心中痛热，饥不欲食，食即呕酸吐苦，胸胁满疼，甚则霍乱吐泻。

4. 小柴胡汤

《金匮玉函经·卷二》

中风，五六日，伤寒，往来寒热，胸胁苦满，嘿嘿不欲饮食，心烦喜呕，或胸中烦而不呕，或渴，或腹中痛，或胁下痞坚，或心中悸，小便不利，或不渴，外有微热，或咳，小柴胡汤主之。

柴胡半斤　黄芩三两　人参三两　半夏洗，半升　甘草炙、生姜切，各三两　大枣擘，十二枚

上七味，以水一斗二升，煮取六升，去滓，再煎取三升，温服一升，日三服。若胸中烦而不呕者，去半夏、人参，加栝蒌实一枚……若心下悸，小便不利者，去黄芩，加茯苓四两；若不渴，外有微热者，去人参，加桂枝三两，温覆微汗愈；若咳者，去人参、大枣、生姜，加五味子半升、干姜二两。

5. 柴胡汤

《圣济总录·卷三十二》

治伤寒后虚劳，烦热惊悸，不得眠睡。

柴胡去苗，半两　酸枣仁微炒，二两　远志去心，一分　当归切，焙、防风去叉、甘草炙，锉、茯神去木、猪苓去黑皮、桂去粗皮、黄芪锉、人参、生干地黄、芎䓖、麦门冬去心，焙，各半两

上一十四味，粗捣筛，每服三钱匕，水一大盏，生姜三片，煎至七分去滓，空心温服，日再。

6. 柴胡双解饮

《伤寒直指·卷十四》

柴胡双解饮节庵

柴胡、黄芩、半夏、人参、甘草、白芍、茯苓、姜三片　枣二枚

渴，去半夏，加花粉、知母；呕，加姜汁、竹茹；胁痛，加青皮；寒热似疟，加桂枝；热多，倍柴胡；寒多，倍桂枝；小便不利，加茯苓；嗽，加金沸草一云去人参，加五味；痰盛，加瓜蒌仁、杏仁、枳壳；胸中满闷，加枳壳、桔梗、陈皮。未效，去茯苓、甘草，再加枳、桔、黄连、蒌仁，豁然其效如神；虚烦，加竹叶、炒粳米一云加竹茹。腹痛，倍芍药；心中悸，加猪苓。

7. 柴胡百合汤

《医学指要·卷五》

柴胡百合汤。治瘥后昏沉发热，口渴，错语失神，及食复、劳复、百合等症悉宜用。

柴胡、生地、黄芩各一钱　知母、百合、陈皮、人参各八分　甘草三分　姜　枣引

若头微痛，加羌活、川芎……心惊悸，为血虚，加当归、茯苓、远志。

（二）补益剂

1. 炙甘草汤

《伤寒论·辨太阳病脉证并治下》

伤寒脉结代，心动悸，炙甘草汤主之。

甘草炙，四两　生姜切，三两　人参二两　生地黄一斤　桂枝去皮，三两　阿胶二两　麦门冬去心，半升　麻仁半升　大枣擘，三十枚

上九味，以清酒七升，水八升，先煮八味，取三升，去滓，内胶烊消尽，温服一升，日三服。一名复脉汤。

2. 人参丸

（1）《备急千金要方·卷三》

人参丸。治产后大虚，心悸，志意不安，不自觉恍惚恐畏，夜不得眠，虚烦少气方。

人参、甘草、茯苓各三两　麦门冬、菖蒲、泽泻、薯蓣、干姜各二两　桂心一两　大枣五十枚

上十味为末，以蜜枣膏和丸如梧子，未食酒服二十丸，日三夜一，不知稍增。若有远志，纳二两佳。若风气加当归、独活各三两。亦治男子虚损心悸。

（2）《千金翼方·卷七》

人参丸。主产后大虚，心悸，志意不安，恍惚不自觉，心中畏恐，夜不得眠，虚烦少气方。

人参、茯苓、麦门冬去心、甘草炙，各三两　桂心一两　大枣五十枚，作膏　菖蒲、泽泻、薯蓣、干姜各二两

上一十味，捣筛为末，炼蜜枣膏和丸如梧子大。空腹酒下二十丸，日三夜一服，不知稍增至三十丸。若有远志得二两纳之为善。气绝纳当归、独活各三两更善。此方亦治男子虚心悸不定，至良。

3. 大远志丸

《备急千金要方·卷三》

大远志丸。治产后心虚不足，心下虚悸志意不安，恍恍惚惚，腹中拘急痛，夜卧不安，胸

中吸吸少气，内补伤损，益气，安定心神，亦治虚损方。

远志、甘草、桂心、茯苓、麦门冬、人参、当归、白术、泽泻、独活、菖蒲各三两　薯蓣、阿胶各二两　干姜四两　干地黄五两

上十五味为末，蜜和丸如大豆，未食温酒服二十丸，日三，不知稍增，至五十丸。若大虚，身体冷，少津液，加钟乳三两为善。

4. 内补黄芪汤

《备急千金要方·卷三》

内补黄芪汤。治妇人七伤，身体疼痛，小腹急满，面目黄黑，不能饮食并诸虚乏不足，少气，心悸不安方。

黄芪、当归、芍药、干地黄、半夏各三两　茯苓、人参、桂心、远志、麦门冬、甘草、五味子、白术、泽泻各二两　干姜四两　大枣三十枚

上十六味，㕮咀，以水一斗半，煮取三升，去滓，一服五合，日三夜一服。

5. 甘草丸

《备急千金要方·卷三》

甘草丸。治产后心虚不足，虚悸，心神不安，吸吸乏气，或若恍恍惚惚，不自知觉者方。

甘草、远志、菖蒲各三两　人参、麦门冬、干姜、茯苓各二两　泽泻、桂心各一两　大枣五十枚

上十味为末，蜜和丸如大豆，酒服二十丸，日四五服，夜再服，不知稍加。若无泽泻，以白术代之。若胸中冷，增干姜。

6. 安心汤

《备急千金要方·卷三》

安心汤。治产后心忡悸不定，恍恍惚惚，不自知觉，言语错误，虚烦短气，志意不定，此是心虚所致方。

远志、甘草各二两　人参、茯神、当归、芍药各三两　麦门冬一升　大枣三十枚

上八味，㕮咀，以水一斗，煮取三升，去滓，分三服，日三。若苦虚烦短气者，加淡竹叶二升，水一斗二升，煮竹叶取一斗，纳药。若胸中少气者，益甘草为三两善。

7. 远志汤

《备急千金要方·卷三》

远志汤。治产后忽苦心中忡悸不定，志意不安，言语错误，惚惚愦愦，情不自觉方。

远志、麦门冬、人参、甘草、当归、桂心各二两　芍药一两　茯苓五两　生姜六两　大枣二十枚

上十味，㕮咀，以水一斗，煮取三升，去滓，分三服，日三。赢者分四服。产后得此，正是心虚所致。无当归用芎䓖，若其人心胸逆气，加半夏三两。

8. 茯苓汤

（1）《备急千金要方·卷三》

茯苓汤。治产后暴苦心悸不安，言语错谬，恍恍惚惚，心中愦愦，此皆心虚所致方。

茯苓五两　甘草、芍药、桂心、当归各二两　生姜六两　麦门冬一升　大枣三十枚

上八味，㕮咀，以水一斗，煮取三升，去滓，分三服，日三。

（2）《圣济总录·卷一百六十四》

治产后虚汗不止，心悸恍惚，怵惕多惊，茯苓汤方。

白茯苓去黑皮，一两半　甘草炙黄，一两　芍药锉，炒，一两　桂去粗皮，一两　当归切，炒，一两
麦门冬去心，焙，一两　黄芪一两半，锉

上七味，粗捣筛，每服五钱匕，水一盏半，入生姜半分切，枣二枚擘，煎至八分。去滓温服，不拘时。

9. 茯神汤

（1）《备急千金要方·卷三》

茯神汤。治产后忽苦，心中忡悸，或志意不定，恍恍惚惚，言语错谬，心虚所致方。

茯神四两　人参、茯苓各三两　芍药、甘草、当归、桂心各一两　生姜八两　大枣三十枚

上九味，㕮咀，以水一斗，煮取三升，去滓，分三服，日三良。

（2）《活幼心书·卷下》

茯神汤。治心气不足，虚而惊悸，日常烦哭，及婴孩生下，赢瘦多惊，宜子母同服，自然有效。

茯神去皮木根，一两　人参去芦，半两　甘草炙，二钱　当归去芦尾，酒洗，半两

上件㕮咀，每服二钱，水一盏，煎七分，无时温服。有微热烦躁，入麦门冬去心同煎。

10. 大补心汤

《备急千金要方·卷十三》

大补心汤。治虚损不足，心气弱悸或时妄语，四肢损变气力，颜色不荣方。

黄芩、附子各一两　甘草、茯苓、麦门冬、干地黄、桂心、阿胶各三两　半夏、远志、石膏
各四两　生姜六两　饴糖一斤　大枣二十枚

上十四味，取十三味㕮咀，以水一斗五升煮取五升，汤成下糖，分四服。

11. 远志汤

《备急千金要方·卷十四》

远志汤。治心气虚惊悸善忘不进食补心方。

远志、干姜、白术、桂心、黄芪、紫石英各三两　人参、茯苓、甘草、芎䓖、茯神、当归、
羌活、防风各二两　麦门冬、半夏各四两　五味子二合　大枣十二枚

上十八味，㕮咀，以水一斗三升煮取三升半，分五服，日三夜二。

心悸

12. 乐令建中汤

《备急千金要方·卷十九》

乐令建中汤。治虚劳少气，心胸淡冷，时惊惕，心中悸动，手足逆冷，体常自汗，五脏六腑虚损，肠鸣风湿，营卫不调百病，补诸不足，又治风里急方。

黄芪、人参、橘皮、当归、桂心、细辛、前胡、芍药、甘草、茯苓、麦冬各一两　半夏二两半　生姜五两　大枣二十枚

上十四味，哎咀，以水二斗，煮取四升，每服五合，日三夜一。

13. 肾沥汤

《备急千金要方·卷十九》

肾沥汤。治虚劳损羸乏，咳逆短气，四肢烦疼，腰背相引痛，耳鸣，面黧黯，骨间热，小便赤黄，心悸目眩，诸虚乏方。

羊肾一具　桂心一两　人参、泽泻、五味子、甘草、防风、川芎、地骨皮、黄芪、当归各二两　茯苓、元参、芍药、生姜各四两　磁石五两

上十六味，哎咀，以水一斗五升，先煮肾，取一斗，去肾入药，煎取三升，分三服。可常服之。

14. 大补内黄芪汤

《千金翼方·卷五》

大补内黄芪汤。主妇人七伤，骨髓疼，小腹急满，面目黄黑，不能食饮，并诸虚不足，少气心悸不安方。

黄芪、半夏各三两，洗　大枣三十枚　干地黄、桂心、人参、茯苓、远志去心、芍药、泽泻、五味子、麦门冬去心、白术、甘草炙，各二两　干姜四两

上一十六味，哎咀，以水一斗半，煮取二升，一服五合，日三夜一。

15. 大远志丸

《千金翼方·卷七》

大远志丸。主妇人产后心虚不足，心下虚悸，志意不安，时复愦愦，腹中拘急痛，夜卧不安，胸中吸吸少气。药内补伤损，益气，安志定心，主诸虚损方。

远志去心、茯苓、桂心、麦门冬去心、泽泻、干姜、人参、当归、独活、阿胶炙、菖蒲、甘草炙、白术各三两　干地黄五两　薯蓣二两

上一十五味，捣筛为末，炼蜜和丸如梧子。空腹温酒服二十丸，日三服，不知稍加至三十丸。大虚，身体冷，少津液，加钟乳三两为善，钟乳益精气，安心镇志，令人颜色美，至良。

16. 甘草丸

《千金翼方·卷七》

甘草丸。主妇人产后心虚不足，虚悸少气，心神不安，或若恍恍惚惚不自觉方。

甘草三两，炙　人参、泽泻、桂心各一两　大枣五枚、远志去心、茯苓、麦门冬去心、菖蒲、干

姜各二两

上一十味，捣筛为末，炼蜜和丸如大豆许，酒服二十丸，日四五服，夜二服，不知稍增，若无泽泻，用术代之，若胸中冷，增干姜。

17. 补心汤

《千金翼方·卷十六》

补心汤。主奄奄忽忽，朝瘥暮剧，惊悸，心中憧憧，胸满不下食饮，阴阳气衰，脾胃不磨，不欲闻人声，定志下气方。

人参、茯苓、龙齿炙、当归、远志去心、甘草炙，各三两　桂心、半夏洗，各五两　生姜六两，切　大枣二十枚，擘　黄芪四两　枳实炙、枳梗、茯神各二两半

上一十四味，㕮咀，以水一斗二升，先煮粳米五合。令熟，去滓纳药，煮取四升，每服八合，日三，夜二服。

18. 麻黄汤

《外台秘要·卷三十七》

人参动紫石英，令人心急而痛，或惊悸不得卧，或恍惚忘误，失性发狂，或昏昏欲眠，或愦愦喜嗔，或瘥或剧，乍寒乍热，或耳聋目暗，又防风虽不动紫石，而紫石犹动防风，为药中亦有人参。缘防风动人参，转相发动，令人心痛烦热，头项强，才觉发，宜服麻黄汤方。（千金服后人参汤）

麻黄二两，去节　人参一两　甘草二两，炙　葱白切，一升　豉一升　大麦奴一把

上六味切，以酒五升汤三升，煮取三升，分三服良。

19. 远志丸

《太平圣惠方·卷四》

治心气不足，惊悸多忘，宜服远志丸方。

远志一两，去心　麦门冬一两，去心，焙　赤石脂一两　熟干地黄一两　人参一两，去芦头　茯神一两　甘草半两，炙微赤，锉　白术一（三）分　薯蓣一两

上件药，捣罗为末，炼蜜和捣一二百杵，丸如梧桐子大。每于食后，以清粥饮下三十丸。

20. 熟干地黄散

《太平圣惠方·卷四》

治心气不足，恍恍惚惚，朝差暮甚，惊悸，心中憧憧，胸满，不下食饮，阴阳气虚，脾胃不磨，不欲闻人声，宜服熟干地黄散方。

熟干地黄一两　当归一两，锉，微炒　龙骨一两　人参一两，去芦头　甘草一两，炙微赤，锉　桔梗一两，去芦头　黄芪二两，锉　桂心一两　半夏三分，汤洗七遍，去滑　茯神一两　远志半两，去心　枳壳一两，麸炒微黄，去瓤　白术半两

上件药，捣粗罗为散。每服三钱，以水一中盏，入生姜半分，枣三枚，白粳米五十粒，煎至六分，去滓，不计时候温服，忌炙爆热面。

心悸

21. 人参茯神汤

《圣济总录·卷三十一》

治伤寒后心虚惊悸，恍惚不宁，人参茯神汤方。

人参、茯神去木，各一两　陈橘皮汤浸，去白，焙，三分　杏仁汤浸，去皮尖，双仁，炒，一分

上四味，粗捣筛，每服三钱匕，水一盏，入生姜半分拍碎，同煎至半盏，去滓，温服。

22. 麦门冬汤

《圣济总录·卷三十一》

治伤寒后心虚忪悸，麦门冬汤方。

麦门冬去心，焙、茯神去木、菊花、人参各一两　甘草炙，半两

上五味，粗捣筛，每服三钱匕，水一盏，煎至半盏，去滓温服。

23. 茯神丸

《圣济总录·卷三十一》

伤后治寒，或用心力劳倦，四肢羸弱，心忪惊悸，吸吸短气，补虚。茯神丸方。

茯神去木、麦门冬去心，焙　熟干地黄焙，各一两　牡丹皮、人参、黄芪锉，各三分　桂去粗皮、甘草炙、牛膝去苗、泽泻各半两

上一十味，捣罗为末，炼蜜和捣三五百杵，丸如梧桐子大，食前温酒下二十丸。

24. 补心麦门冬丸

《圣济总录·卷八十六》

治心劳多惊悸，心气不足，补心麦门冬丸方。

麦门冬去心，焙，一两半　石菖蒲一两　远志去心，一两半　人参一两　白茯苓去黑皮，一两　熟干地黄一两半　桂去粗皮，半两　天门冬心去，焙，一两半　黄连去须，一两半　升麻一两半

上一十味，捣罗为末，炼蜜为丸，如梧桐子大，每日食后，夜卧服，用熟水下二十丸，兼开心气，使人多记不忘。

25. 肉苁蓉丸

《圣济总录·卷八十六》

治肾劳心忪乏力，夜多梦泄，肌瘦发热，口内生疮，脐腹冷痛，肉苁蓉丸方。

肉苁蓉酒浸，切，焙，一两、巴戟天去心、石斛去根，各半两　牛膝酒浸，切焙、附子炮裂，去皮脐、羌活去芦头，各一两　桔梗炒、远志去心、草薢、独活去芦头、枳壳去瓤麸炒、黄芪锉，各半两　熟干地黄焙、当归切，焙，各一两　海桐皮锉，一分

上一十五味，捣罗为末，炼蜜和丸，如梧桐子大，每服二十丸，米饮或温酒下，食前服。

26. 黄芪汤

（1）《圣济总录·卷八十七》

治热劳、肢节酸疼，吸吸少气，腰背强痛，心中虚悸，咽干唇赤，面色枯燥，饮食无味，悲忧惨戚，多睡少起，黄芪汤方。

黄芪锉，焙　地骨皮各一两　鳖甲一枚，去裙襕，涂醋炙黄　甘草半两，炙，锉　麦门冬去心，焙，一两半　桂去粗皮，半两

上六味，粗捣筛，每服五钱匕，水一盏半，生姜半分拍破，粳米五十粒，煎至八分，去滓食前温服。

（2）《圣济总录·卷九十一》

治大虚不足，小腹里急，气上冲胸，口舌干燥，短气烦悸，言语谬误，不能饮食，吸吸少气，黄芪汤方。

黄芪锉，三两　半夏汤洗去滑，姜汁制，五两　甘草炙，锉、人参、芍药各二两　桂去粗皮，一两

上六味，粗捣筛，每服三钱匕，水一盏，生姜半分切，枣二枚劈破，煎至七分，去滓温服，空心日午夜卧各一，手足寒加附子，炮去皮脐一两。

（3）《普济方·卷二百二十九》

黄芪汤一名地骨皮散，治热劳，肢节酸疼，吸吸少气，腰背强痛，心中虚悸，咽干唇赤，面色枯燥，饮食无味，悲忧惨戚，多睡少起。

黄芪锉焙、地骨皮各一两　鳖甲一枚，去裙襕，涂醋炙黄　甘草炙，锉半两　麦门冬去心，焙，一两半　桂去粗皮，半两

上粗捣筛，每服五钱，水一盏半，生姜半分拍破，粳米五十粒，煎至八分，去滓，食前温服。

27. 补心麦门冬丸

《圣济总录·卷九十》

治虚劳惊悸，心气不足，补心麦门冬丸方。

麦门冬去心，焙，一两半　菖蒲石上者、远志去心、人参、白茯苓去黑皮，各一两　熟干地黄焙，一两半　桂去粗皮，半两　天门冬去心，焙、黄连去须、升麻各一两

上一十味，捣罗为末，炼蜜为丸，如梧桐子大。每服早食后及夜卧时，用熟水下二十丸。

28. 柴胡汤

《圣济总录·卷九十》

治虚劳羸瘦，心虚惊悸，气乏力劣等，柴胡汤方。

柴胡去苗，三分　黄芪锉，一两　厚朴去粗皮，涂生姜汁，炙　半夏汤洗去滑焙干，各三分　人参、白茯苓去黑皮、防风去叉、细辛去苗叶，各半两　当归切，焙　麦门冬去心，焙，各二两　陈橘皮汤浸，去白，焙、甘草炙，焙、杏仁汤浸去皮尖，双仁，别研、槟榔各半两

上一十四味，粗捣筛。每服五钱匕，水一盏半，入生姜一分切碎，煎至一盏，去滓，空腹顿服，夜卧再服。

29. 枸杞汤

《圣济总录·卷九十一》

治虚劳骨肉酸疼，吸吸少气，少腹拘急，腰背强痛，心中虚悸，咽干唇燥，面无颜色，饮

食无味，阴阳废弱，悲忧惨戚，多卧少起，枸杞汤方。

枸杞根锉、黄芪锉，各三分　甘草炙，锉、麦门冬去心，焙、桂去粗皮，各半两

上五味，粗捣筛，每服五钱匕，水一盏半，生姜一枣大，切，粳米一匙，煎至一盏，去滓温服，空心夜卧各一。

30. 麦门冬汤

《圣济总录·卷一百六十三》

治产后心虚惊悸，恍惚不安。麦门冬汤方。

麦门冬去心，焙，半两　熟干地黄焙，一两　白茯苓去黑皮、甘草炙，锉，各一两　芍药锉，一两

上五味，粗捣筛，每服三钱匕，水一盏，入生姜五片，枣一枚擘破，煎至七分，去滓温服，不拘时候。

31. 退疳丸

《圣济总录·卷一百七十二》

治小儿惊疳，心忪惊悸。面黄肌瘦，口舌生疮，多困目涩，退疳丸方。

胡黄连、黄连去须、大黄各半钱、陈橘皮汤浸，去白焙、苦楝根各一分，五味同为末，用猪胆汁和药却入胆内线缝定，水二碗煮水尽取药出　青黛研、使君子去壳、丹砂研、芦荟研，各一分　麝香研，半钱

上一十味，将后五味别研为末，用前猪胆内药和匀为丸，如绿豆大，每服十丸，米饮下。不拘时候，量儿大小加减。

32. 脯鸡糁

《圣济总录·卷一百九十》

治产后心虚忪悸，遍身疼痛，脯鸡糁方。

黄雌鸡一只，去毛头足肠胃净洗，以小麦两合、以水五升煮鸡半熟即取出鸡去骨　蜀椒去目并闭口炒汗出取末，一钱　柴胡去苗，二钱　干姜末半钱　粳米三合

上五味，先取水再煮鸡及米令烂，入葱、薤、椒、姜、柴胡末等，次又入五味盐酱，煮取熟，任意食之。

33. 人参鳖甲丸

《太平惠民和剂局方·卷九》

人参鳖甲丸。治妇人一切虚损，肌肉瘦瘁，盗汗心忪，咳嗽上气，经脉不调，或作寒热，不思饮食。

杏仁汤浸，去皮、尖、炒、人参、当归洗，焙、赤芍药、甘草炙、柴胡去苗、桔梗去芦，各一两　地骨皮、宣黄连去须、胡黄连各一分　肉桂去粗皮、木香各半两　麝香别研，半分　鳖甲一枚，可重二两者，醋炙黄色为度

上为细末，用青蒿一斤，研烂，绞取汁，童子小便五升，酒五升，同熬至二升以来，次入真酥三两，白沙蜜三两，再熬成膏，待冷，下诸药末，搜和令匀，丸如梧桐子大。每服五十丸，

温酒送下，不拘时候。

34. 黄芪建中汤

《太平惠民和剂局方（附：指南总论）·卷下》

虚汗、盗汗，心忪气短者，可与牡蛎散、止汗散、黄芪建中汤、大山药丸、人参当归散加小麦煎服。自汗不止者，术附汤、正元散。心热盗汗，可与辰砂妙香散。

35. 还少丸

《杨氏家藏方·卷九》

还少丸。大补本气虚损，及脾胃怯弱，心忪恍惚，精神昏愦，气血凝滞，饮食无味，肌瘦体倦，目暗耳聋。

干山药一两半　牛膝酒浸一宿，焙干，一两半　白茯苓去皮、山茱萸、楮实、杜仲去粗皮，生姜汁和酒炙令香熟、五味子、巴戟去心、肉苁蓉酒浸一宿，切，焙干、远志去心、茴香九味各一两　石菖蒲、熟干地黄洗焙、枸杞子三味各半两

上件为细末，炼蜜入蒸熟、去皮核枣肉和匀，丸如梧桐子大。每服五十丸，空心、食前，温酒、盐汤下，日三服。若只一服，倍加丸数。五日有力，十日眼明，半月筋骨盛，二十日精神爽，一月夜思饮食。此药无毒，平补性温，百无所忌。久服牢齿，身轻目明、难老，百病俱除，永无疟痢，美进酒食，行步轻健。

36. 四味补心丸

《杨氏家藏方·卷十》

四味补心丸。益血补心，安神定志。治怔忪惊悸，恍惚健忘。

当归酒洗焙干，二两　朱砂一两，别研　肉苁蓉酒浸一宿，焙干，二两　杏仁一百五十枚，汤泡去皮尖，研成膏

上件为细末，以杏仁膏同和，如干，以浸药酒煮薄糊添和，杵千余下，丸如绿豆大。每服三十丸，用米饮或温酒下，不拘时候。

37. 养心丸

《杨氏家藏方·卷十》

养心丸。治忧思太过，健忘怔忪，睡多恐惕，梦涉峻危，自汗不止，五心烦热，目涩昏倦，梦寐失精，口苦舌干，日渐羸瘦，全不思食。

茯神去木、人参去芦头、绵黄芪蜜炙、酸枣仁去皮称，别研成膏，以上四味各一两　熟干地黄洗焙、远志去心、五味子、柏子仁别研成膏，以上四味各半两　朱砂三分，研细水飞

上件为细末，入二膏和匀研细，炼蜜为丸如梧桐子大。每服五十丸，食后、临卧，浓煎人参汤送下。

38. 养荣汤

（1）*《杨氏家藏方·卷十五》*

养荣汤。治妇人血海虚弱，气不升降，心忪恍惚，时多惊悸，或发虚热，经候不调，可进

心
悸

饮食。

白芍药、川芎、熟干地黄洗焙、当归酒浸一宿，焙干、青橘皮去白、姜黄、牡丹皮、海桐皮、五加皮、香白芷以上十味各半两　牛膝酒浸一宿，焙干、延胡索、没药别研、五灵脂去砂石、肉桂去粗皮，以上五味各一分

上件㕮咀。每服五钱，水一盏半，生姜五片，乌梅一枚，煎至一盏，去滓温服，不拘时候。

（2）《医学纲目·卷二十一》

养荣汤。治五疸。脚弱心忪，口淡耳鸣，微寒发热，气急，小便白浊，当作虚劳治之。

黄芪、当归、桂心、甘草炙、陈皮、白术、人参各一两　白芍药三两　熟地、五味子、茯苓各三钱　远志去心，半两

上每服四钱，姜枣煎，空心服。上法治虚寒黄疸。

39. 养心丹

《叶氏录验方·中卷》

养心丹。益心强志，安心肾，使水火通交，阴阳既济，除恍惚惊悸。

通明辰砂成块者二两，用生绢袋子盛定，用无灰酒两碗半悬台浸七日。然后用银石器内慢火煮，令九分干，用井水浸一宿，研成膏子、通明乳香酒人参汤研如粉，入在朱砂膏同研，各半两　茯神一两半　人参拣末一两半，都入朱砂乳香膏内研

上和令匀，入猪羊心血合成丸，如小鸡头大。每服三两粒至十粒，煎人参炒酸枣仁汤化服。食后，临卧服。

40. 无名方

《是斋百一选方·卷一》

昆山神济大师方，献张魏公丞相，韩子常知府阁中服之有效。

猪腰子一只，用水两碗煮至一盏半，将腰子细切，入人参半两，当归上去芦，下去细者，取中段半两，并切，同煎至八分，吃腰子，以汁送下。有吃不尽腰子，同上二味药滓焙干，为细末，山药糊丸如梧桐子大。每服三五十丸。此药多服为佳。平江医者丁御干为葛枢密云：此药本治心气怔忡而自汗者，不过一二服即愈，盖奇药也！

41. 震灵丹

《活人事证方后集·卷二》

震灵丹。治气虚心疾。盖心药多性寒，服之令人腹痛，饮食减少。此药治怔忡，恍惚健忘，睡卧不安。益心进食，补虚去冷。张承节传授此方，用之无不效验。

以局方震灵丹，不拘多少，重研细，用灯心、麝香少许煮北枣，去核、皮。

研细搜圆，如桐子大，每服三十圆。食空，枣汤或人参汤下。此丹不犯金石、飞走有性之药，不僭不燥，夺造化冲和之功。大治男子真元衰惫，五劳七伤等疾。

42. 茯苓散

《妇人大全良方·卷十九》

茯苓散。疗产后心虚，怔悸不定，乱语错误，精神恍惚不主，当由心虚所致。

人参、甘草、芍药、当归、生姜各八分　远志、茯苓各十分　桂心六分　麦门冬、大枣各十二分

上为散，以水八升，煮取三升，去滓，温分三服。

43. 茯神散

《校注妇人良方·卷三》

茯神散。治五脏气血虚弱，惊悸怔忡，宜用此安神定志。

茯神去木、人参、龙齿另研、独活、酸枣仁炒，各三钱　防风、远志去心、桂心、细辛、白薇炒，各三钱　甘草、干姜炮，各三两

上为末，每服四五钱，水煎服。或蜜为丸服。

44. 养心汤

（1）《校注妇人良方·卷三》

养心汤。治心血虚，惊悸怔忡不宁，或盗汗无寐，发热烦躁。

黄芪炒、白茯苓、茯神去木、半夏曲、当归酒拌、川芎各半两　辣桂去皮、柏子仁、酸枣仁炒、五味子杵炒、人参各三钱　甘草炙，四钱

上每服三五钱，姜枣水煎。

（2）《仁斋直指方论（附补遗）·卷十一》

养心汤。治心虚血少，惊惕不宁。

黄芪炙、白茯苓、茯神、半夏曲、当归、川芎各半两　远志取肉，姜汁腌，焙、辣桂柏子仁、酸枣仁浸，去皮，隔纸炒香、北五味子、人参各一分　甘草炙，四钱

上粗末。每服三钱，姜五片，枣二枚煎，食前服。加槟榔、赤茯苓，治停水怔悸。

（3）《丹溪心法·卷四》

养心汤。治心虚血少，惊悸不宁。治停水怔忡，加槟榔、赤茯苓。

（4）《苍生司命·卷七》

养心汤。治心虚血少，神气不宁，令人惊悸怔忡。

黄芪、茯苓、茯神、半夏曲、川归、川芎各五钱　柏子仁、枣仁炒、人参、远志姜汁炒、五味、辣桂各二钱五分　甘草炙，四钱

共为末，每服五钱。

（5）《古今医统大全·卷四十九》

养心汤。治心血虚少，七情郁逆，怔忡、健忘，惊悸，不识人事。

（6）《古今医鉴·卷八》

养心汤。治用心过度，心热遗精，恍惚多梦，或惊而不寐者。

人参　山药　茯神　麦门冬　当归身　白芍　石莲肉　远志　酸枣仁　鸡头实　莲花须
子芩酒洗

上铿一剂，加生姜三片，枣一枚，水煎服。气虚，加黄芪、白术；血虚，加熟地黄；遗久
气陷，加川芎、升麻，去子芩。

（7）《医方考·卷五》

养心汤。

黄芪、白茯苓、茯神、半夏曲、当归、川芎各半两　柏子仁、酸枣仁炒、人参、远志去心，姜
汁炒、五味子、辣桂各二钱半　甘草炙，四钱

每服五钱。心血虚少，神气不宁，令人惊悸怔忡者，此方主之。

（8）《仁术便览·卷三》

养心汤。治忧愁思虑，伤心，惊悸不宁。治停水，怔忡，加槟榔、赤茯苓。

黄芪、白茯、茯神、半夏曲、当归、川芎各五钱　甘草四钱　辣桂、远志去心，姜汁炒、柏子
仁、五味子、酸枣仁、人参各二钱半

上每服三钱，姜三片，枣一枚煎。

（9）《不居集·上集》

澄按：虚损多由失血太多，或自汗、盗汗、遗精之后，多有怔忡惊悸，健忘恍惚不寐之症，
皆因心气不足，心神不安，殊非气郁痰涎为患。速宜养其气血，救其根本，此脱运之机也，宜养
心汤、酸枣仁汤、加减茯苓补心汤。

45. 归脾汤

（1）《校注妇人良方·卷二十四》

归脾汤。治脾经失血少寐，发热盗汗；或思虑伤脾，不能摄血，以致妄行；或健忘怔忡，
惊悸不寐；或心脾伤痛，嗜卧少食；或忧思伤脾，血虚发热；或肢体作痛，大便不调；或经候不
准，晡热内热；或瘰疬流注，不能消散溃敛。

人参、白术炒、黄芪炒、白茯苓、龙眼肉、当归、远志、酸枣仁炒，各一钱　木香、甘草炙，
各五分

上姜枣水煎服。

（2）《立斋外科发挥·卷七》

归脾汤。治思虑伤脾，不能统摄，心血以此妄行，或吐血下血，或健忘怔忡，惊悸少寐，
或心脾作痛。

白术炒、茯神、黄芪蜜炙、龙眼肉、酸枣仁蒸，各一钱　人参、木香各五分　甘草炙，二分半

作一剂，水一钟，姜一片，枣一枚，煎六分，食远并临卧服。

（3）《女科撮要·卷下》

归脾汤。治脾经失血，少寐发热，盗汗，或思虑伤脾，不能摄血妄行；或健忘怔忡，惊悸
不寐；或心脾伤痛，怠惰嗜卧，饮食不思。

人参、白术、白茯苓、黄芪炒、当归、龙眼肉、远志、酸枣仁炒，各一钱　木香五分　甘草炙，五分

上姜枣水煎服。

（4）《外科枢要·卷四》

归脾汤。治忧思伤脾，血虚发热，食少体倦；或脾不能摄血，以致妄行吐下；或健忘怔忡，惊悸少寐；或心脾作痛，自汗盗汗；或肢体肿痛，大便不调；或妇人经候不准，晡热内热；或唇疮流注等症，不能消散溃敛。

白术、白茯苓、黄芪炒、当归、龙眼肉、远志、酸枣仁炒，各一钱　木香五分　甘草炙，三分　人参一钱

上姜枣水煎服。

（5）《医家心法·怔忡》

怔忡，心血少也。其源起于肾水不足，不能上升，以致心火不能下降。大剂归脾汤，去木香，加麦冬、五味、枸杞、白芍，吞都气丸。如怔忡而实，夹包络一种有余之火，兼痰者，则加生地、黄连、川贝之类

（6）《伤寒绪论·卷下》

表邪失汗伤阴，身大热，善忘时惊悸，干呕，错语呻吟，不得眠，犀角地黄汤。伤寒坏病久不愈，常不得眠，或心脾气血素亏，而惊悸不宁，不得眠，诸药不效者，大剂独参汤或归脾汤，用送下养正丹。

（7）《临症验舌法·下卷》

归脾汤去木香加丹皮山栀方。

枣仁一钱，炒研　茯神一钱，去木　远志一钱，去心　归身一钱　人参一钱半　炙芪三钱，无参倍之　白术二钱半，米泔净蒸　尤圆七枚，去壳　甘草一钱，炙　白芍二钱　丹皮钱半　山栀钱半，炒黑　煨姜一钱　大枣三枚

按：上方主治思虑伤心脾，郁怒伤肝，以致三经血少而燥。渐至心口有块如拳，或左肋下有块如手掌，或右肋下有块如镰刀，且时作痛，及健忘怔忡、惊悸不寐等症。《内经》所谓二阳之病发心脾。在男子则隐曲不利，在女子则月事不来，其传为风消，其传为息贲者不治，正此症也。凡舌见黄色而滑润，属胃气虚弱者，七味白术散加半夏主之。

（8）《医述·卷十》

朱丹溪怔忡，心血少也。其原起于肾水不足，不能上升，以致心火不能下降。治宜归脾汤，去木香加麦、味、枸杞，吞都气丸。

（9）《产孕集·下篇》

产后虚劳，名曰蓐劳。其候乍起乍卧，饮食不化，时作嗽咳，目昏头痛，口渴盗汗，寒热往来，喘乏自汗，少气惊悸，此由摄养不善，内伤七情，阳陷阴逆，升降倒置，脏腑交病，表里均亏，误用寒凉，即死不治，宜羊肉汤。

心悸

羊肉汤　羊肉一斤，去脂　当归、桂心、甘草各六钱　芎䓖一两　芍药、生姜各一两三钱　干地黄一两六钱

以水五升，先煮羊肉，取二升三合，内药，煮取一升，分三服。

（10）《医便·卷三》

归脾汤。治思虑过度，损伤心血，健忘怔忡，不寐。此药解郁结，养心健脾生血。

白术、白茯苓、黄芪、归各一钱　木香三分　圆眼肉三枚　人参八分　甘草炙，三分　酸枣仁炒研，一钱二分

上用姜一片，枣一枚，水煎，食远服。

46. 益荣汤

《婴童类萃·下卷》

益荣汤。惊恐后，心君失辅，脾胃衰弱，怔忡恍惚，悲喜不常，小便浑浊，夜睡不宁。此方补脾胃，养心血。经云：损其心，益其荣。男妇心血不足者并效。

当归、黄芪、远志、小草、茯神、人参、酸枣、柏子仁、白芍各八分　木香三分　紫石英二钱　甘草五分

生姜三片，枣一枚，水煎。

47. 心肾丸

《严氏济生方·诸虚门》

心肾丸。治心肾不足，精少血燥，心下烦热，怔忡不安，或口干生疮，目赤头晕，小便赤浊，五心烦热，多渴引饮，但是精虚血少，不受峻补者，悉宜服之。

菟丝子淘，酒蒸，擂，二两　麦门冬去心，二两

上为细末，炼蜜为丸，如梧桐子大，每服七十丸，空心食前，用盐汤送下，热水亦得。

48. 大建中汤

《严氏济生方·诸虚门》

大建中汤。治诸虚不足，小腹急痛，胁肋膜胀，骨肉酸痛，短气喘促，痰多咳嗽，潮热多汗，心下惊悸，腰背强痛，多卧少气。

黄芪去芦、附子炮，去皮脐、鹿茸酒蒸、地骨皮去木、续断、石斛去根、人参、川芎、当归去芦，酒浸、白芍药、小草各一两　甘草炙，半两

上㕮咀，每服四钱，水一盏半，生姜五片，煎至七分，去滓，温服，不拘时候。咳嗽者加款冬花；咳血者加阿胶；便精遗泄者加龙骨；怔忡者加茯神。

49. 心丹

《严氏济生方·五脏门》

心丹又名法丹。此丹颗粒辰砂加心药煮炼。主男子、妇人心气不足，神志不宁，忧愁思虑，谋用过度，或因惊恐伤神失志，耗伤心气，恍惚振悸，差错健忘，梦寐惊魇，喜怒无时，或发狂，眩晕，不省人事，及治元气虚弱，唇燥咽干，潮热盗汗，或肺热上壅，痰唾稠黏，咳嗽烦

渴，或大病后心虚烦躁，小儿心气虚弱，欲发惊痫，或直视发搐，应是一切心疾并宜服之。常服养心益血，安魂定魄，宁心志，止惊悸，顺三焦，和五脏，助脾胃，进饮食，聪明耳目，悦泽颜色，轻身耐老，不僭不燥，神验不可具述。

朱砂五十两　新罗人参、远志去心、甘草煮、熟地黄洗净，酒蒸焙、白术、石菖蒲、当归去芦，酒浸焙、麦门冬去心、黄芪去芦、茯苓去皮、茯神去木、柏子仁拣净、木鳖仁炒，去壳、石莲肉去心，炒、益智仁以上各五两

上加人参等十四味，各如法修制，锉碎拌匀，次将此药滚和，以夹生绢袋盛贮，用麻线紧系袋口于尖上，安大银锅一口，着长流水，令及七分，重安银罐，入白沙蜜二十斤，将药袋悬之中心，勿令着底，使蜜浸袋令没，以桑柴烧锅滚沸，勿令火歇，煮三日，蜜焦黑，换蜜再煮。候七日足，住火，取出，淘去众药，洗净砂，令干，入牛心内，蒸七次。蒸煮砂时，别安银锅一口，暖水，候大锅水耗，从锅弦添温水，候牛心蒸烂熟，取砂，再换牛心，如前法蒸。凡换七次，其砂已熟，即用沸水淘净，焙干，入乳钵，玉杵研，直候十分细，米粽为丸，如豌豆大，阴干。每服十粒至二十粒，食后，参汤、枣汤、麦门冬汤任下。

50. 天地煎

《严氏济生方·诸虚门》

天地煎。治心血燥少，口干咽燥，心烦喜冷，怔忡恍惚，小便黄赤，或生疮疡。

天门冬去心，二两　熟地黄九蒸曝，一两

上为细末，炼蜜为丸，如梧桐子大，每服百丸，用熟水人参汤任下，不拘时候。

51. 茸附汤

《严氏济生方·诸虚门》

茸附汤。治精血俱虚，荣卫耗损，潮热自汗，怔忡惊悸，肢体倦乏，但是一切虚弱之证，皆宜服之。

鹿茸去毛，酒蒸，一两　附子炮，去皮脐，一两

上㕮咀，分作四服，水二盏，生姜十片，煎至八分，去滓，食前，温服。

52. 益荣汤

《严氏济生方·惊悸怔忡健忘门》

益荣汤。治思虑过制，耗伤心血，心帝无辅，怔忡恍惚，善悲忧，少颜色，夜多不寐，小便或浊。

当归去芦，酒浸、黄芪去芦、小草酸枣仁炒，去壳、柏子仁炒、麦门冬去心、茯神去木、白芍药、紫石英细研，各一两　木香不见火、人参、甘草炙，各半两

上㕮咀，每服四钱，水一盏半，生姜五片，枣一枚，煎至七分，去滓，温服，不拘时候。

53. 黄芪饮子

《严氏济生方·诸虚门》

黄芪饮子。治诸虚劳损，四肢倦怠，骨节酸疼，潮热乏力，自汗怔忡，日渐黄瘦，胸膈痞

心
悸

塞，不思饮食，咳嗽痰多，甚则唾血。

黄芪蜜炙，一两半　当归去芦，酒浸、紫菀洗，去须、石斛去根、地骨皮去木、人参、桑白皮、附子炮，去皮脐、鹿茸酒蒸、款冬花各一两　半夏汤泡七次　甘草炙，各半两

上咬咀，每服四钱，水一盏半，生姜七片，枣一枚，煎至七分，去滓，温服，不拘时。此药温补荣卫，枯燥者不宜进；唾血不止者，加阿胶、蒲黄各半两。

54. 十四友丸

《仁斋直指方论（附补遗）·卷十一》

十四友丸。治心血俱虚，怔忡惊惕。

柏子仁研、远志肉姜汁腌，焙、酸枣仁汤浸，去皮，隔纸炒香、紫石英煅、熟干地黄、川当归、白茯苓、白茯神、人参、黄芪炙、阿胶炒、辣桂、龙齿研，各一两　朱砂半两，研

上细末，炼蜜丸桐子大。每三四十丸，食后枣汤下。

《太平惠民和剂局方·卷五》

十四友丸。补心肾虚，怔忪昏愦，神志不宁，睡卧不安。故《经》曰：脏有所伤，情有所倚，人不能知其病，则卧不安。

熟地黄、白茯苓、白茯神去木、人参、酸枣仁炒、柏子仁别研、紫石英别研、肉桂、阿胶蛤粉炒、当归、黄芪、远志汤浸，去心，酒洒、蒸，各一两　辰砂别研，一分　龙齿别研，二两

上为末，同别研四味，炼蜜为丸，如梧桐子大。每服三十丸，食后枣汤下。

55. 人参远志丸

《仁斋直指方论（附补遗）·卷十一》

人参远志丸《圣惠方》。治气不足，惊悸健忘，神思不宁。

天门冬去心、白茯苓、菖蒲各七钱半　人参去芦、远志去心、酸枣仁、黄芪蜜炙，各半两　桔梗、丹砂、官桂去皮，各二钱半

上为末，蜜丸如豆大。每服二十丸至三十丸，米汤下。

56. 大圣散

《郑氏家传女科万金方·胎前门·上卷》

第六问：妊娠心惊神悸，两胁膨胀，腹满连脐急痛，坐卧不安，气急逼迫胎惊者何？

答曰：胎气既成，五脏安养，皆因气闷，或为喧呼，心怯悸乱，致令胎惊，筋骨伤痛，四大不安，急服大圣散安胎保孕。大圣散。

白茯苓、川芎、麦冬、当归、黄芪各一两，蜜水炙　木香不见火　人参、甘草炙，各五分

上者咬咀。每服四钱，水盏半，加生姜五片，煎七分，去渣，不拘时温服。

57. 人参补虚汤

《御药院方·卷六》

人参补虚汤。治虚劳，少气不足，四肢困弱，嗜卧少力，心中悸动，夜多盗汗。常服补诸虚不足，健中进食。

黄芪、人参、陈皮去白、当归炙、桂去皮、细辛去叶土、前胡、白芍药去皮、甘草炙、白茯苓去皮、麦门冬去心、半夏炮、熟干地黄以上各二两

上一十二味为细末。每服三钱，水一大盏，入生姜五片，枣两个，煎至七分，稍热服，食前。

58. 乐令黄芪汤

《御药院方·卷六》

乐令黄芪汤。治虚劳少气，胸心痰冷，时时惊惕，心中悸动，手脚逆冷，体常自汗，补诸不足，五脏六腑虚损，肠鸣，风湿，营卫不调，百病。又治风里急。

黄芪、人参去芦、陈皮去白、当归、桂心、细辛去叶、前胡、芍药、甘草炙、茯苓去皮、麦门冬去心，各一钱　生姜二钱半　半夏汤浸七次，一钱一字　大枣一个

上㕮咀，都用水四盏煎至二盏半，去滓，分二服。

59. 禹余粮散

《御药院方·卷十一》

禹余粮散。治气血伤冲任，虚损崩伤带漏，久而不断，或下如豆汁，或成片如肝，或五色相杂，或赤白相兼，脐腹冷痛，面体萎黄，心忪悸动，发热多汗，四肢困倦，饮食减少。

禹余粮醋淬、伏龙肝、赤石脂、白龙骨、牡蛎、乌鱼骨、桂去皮、浮石各等分

上件同为细末。每服三钱，煎乌梅汤调下，食前服。白多，加牡蛎、龙骨、乌鱼骨。赤多，加赤石脂、禹余粮。黄多，加伏龙肝、桂心，随病加治。

60. 黄芪六一汤

《活幼心书·卷下》

黄芪六一汤。治诸虚不足，烦躁惊渴，身体软弱，不思饮食。

黄芪六两，蜜水涂炙　甘草一两，炙

上件㕮咀，每服二钱，水一盏，枣二枚，煎七分，无时温服。

61. 益卫丹

《瑞竹堂经验方·养补门》

益卫丹。治心脉结而散，肺脉浮而软，余脉如经，原其所自，思虑伤心，忧虑伤肺，盖心乃诸血之源，肺为诸气之候，心虚则血少，脉弱则气虚，遂致目涩、口苦、唇燥舌咸，甚则齿为之痛，鼻为之不利，怔忡白浊，腠理不密，易为感风寒，今以补气汤补气以养肺，益荣丹滋血以助心，荣卫日充，心肺戢治，诸疾自愈。

当归二两，去芦，酒浸焙　紫石英火煅，醋淬七次，研细，一两　柏子仁炒，另研、酸枣仁去壳、小草、木香不见火、茯神去木、桑寄生、卷柏叶酒炙、熟地黄洗净，酒蒸，焙干、龙齿各一两，另研　辰砂半两，另研

上为细末，炼蜜为丸，如梧桐子大，辰砂为衣，每服七十丸，食前，用麦门冬汤下。

62. 子午丸

《世医得效方·卷七》

子午丸。治心肾俱虚，梦寐惊悸，体常自汗，烦闷短气，悲忧不乐，消渴引饮，漩下赤白，停凝浊甚，四体无力，眼昏，形容瘦悴，耳鸣，头晕，恶风怯冷。

� 榧子去壳，二两、莲肉去心、枸杞子、白龙骨、川巴戟去心、破故纸炒、真琥珀另研、芡实、苦楮实去壳、白矾枯、赤茯苓去皮、白茯苓去皮、文蛤、莲花须盐蒸、白牡蛎煅，各一两。

上为末，酒蒸肉苁蓉一斤二两，烂研为丸，梧桐子大，朱砂一两半重，细研为衣。浓煎萆薢汤，空心吞下。忌劳力房事。专心服饵，渴止浊清，自有奇效。

63. 枣肉灵砂

《世医得效方·卷八》

枣肉灵砂。专治虚人夜不得睡，梦中惊魇，自汗松悸。

灵砂二分，研　人参半分　酸枣仁肉一分

上为末，枣肉丸，临卧时，枣汤吞下五七粒。

64. 增损乐令汤

《世医得效方·卷八》

增损乐令汤。治诸虚不足，小腹急痛，胁肋胀胀，脐下虚满，胸中烦悸，面色萎黄，唇干口燥，手足逆冷，体常自汗，腰背强急，骨肉酸疼，咳嗽喘乏，不饮食。或因劳伤过度，或病后不复。

黄芪去芦、人参去芦、橘皮去白、当归去尾、桂心、细辛、前胡去芦、甘草、茯苓、麦门冬去心、芍药各二两　附子炮，去皮脐、熟地黄酒炒，各一两　半夏汤洗，二两半　远志三分，去心，炒

上锉散。每服三钱，水一盏半，生姜五片，枣子二枚煎，食前服。腹满食少，去枣。下焦虚冷，不甚渴，小便数者，倍人参、当归、附子。烦渴引饮，加栝蒌根。遗泄白浊，加龙骨、白茨。小腹急，引心痛者，加干姜。

65. 炙甘草汤

《脉因证治·卷一》

炙甘草汤。治虚劳不足，汗出而闷，心悸，脉结代。心劳实热，口舌生疮，大便闭塞，心满痛，小腹热。心劳虚寒，惊悸恍惚多忘，梦寐惊魇，神志不定。精实，目视不明，齿焦发落，形衰，通身虚热。甚则胸中痛痛，烦闷泄精。精虚，尪羸，惊悸，梦泄遗沥，小便白浊。甚则茎弱核微，小腹里急。

66. 薯蓣丸

《医学纲目·卷十一》

(《千》)薯蓣丸。治虚劳不足，风气百疾，头目眩冒，惊悸狂癫。

薯蓣二十八分　当归十分　桂心七分　神曲炒、熟地各十分　甘草二十分　人参十分　芎藭五分　芍药、白术、麦门冬、杏仁各六分　柴胡、桔梗、茯苓各五分　鹿角胶七分　干姜三分　白茨三分

防风六分　大枣一百枚，为膏　黄芩六分　大豆黄卷七分

上二十二味，末之，和枣膏炼蜜丸，如弹子大，空腹酒服一丸，日三服。《甲》卒心中痛，瘛疭，互相引，肘内廉痛，心熬熬然，间使主之。热病先手臂，身热瘛疭，唇口聚，鼻张，目下汗出如转珠，两乳下二寸坚，胁满，悸，列缺主之。振寒瘛疭，手不伸，咳嗽唾浊，气膈善呕，尺泽主之。大风嘿嘿，不知所痛，嗜卧善惊，瘛疭，天井主之。头重鼻衄及瘛疭，至阴主之。身热狂走，谵语见鬼，瘛疭，身柱主之。

67. 朱附丹余居士选奇方

《普济方·卷十八》

朱附丹余居士选奇方。治心肾不足，气不升降，惊悸，用心过度。

附子一两，炮去皮脐　朱砂半两，研　茯神一两

上为末，白面糊为丸，如梧桐子大。每服二十丸，空心盐汤下，主火惊失心（出本草）。

68. 双补丸

《普济方·卷二百二十七》

双补丸（出医药方）。治一切虚损，五劳七伤，面色黧黑。唇口干燥，发渴，目暗耳鸣，心忪，气短食少，神倦夜梦惊恐，四肢酸疼，寒热盗汗，小肠拘急，小便滑数，妇人诸疾，并宜服之。常服既济水火，益气安神。

鹿角霜三两　熟地黄洗再蒸、沉香、菟丝子酒浸蒸研焙、覆盆子去枝蒂、白茯苓去皮、人参去芦头、宣木瓜、薏苡仁炒、黄芪炙、苁蓉洗酒浸、五味子去枝炒、石斛去根炒、当归去芦酒炒、泽泻切块再蒸，各一两　麝香一钱，别研　朱砂半两，别研末为末

上细末，炼蜜为丸，梧子大，每服五七十丸。空心盐汤下。是斋方用熟地黄半斤补血，菟丝子半斤补精，细末酒糊丸，人参汤下。平补精血，不燥不热。理下部，若肾水冷，气不顺，沉香汤下；心气虚茯苓汤下；心气烦躁不睡，酸枣仁汤下；肾气动茴香汤下；小便涩少，车前子汤下；小便多益智汤下。

69. 枸杞汤

《普济方·卷二百二十八》

枸杞汤。治虚劳骨肉酸疼，吸吸少气，少腹拘急，腰背强痛，心中惊悸，咽干唇燥，面无颜色，饮食减少，忧愁嗜卧。

大麻仁五两　枸杞叶五两　干姜炮，一两　桂去粗皮，五钱　甘草炙锉，三两

上粗捣筛，每服三钱。以水一盏，煎取半盏，去滓空腹温服。

70. 鹿茸丸

《普济方·卷二百二十八》

鹿茸丸出《杨氏家藏方》。治真元虚惫，五劳七伤，面色黧黯，唇口干舌燥，目暗耳鸣，心忪气短，精神昏倦，喜怒无常，饮食无味，四肢酸疼，举动乏力，小腹拘急，小便滑数，或时出血。

熟地黄洗焙，五两　山药三两　杜仲炒断丝，一两半　鹿茸烧去毛，酒浸炙　五味子　附子炮焙，五两　肉苁蓉酒浸一宿、牛膝酒浸一宿，各一两

上为末，面糊丸，如梧桐子大，每服三十丸，温酒盐汤下，和剂方用药同，但炼蜜为丸，每一剂一斤以麝香一钱为衣，名鹿茸麝香丸。三因方主诸虚百病，精气耗散，血少阳萎，服此调营卫，利腰脚，补精血。熟地黄三两，鹿茸酥炙两半，麝香一钱别研，沉香三分细末，入麝香研，和蜜丸如梧桐子大，空心，温酒盐汤下三十丸，亦名麝香鹿茸丸。补虚，益真气，暖下焦，助老扶弱，久服强健。用鹿茸二两酒炙，附子炮去皮脐，沉香各半两，麝香一钱一字，别研细末，将肉苁蓉一两半，酒煮火烂研细，别入酒熬成膏，和丸如梧桐子大，每服五十丸，温酒盐汤下，空心食前服，名沉香鹿茸丸。

71. 禹余粮丸

《普济方·卷三百三十一》

禹余粮丸一名吴茱萸丸，治妇人久赤白带下，胞络伤败，月水不调，渐成崩漏，气血虚竭，面黄体瘦，脐腹里急，腰膝疼痛，肢体烦痛，心忪头眩，手足发热。

禹余粮二两，烧醋淬七次　白石脂二两　当归一两，锉微炒　鳖甲一两，涂醋炙微黄去裙襕　狗脊二分，去毛　白芍药三分　白术一两　附子一两，涂醋微炙　桑寄生一两　柏叶一两，微炒　厚朴一两，去粗皮，涂生姜汁，炙令香熟　干姜一两，炮裂锉　吴茱萸半两，汤浸七次，焙干微炒

上件药，捣罗为末，炼蜜和捣二三百杵，丸如梧桐子大每于食前以热酒下三十丸。或米饮下。

72. 茯神散

《奇效良方·卷十》

茯神散。治伤寒后虚羸，心气乏力弱，惊悸多忘。

茯神、黄芪、菖蒲各一两　白芍药、人参各半两　远志去心，三分

上㕮咀，每服五钱，水一中盏，入枣三枚，煎至六分，去滓，不拘时温服。

73. 牡蛎散

《奇效良方·卷十》

牡蛎散。治伤寒后虚损，心多怔悸，夜梦泄精。

牡蛎烧为粉、桂心、白芍药、鹿茸酥炙、龙骨各一两　甘草炙，半两

上㕮咀，每服五钱，水一大盏，生姜半分，枣三枚，煎至五分，去渣，食前温服。

74. 远志丸

《奇效良方·卷二十二》

远志丸。治虚劳惊悸，神气不足，多忘不安。

远志去心、石菖蒲、熟地黄、人参去芦、黄芪锉、薯蓣、茯神、紫石英研细，水飞各一两　麦门冬去心，焙　龙齿细研，二两

上为细末，研匀，炼蜜和捣三五百杵，丸如梧桐子大，每服十五丸，不拘时人参汤送下。

75. 白羊肉汤

《奇效良方·卷二十二》

白羊肉汤。治虚劳羸瘦，脚膝无力，耳聋盗汗，心多忪悸。

白羊肉二斤，去脂膜，汲水四升煮取二升　桂心三分　杜仲去粗皮，炙黄，锉、白茯苓熟地黄、牛膝去苗、人参去芦、白术、远志去心、黄芪锉、龙骨以上各一两　磁石三两，捣碎，水淘去赤汁

上㕮咀，每服四钱，用羊肉汁一中盏，煎至六分，去滓，每于食前温服之。

76. 秘传酸枣仁汤

《奇效良方·卷四十六》

秘传酸枣仁汤。治心肾水火不交，精血虚耗，痰饮内蓄，怔忡恍惚，夜卧不安。

酸枣仁去皮，炒　远志去心，制　黄芪　白茯苓　莲肉去心　当归酒浸　人参　茯神以上各一两　陈皮　粉草炙，各半两

上㕮咀，每服四钱，水一盏半，生姜三片，枣一枚，以瓦器煎七分，日二服，临卧一服。

77. 益荣汤

《奇效良方·卷四十六》

益荣汤。治思虑过多，耗伤心血，心血既伤，神无所守。是以怔忡恍惚，善悲忧，少颜色，夜不多寐，小便或浊。

当归去芦，酒浸　黄芪去芦　小草　酸枣仁炒，去壳　柏子仁炒　茯神去木　木香不见火　麦门冬去心　白芍药　人参去芦　紫石英煅研　甘草炙，各一钱

上作一服，水二盅，生姜三片，红枣一枚，煎一盅，不拘时服。

78. 滋阴万病丸

《奇效良方·卷六十三》

滋阴万病丸。治虚劳血弱，肌肉枯燥，手足多烦，肢节酸痛，须发脱落，面少颜色，腹中拘急，痛引腰背，去血过多。崩伤内竭，胸中气短，昼夜不得眠，情思不乐，怔忡多汗。

熟地黄、当归各一两

上为末，炼蜜和丸，如梧桐子大，每服二十丸，不拘时米饮送下。

79. 无名方

《本草单方·卷一》

虚损积劳。凡男女因积虚，或大病后虚损，沉困酸疼，盗汗，少气，喘惙，或小腹拘急，心悸胃弱，多卧少起，渐至瘦削。若年深，五脏气竭，则难治也。

用乌雌鸡一头，治如食法。以生地黄一升切、饴糖一升，纳腹内，缚定，铜锡器贮于锅内，隔汤蒸五升米熟，取出，食肉饮汁。勿用盐。一月一作，神效。《姚僧垣方》

80. 黄芪人参汤

《外科经验方·溃疡》

黄芪人参汤。治诸疮溃后，食少倦怠，口舌干燥，或寒热往来，惊悸少睡，并治之。

黄芪盐水拌，炒，三钱　人参　白术炒　苍术米泔水浸，炒，一钱　陈皮一钱　当归酒拌　炙甘草一钱　麦门冬五分，去心，胃寒不用　神曲五分，炒　升麻一分　黄柏三分，酒炒，腹不实者去之　五味子捣碎，炒，五分

作一剂，用水二钟，姜三片，煎至一钟，食远服。如少睡，加酸枣仁炒一钱。肌肉迟生，加白蔹去皮，一钱。

81. 四君子汤

（1）《保婴撮要·卷六》

耳后微黄主睡中惊悸咬牙，用四君子加芎、归、升麻以调理脾气。

（2）《保婴撮要·卷六》

若惊悸困倦，痰盛不乳者，心脾血虚也，用四君子加芎、归、酸枣仁。

（3）《疬疡机要·上卷》

一怔忡无寐，或兼衄血便血，若内热晡热，作渴饮汤，肢体倦怠，此脾血虚而火动也，用四君子加芎归；若思虑伤脾动火而致，用归脾汤加山栀；若发热晡热，用八珍汤加酸枣仁、茯神、远志；若因心血虚损，用柏子仁散。大抵此症皆心脾血少所致，但调补胃气，则痰清而神自安，不必专于清热治痰。

（4）《明医指掌·卷四》

虚黄者，口淡怔忡，耳鸣脚软，怠惰无力，寒热溲白是也。虚黄耳鸣口淡，怔忡微热，四肢无力，怠惰嗜卧，脚软脉沉细，四君子汤。若兼食积发黄者，小温中丸、大温中丸、或用六君子汤加茵陈、苍术、山药。

82. 人参养荣汤

（1）《保婴撮要·卷十》

人参养荣汤。治病后时自汗，或发潮热，口干食少，心虚惊悸，咳而下痢。前方去川芎，加陈皮、五味子、远志。

（2）《目经大成·卷三》

人参养荣汤。

人参　白术　茯苓　甘草　黄芪剉片蜜拌炒　橘皮　肉桂　当归　芍药　地黄　远志缓火炆去梗　五味子

脉极肉晌，惊悸健忘，寝汗发热，食少气短，肌瘦目枯，毛发堕落，此方主之。《经》曰：脾气散精，上输于肺。此地气上升也。肺主治节，通调水道，下输膀胱，此天气下降也。肺脾虚，则上下不交，荣血无所藉以生。是故肺虚则气短，毛发堕落。脾虚则食少，肌瘦目枯。脾肺两虚，自无血以养心，则百脉急极，寝汗发热，惊悸健忘，筋肉不时振惕。上方黄芪、白术、苓、草、橘皮、远志养气之荣也，当归、芍药、地黄、五味、桂心养血之荣也。题曰人参，擢其渠魁耳。薛立斋曰：气血两虚，莫能名状，勿论其病，勿论其脉，但用此汤，是可以言医已矣。

（3）《杂病源流犀烛·卷十六》

又有虚黄，口淡，怔忡，寒热，溲白，耳鸣，脚软，怠惰无力，凡郁不得志人，多生此症宜人参养荣汤，又有风黄，身不黄，独目黄，其人肥，风不外泄故也宜青龙散。

83. 加味归脾汤

《保婴撮要·卷十三》

加味归脾汤。治小儿因乳母忧思郁怒，胸胁作痛；或肝脾经分患疮疡之症；或寒热惊悸无寐；或便血盗汗，疮口不敛等症。

人参、黄芪炒、茯神去木，各二两　甘草炒　白术炒，一两　木香五分　远志去心、酸枣仁、龙眼肉、当归、牡丹皮、山栀炒，各一钱

上水煎，乳母服，儿亦服之。

84. 秘旨安神丸

《保婴撮要·卷十四》

秘旨安神丸。治禀心脾气血虚弱，发热不安，疮不生肌，睡中则惊悸。

人参、半夏汤泡、酸枣仁、茯神各一钱　当归酒洗　橘红　赤芍药　五味子五粒，杵　甘草炙，三分

上为末，姜汁糊丸芡实大。每服一丸，姜汤下。

85. 济生归脾汤

《保婴撮要·卷十八》

济生归脾汤。治脾血虚损，健忘惊悸，或心气虚不能摄血归源，以致妄行，或吐血下血，或因乳母心脾二经有热，疮不结痂，或疮痕赤色。加柴胡、山栀即加味归脾汤。

人参、白茯苓、黄芪、白术、龙眼肉、当归、远志、酸枣仁炒，各二钱　木香一钱　甘草五分　当归身一钱

上姜枣水煎，母子同服。

86. 养劳汤

《古今医统大全·卷十八》

养劳汤。治五疸虚弱，脚软心悸，口淡耳鸣，微发寒热，气急，小便白浊，当作虚劳治之。

87. 补气汤

《古今医统大全·卷四十八》

《瑞竹》补气汤。治气虚脉浮而弱，怔忡，无力，自汗。

黄芪三两，蜜水炒　人参、甘草炙，各半两　麦门冬、桔梗各一两

上㕮咀，每服四钱，姜三片煎服。

88. 四物汤

《明医指掌·卷三》

四物汤。补血之要药。

当归二钱，分三，治血中主药也，通肝经，全能活血，各归其经也　熟地黄一钱，血中血药也，通肾经，能生真阴之虚也　川芎一钱半，血中气药也，通肝经，能行血滞于气也　白芍药一钱半，阴分药也，通脾经，能治血虚腹痛也

上锉，一剂，水煎服。怔忡恍惚，加远志、枣仁。

89. 补中益气汤

（1）《明医指掌·卷四》

补中益气汤。治形神劳役并饮食失节，劳倦虚损，身热而烦，脉洪大而虚，头痛，或恶寒而渴，自汗无力，气高而喘。

黄芪蜜炙，一钱五分　人参一钱　甘草炙，五分　归身酒洗，一钱　陈皮不去白，五分　白术五分　柴胡三分　升麻三分

上锉，一剂，生姜三片，大枣二枚，水煎温服。

按：《经》曰，五味入口，甘先入脾。是方参、芪、归、术、甘草皆甘物也，故可以入脾而补中气……如用心太过，神思不宁，或怔忡惊悸，加茯神、远志、酸枣仁、石菖蒲、柏子仁。

（2）《济世全书·震集》

补中益气汤。治中气不足，肢体倦怠，口干发热，或饮食无味，劳倦身热，脉洪大而虚；或头痛，恶寒，自汗，或气高而喘，身热而烦；脉微细软弱，自汗，体倦少食，或中气虚弱而不能摄血，或饮食劳倦而患疟痢，或疟痢因脾胃虚而不能愈；或元气虚弱，感冒风寒不胜发表，宜用此代之；或入房而后感冒，或感冒而后入房，亦用此汤急加附子；或泻痢腹痛，急用附子理中汤。

嫩黄芪蜜水炒，一钱半　栋参一钱　甘草炙，一钱　陈皮二钱　白术去芦微炒，一钱　当归身酒洗，二钱　柴胡五分　升麻五分，此两味能升提阳气下陷，柴胡能使胃中之清气左旋而上达，升麻能使胃中之清气从右而上迁

上锉作一剂，生姜三片，枣一枚，水煎热服。少加酒炒黄柏以救肾水，泻阴中之伏火也，红花三分，入心养血。若元阳虚寒，加大附子面裹煨，去皮脐，或三分，重则五分。肉桂五分；若阴虚火动，加黄柏、知母俱酒炒。各五分；若口干作渴，加麦门冬、天花粉；若自汗盗汗，加麻黄根、浮小麦、酸枣仁炒；若五心烦热，加生地黄、麦门冬；若痰盛，加半夏、贝母；若咳嗽盛，加五味子、天门冬；若夜卧不寐，加酸枣仁炒；心下怔忡，恍惚，加远志肉、麦门冬、白茯神；好人参一两至二两，炮姜五钱，作一剂，水煎徐徐服。盖人参性寒，故姜佐之，如不应，急加炮大附子，去皮脐。

按：上方，治元气虚惫者宜之。

90. 清离滋坎汤

《古今医鉴·卷七》

清离滋坎汤。治阴血虚相火旺，盗汗潮热，咳嗽吐痰，一切虚劳等症，并加治之。

生地黄二钱　熟地黄二钱　天门冬一钱　麦门冬一钱　当归酒洗，一钱　白芍酒炒，一钱　山

茱萸酒蒸，去核，一钱五分　干山药一钱　白茯苓八分　白术土炒，一钱　牡丹皮一钱二分　泽泻八分
黄柏蜜炒，八分　知母蜜炒，八分　甘草炙，七分

上锉一剂，水煎服。嗽盛，加紫菀、款冬花。痰盛，加贝母、栝蒌仁。热盛，加地骨皮。心下怔忡，加远志、酸枣仁。吐血，加山栀子、茅花。鼻衄，加桑白皮、韭汁。

91. 加味八珍丸

《万病回春·卷四》

加味八珍丸。大补血气、壮脾胃、益虚损。

当归酒洗，二两　南芎一两二钱　白芍酒炒，一两半　熟地黄酒蒸晒干，二两　人参去芦，二两
白术去芦，炒，二两　白茯苓去皮，二两　粉草蜜炙，七钱　陈皮二两

惊悸怔忡，加远志甘草水泡，去骨，二两，酸枣仁炒，一两。

92. 四物安神汤

《万病回春·卷四》

怔忡者，心无血养，如鱼无水，心中惕惕然而跳动也，如人将捕捉之貌。若思虑即心跳者，是血虚也。四物安神汤治心中无血养，故作怔忡。兼服辰砂安神丸。

当归酒洗　白芍酒炒　生地黄酒洗　熟地黄　人参去芦　白术去芦　茯神去皮木　酸枣仁炒
黄连姜炒　栀子炒　麦门冬去心　竹茹　辰砂研末，临服调入　乌梅一个

上锉一剂。枣二枚，炒米一撮，水煎，食远服。心若时跳时止者，是痰因火动也。二陈汤治痰因火动作怔忡。

93. 六味地黄丸

《云林神彀·卷二》

六味地黄丸治健忘怔忡，惊悸不寐，加远志肉、石菖蒲、人参、白茯神、当归、酸枣仁炒，各二钱。宁心保神，益血固精，壮力强志，定魄镇惊，怔忡健忘，痰火能清。

94. 滋阴大补丸

《医学原理·卷五》

滋阴大补丸。

枸杞子甘温，补劳伤、益精强阴、济虚弱，三两　苁蓉甘酸温，益精补肾，酒浸洗，瓦焙干，二两
熟地黄甘寒，滋肾水、益真阴、补血，四两　巴戟辛甘温，益精气，去心，七分　茴香辛甘温，通肾气，七钱　远志苦温，安心神、定恍惚、补虚劳，去心，甘草水煮，七钱　山药甘温，补中、益精气，二两　牛膝苦酸平，行血、益精、壮筋，二两　杜仲辛甘温，益肾填精，炒，去丝，二两　白茯苓甘淡平，止惊悸，去皮，二两　五味子甘酸平，五钱　石菖蒲苦辛平，开心气、通心神，八钱　山茱萸甘酸涩，益元阳、补肾添精，去核，二两

共为细末，以红枣四两蒸烂去核捣膏，和炼蜜丸如梧子大。空心淡盐汤下五七十丸。

心悸

95. 八味定志丸

《医学原理·卷五》

八味定志丸。治中气虚败，以致心气不足，邪热上攻，恍惚惊悸，喘嗽不宁。治宜补中益心气，清热安心为主。故用参、苓、白术等补中气为本，麦冬清肺止嗽，牛黄、朱砂退热镇心，佐菖蒲、远志、茯神等安神定魄，以止惊悸恍惚。

96. 四物汤

（1）*《医学原理·卷五》*

痨瘵之症五，脏必归于一经，治宜分经而疗。如足酸，腰疼，背拘急，遗白浊，面带黧色，耳轮焦枯，脉沉细数，此乃肾经受伤。宜四物加黄柏、知母、五味、麦冬、泽泻、杜仲、肉桂之类，煎熟入童便、韭汁、竹沥。如心神惊悸怔忡，无时盗汗，心烦热闷，口舌生疮，咯血面赤，脉洪而数，乃心经受伤，以前方去杜仲、泽泻、肉桂，加茯神、莲心、黄连、远志、菖蒲、朱砂之类。

（2）*《医学原理·卷九》*

凡心跳，亦属血少，宜四物汤送朱砂安神丸及养心汤之类。或问：人当惊恐后，何故作此症□盖惊则神出其舍，神舍空虚，痰气上乘所致，亦宜用养心汤为主加减。

97. 加减四物汤

《万氏家抄济世良方·卷二》

加减四物汤。治瘦人血少，怔忡无时但觉心跳者。

当归　芍药　生地黄　茯神　酸枣仁　远志

钟半，煎七分，通口服。

98. 滋阴抑火汤

《证治准绳·类方》

滋阴抑火汤。

当归、芍药煨、生地黄、川芎、黄连、知母、熟地黄各一钱　肉桂、甘草各五分

若身如飞扬，心跳不定，加紫石英、人参各一钱。上水二盅，煎七分，入童便半盏，食前服。

99. 羌活膏

《幼科证治准绳·集二》

治慢惊者谓土虚泄泻，火木乘之，谓手掌与腹俱热之证，若火木土俱虚而摇动恐悸、注泻、手腹冷者，非羌活膏不能治之。

100. 木香散

（1）*《幼科证治准绳·集四》*

今也不然，但见出迟者、身热者、泄泻者、惊悸者、气急者、渴思饮者，不问寒热虚实，率投木香散、异功散，间有偶中，随手获效，设或误投，祸不旋踵。

（2）《幼科证治准绳·集五》

文中云：腹胀渴者，泻渴者，足指冷渴者，惊悸渴者，身温渴者，身热面㿠白色渴者，寒战渴不止者，气急咬牙渴者，饮水转水泻不已者，以上九证，即非热也，乃津液少，脾胃肌肉虚故也，宜木香散治之。如不愈，更加丁香、官桂此说，必加审用之，胀渴、泻渴、惊悸渴、寒战渴、咬牙渴、亦多属热者，不可不察。

101. 白茯苓散

《女科证治准绳·卷五》

白茯苓散。治产后心神惊悸，言语失常，心神昏愦。

白茯苓去皮、熟地黄、人参去芦，各一两半　远志去心、白芍药、黄芪去芦、桂心、当归炒，去芦、甘草炙、麦门冬各一两，去心　石菖蒲、桑寄生各七钱半

上为咬咀，每服八钱，水一大盏半，生姜五片，枣三枚，竹叶三七片，煎至一大盏，去渣温服，无时。

102. 黑神散

《女科证治准绳·卷五》

产后血气不通，咳嗽者何？答曰：产后咳嗽，多因食热面壅滞，或热病，或有气块，发时冲心痛，气急咳嗽，四肢寒热，心闷口干，或时烦躁，睡梦惊悸，气虚肢体无力，宜服《局方》黑神散、五积散加枣煎服。

103. 产后调理方

《先醒斋医学广笔记·卷二》

产后调理方仲淳立，如产时恶露过多，无儿枕痛者，不可用此方。

当归身三钱　川芎一钱五分　生地二钱　赤芍药一钱五分　延胡索醋煮，二钱　牛膝五钱　蒲黄一钱五分　干姜炒黑，七分　肉桂七分，火盛者并夏月勿用　山楂肉三钱　五灵脂醋煮去沙，一钱　桃仁去皮尖、红花各八分　黑豆炒，一合　杜仲炒去丝，二钱　续断二钱　益母草五钱，瘀血行腹痛去之　泽兰叶一钱　荆芥穗一钱，炒

水煎，入童便服。过五七日，觉少腹已软无块，按之不痛，即将赤芍药、蒲黄、肉桂、五灵脂、桃仁、红花六味尽去之，另加白芍药三钱，麦门冬三钱，五味子七分。如虚汗，去荆芥、川芎，加枣仁五钱，惊悸亦加之。汗不止，加黄芪、人参各二钱。虚甚作喘，倍加人参、黄芪，倍麦门冬，去生地、当归、桃仁、红花。如脾胃弱不食、泄泻，加人参多少量人，肉果一钱五分，砂仁七分，橘红八分。腰痛无力是血虚，以鹿角胶五钱，酒浆化，空心温服。血晕及血不止，发热作渴，用童便一味，是产后圣药。

104. 加味四物汤

《疹科类编·方》

加味四物汤。治疹后时发壮热，烦躁不宁，搐掣惊悸，神昏志乱者。此阴血衰耗，致余毒入肝而传于心也，宜用此养血安神。

当归　川芎　芍药　生地黄　麦门冬_{去心}　茯神_{去木}　石菖蒲　酸枣仁_炒　龙胆草　黄连　甘草　辰砂　淡竹叶　灯心草

上锉，水煎服。或为末，用蒸饼猪心血丸亦可。

105. 滋荣散坚汤

《外科正宗·卷二》

滋荣散坚汤。滋阴散坚四物汤，甘桔参苓海粉当，陈术升麻香附贝，红花昆布共煎尝。治一切瘰疬，忧抑所伤，气血不足，形体瘦弱，潮热咳嗽，坚硬肿痛。毋分新久，但未穿溃者并效。

川芎、当归、白芍、熟地、陈皮、茯苓、桔梗、白术、香附各一钱　甘草、海粉、贝母、人参、昆布各五分　升麻、红花各三分

水二钟，姜三片，枣二枚，煎八分，食远服。身热加柴胡、黄芩，自汗盗汗去升麻倍人参、黄芪，饭食无味加藿香、砂仁，食而不化加山楂、麦芽，胸膈痞闷加泽泻、木香，咳嗽痰气不清加杏仁、麦冬，口干作渴加知母、五味子，睡卧不宁加黄柏、远志、枣仁，惊悸健忘加茯神、石菖蒲，有汗恶寒加薄荷、半夏，无汗恶寒加茅术、藿香，女人经事不调加玄胡索、牡丹皮，腹胀不宽加厚朴、大腹皮。

106. 琥珀散

《济阴纲目·卷十二》

琥珀散。治血虚，惊悸少寐，及产后败血停留，少腹作痛。

辰砂_{另研}、没药、琥珀_{并研细}、当归等分

上为细末，每服二钱，空心日午临卧白汤调下。

107. 大建中汤

《婴童类萃·下卷》

大建中汤。治虚热盗汗，怔忡惊悸，四肢倦怠，气促。

黄芪一钱，_{蜜炒}　远志肉、当归各八分　泽泻、白芍、人参、甘草炙、酸枣仁炒、龙骨煅研，各五分

108. 小营煎

《景岳全书·卷五十一》

小营煎。治血少阴虚，此性味平和之方也。

当归二钱　熟地二三钱　芍药酒炒，二钱　山药炒，二钱　枸杞二钱　炙甘草一钱

水二钟，煎七分，食远温服。如营虚于上，而为惊恐怔忡，不眠多汗者，加枣仁、茯神各二钱；如营虚兼寒者，去芍药，加生姜；如气滞有痛者，加香附一二钱，引而行之。

109. 右归丸

《景岳全书·卷五十一》

右归丸。治元阳不足，或先天禀衰，或劳伤过度，以致命门火衰，不能生土，而为脾胃虚

寒，饮食少进，或呕恶膨胀，或反胃噎膈，或怯寒畏冷，或脐腹多痛，或大便不实，泻痢频作，或小水自遗，虚淋寒疝，或寒侵溪谷而肢节痹痛，或寒在下焦而水邪浮肿。总之，真阳不足者，必神疲气怯，或心跳不宁，或四体不收，或眼见邪祟，或阳衰无子等证，俱速宜益火之原，以培右肾之元阳，而神气自强矣，此方主之。

大怀熟八两　山药炒，四两　山茱萸微炒，三两　枸杞微炒，四两　鹿角胶炒珠，四两　菟丝子制，四两　杜仲姜汤炒，四两　当归三两，便溏勿用　肉桂二两，渐可加至四两　制附子自二两，渐可加至五六两

上丸法如前，或丸如弹子大。每嚼服二三丸。以滚白汤送下，其效尤速。如阳衰气虚，必加人参以为之主，或二三两，或五六两，随人虚实，以为增减。盖人参之功，随阳药则入阳分，随阴药则入阴分，欲补命门之阳，非加人参不能捷效。如阳虚精滑，或带浊便溏，加补骨脂酒炒三两；如飧泄肾泄不止，加北五味子三两，肉豆蔻三两，面炒去油用；如饮食减少，或不易化，或呕恶吞酸，皆脾胃虚寒之证，加干姜三四两，炒黄用；如腹痛不止，加吴茱萸二两，汤泡半日，炒用；如腰膝酸痛，加胡桃肉连皮四两；如阴虚阳痿，加巴戟肉四两，肉苁蓉三两，或加黄狗外肾一二付，以酒煮烂捣入之。

110. 加味四君汤

《景岳全书·卷五十三》

加味四君汤。治痔漏下血，面色萎黄，怔忡耳鸣，脚软气弱，及一切脾胃气虚，口淡，食不知味，又治气虚不能摄血，以致下血不禁。

人参　白术炒　茯苓　炙甘草　黄芪炙　白扁豆炒

上水煎服。或为末，每服三钱，滚汤调服。

111. 当归补血汤

《济阳纲目·卷十六》

当归补血汤。治心中血少而嘈，兼治惊悸怔忡。

当归、芍药、生地黄、熟地黄各三钱　人参五分　白术、白茯苓、麦门冬去心、山栀仁炒、陈皮各八分　甘草、辰砂研末，临服入，各三分　乌梅一个，去核　炒米百粒

上锉一剂，加枣二枚，水煎，温服。

112. 养心安神汤

《济阳纲目·卷五十四》

养心安神汤。治血虚火动，惊悸怔忡。

当归身酒洗、川芎、白芍药炒、陈皮、黄连、柏子仁炒，各五分　生地黄酒炒、茯神各一钱　白术、酸枣仁炒，各七分　甘草炙，三分

上锉一服，水煎服。

113. 人参远志丸

《济阳纲目·卷五十五》

人参远志丸。治心气不足，惊悸健忘，神思不安。

天门冬去心、白茯苓、菖蒲各七钱半　人参、远志去心、酸枣仁、黄芪各半两　桔梗、丹砂、官桂去皮，各二钱半

上为末，炼蜜丸如绿豆大，每服二十丸至三十丸，米汤下。

114. 安神补心定志益元固真丸

《济阳纲目·卷六十四》

安神补心定志益元固真丸。安心安神，固精益血，壮力强志，令人善记不忘；除怔忡，定惊悸，清三焦，大化痰，祛烦热，疗咽干，滋肾水，健脾胃，悦颜色，生肌肤，不寒不热。

当归一两二钱，酒洗　天冬八钱，去心　麦冬一两，去心　柏子仁一两，炒　远志一两二钱，去皮，甘草浸　知母七钱，盐水炒　黄连一两，姜汁炒　百部五钱　酸枣仁一两，炒去油　白茯苓一两二钱　玄参七钱　生地黄二两，酒洗　石菖蒲一两，炒　熟地黄二两，酒洗　杜仲一两，去丝，姜汁炒　黄芪七钱，蜜炙　枸杞子一两，酒蒸　肉苁蓉一两，酒炒　白术八钱，土炒　川芎五钱　软柴胡五钱，去芦　加橘红一两　白茯神去皮木

上为细末，炼蜜为丸，如梧桐子大，每服六十丸，早晚不拘时服。忌萝卜葱蒜。

115. 芡实丸

《痰火点雪·卷一》

芡实丸。治思虑伤心，疲劳伤肾，心肾不交，精元不固，面无颜色，惊悸健忘，夜梦不宁，小便赤涩，遗精白浊，足胫酸痛，耳聋目昏，口干脚弱。

芡实取生肉，二两，益肾，固精，补脾　莲须一两，清心，通肾固精　茯神去木，一两，止惊悸，又开心益志，安魂魄，宁乱神，秘精髓，虚而小便不利者，加而用之　山茱萸取肉，二两，补肾气，添精髓，止小便不禁，养精气，取其味酸涩以收秘滑也　龙骨煅，研，五钱，治心腹鬼忤鬼疰，养精神，逐邪气，安心神，止夜梦鬼交，虚而多梦，益肾镇惊　五味子黑者，一两，治肾虚遗精　韭子五钱，益肾壮阳，止泄精，止虚劳，梦泄　肉苁蓉一两，止精泄遗沥　熟地黄二两，填骨髓，生精血，补五脏滋肾水真阴　紫石英火煅，研，五钱，益肝镇心　牛膝酒洗，去芦，二两，专治男子消阴，老人失溺，补中续绝，利阴气，填骨髓，助十二经脉　枸杞子一两，补虚劳益精气，滋肾润肺

上末，酒煮山药糊丸，梧子大，每七十丸，淡盐汤下。

116. 镇心丸

《医宗必读·卷十》

镇心丸。治心血不足，怔忡多梦，如堕崖谷。

酸枣仁炒，二钱半　车前子去土、白茯苓去皮、麦门冬去心、五味子、茯神去木、肉桂各一两二钱半　熟地黄酒浸，蒸、龙齿、天门冬去心、远志甘草水煮，去心、山药姜制，各一两半　人参、朱砂水飞为衣，各半两

第五章　方药纵横

上为末，蜜丸，梧子大，每服三钱，空心米汤下。

117. 加减养荣汤

《绛雪丹书·产后》

产妇惊忧劳倦，去血过多，以致心中躁动不宁，谓之怔忡；若惕然而惊，如人将捕之状，谓之惊悸。治此二症，唯调和脾胃，补养心血，使之志定神宁、气舒心安而病自愈矣。如分娩后血块未消而患此者，宜服生化汤以补血行血，血旺则惊悸自除，不必加定志安神剂；如块消痛止之后患此症，宜服后药。加减养荣汤内去川芎、麦冬，加木香，即归脾汤。

川芎一钱　当归二钱　茯苓、枣仁炒黑、人参、麦冬、远志、黄芪、白术各一钱　陈皮、炙草各四分　龙眼肉八分

姜水煎服。虚烦加竹茹一团；有痰加竹沥、姜汁。

养心汤治产后心血不宁，惊悸不安。

黄芪一钱　当归二钱　茯神、远志、川芎各八分　麦冬一钱　枣仁一钱，炒黑　柏子仁一钱　五味子十粒　人参钱半　炙草四分

水煎服。可与安神丸兼服。

安神丸

黄连二两，炒　生地三两　当归三两　甘草五钱

共为末，蒸饼糊为丸，桐子大，辰砂为衣，每服四十丸。

118. 补母寿子方

《绛雪丹书·胎症》

补母寿子方。

人参二钱，弱甚加倍　白术、当归、熟地各二钱　川芎八分　炙草四分　条芩钱半　苏叶三分　陈皮三分　大枣三枚

煎服，内热加黄连五分；如肥人，陈皮去白加黄连五分；脾胃弱常泄泻加莲子十粒，带壳砂仁三分，减地黄；多怒而泻加木香三分；口燥加麦冬一钱；怔忡、惊悸加枣仁、益智仁各一钱，龙眼肉十枚。

119. 滋荣益气止崩汤

《绛雪丹书·产后》

滋荣益气止崩汤。

川芎一钱　当归四钱　人参二钱　白术二钱　黄芪一钱　熟地二钱　陈皮四分　升麻四分　白芷四分　荆芥穗四分　炙草四分　黄连三分或四分

枣水煎，童便服。汗多加麻黄根一钱，浮小麦一撮；大便不通加肉苁蓉一钱，断不可用大黄；有气不舒加木香末二分；有痰加竹沥、姜汁、贝母；寒嗽加杏仁、桔梗各八分，知母一钱；惊悸加柏子仁一钱，枣仁一钱炒黑；伤食加山楂八分，砂仁五分，断不可用消耗无补之药；身热倍参芪去黄连。

心
悸

120. 转败汤

《青囊秘诀·下卷》

人有久生瘰疬，两项之间，尽已溃烂，串至胸膈之上，无非痰块，亦已头破而腐者，遂至身体发热发寒，肌肉消瘦，饮食少思，自汗盗汗，惊悸恍惚。此等之症，原系难治，然治得法，尚可救也。大约瘰疬初起，以解郁消痰为主，而佐之补虚以消其毒。病久宜以补虚为君，而佐之以解郁消痰。若徒以祛痰败毒为事，而不补气血之虚，鲜有不死矣！方用转败汤。

人参一两　当归一两　土炒白术一两　金银花三两　白芍三两　柴胡二钱　制半夏五钱　甘草三钱

水煎服，四剂胸开痰消，再四剂而溃烂愈。将前方减半，再服十剂而痊愈矣。

121. 滋阴溃坚汤

《医宗说约·卷五》

滋阴溃坚汤。治忧抑所伤，遂生瘰疬，气血不足，形体瘦弱，潮热咳嗽，坚硬肿痛，不分新久，未溃者并效。

川芎、当归、白芍、熟地、陈皮、白苓、桔梗、白术、香附各一钱　甘草、海粉、贝母、人参、昆布各五分　升麻、红花各三分

姜三片，枣二枚，水煎，食远服。身热加柴胡、黄芩；自汗盗汗去升麻，倍参芪；饮食无味，加藿香、砂仁；食而不化，加山楂、麦芽；胸膈痞闷，加泽泻、木香；咳嗽痰气不清，加杏仁、麦冬；口干作渴，加知母、五味；睡卧不宁，加黄柏、远志、枣仁；惊悸健忘，加茯神、石菖蒲；有汗恶风，加薄荷、半夏；无汗恶寒，加苍术、藿香；女人经事不调，加延胡、丹皮；腹胀不宽，加厚朴、大腹皮。

122. 伏龙肝散

《女科经纶·卷七》

武叔卿曰：伏龙肝散，治劳伤冲任脉虚，非时崩下，或如豆汁，或成血片，或五色相杂，或赤白相兼，脐腹冷痛，经久未止，令人黄瘦，口干，饮食减少，四肢无力，虚烦惊悸。

123. 十全大补汤

《履霜集·卷二》

夫产后气血内虚，外为风寒湿乘虚而入皮肤经络，则毛孔闭塞，阳气郁结，九窍不利，以致头疼身疼，发热恶寒。若伤于风，重感于寒，则四肢筋脉拘挛，无汗而恶寒。若伤于风，重感于湿则四肢筋脉软弱，有汗而发热。若风入于脏，则心神不宁，恍惚惊悸，随所伤而为病。开目为阳风，闭目为阴风。产后得此，乃气血极虚之危症也，急以十全大补汤，大补气血，稍佐以祛风之剂。无汗恶寒，加荆芥穗、防风各一钱。有汗发热，加荆芥穗、软防风各五分。痰盛加半夏一钱。心悸加白茯苓、远志各一钱。多服求应，忌服食寒凉。

124. 制忡汤

《辨证奇闻·卷四》

忡忡，遇拂情，听逆言，便觉心气怦怦，不能自主，似烦非烦，似晕非晕，人谓心虚。然心虚由肝虚，肝虚肺必旺，以心弱不能制肺也。肺无火炼，必制木太过，肝更不能生心，心气益困。故补心必补肝，补肝尤宜制肺。然肺娇脏，寒凉制肺，必伤脾胃，脾胃受寒，不能运化水谷，肝何所资？肾又何益？所以肺不宜制而宜养，况肺愈养愈安，愈制愈动，用制忡汤。

人参、白术、麦冬五钱　白芍、当归、枣仁一两　北味一钱　贝母五分　竹沥十匙

水煎调服。十剂全愈。妙全在不定心，但补肝平木，木平则火不易动。补肺养金，则木更静，木静，肝生血，自润心液，不助心焰，忡忡自愈。

125. 滋肝饮

《辨证奇闻·卷八》

血虚，面无色泽，肌肉焦枯，大肠干燥，忡忡健忘，饮食少思，羸弱不堪，夜热无汗，人谓血痨，谁知肝燥生火乎。肝属木，木中火盛每自焚。然肝生火，由于肾水不足，木无水润，则木亦为火。非失血吐于外，即耗血燥于内，肝燥肝火生。夫木中有水，则肝生心，木中有火，肝焚心。故火在心中，可取给于肝，火在肝中，不可取给于心者，以肝自顾不暇耳。宜先补肾水。用滋肝饮：

玄参、白芍一两　丹皮、沙参、当归、麦冬五钱　甘菊、茯苓三钱

三十剂尽愈。此补肾滋肝，肝得水滋，则肝火不发，何致自焚成痨哉。

126. 坎离两补汤

《辨证奇闻·卷九》

忡忡善忘，口淡舌燥，多汗，四肢疲软，发热，小便白浊，脉虚大而数，人谓内伤，谁知思虑过度乎。君火，心火也；相火，膻中火也。膻中，手厥阴经，性属阴，主热，古以厥阳名，以其火不可遏也。越人云忧愁思虑则伤心。心气伤，心血自耗，每欲寄权于心包，心包欺心弱，即夺权自恣。法宜以水济火。然火势炽，用寒凉心气益虚，激动焦焚之害。不如补心气，大滋肾水，则心火宁，心包火自安。用坎离两补汤：

人参、生地、麦冬、山药五钱　熟地一两　菟丝子、炒枣仁、茯苓、白术三钱　丹皮二钱　北味一钱　桑叶十四片

十剂愈。此心肾双补，水上济，心火无亢炎，自有滋润。譬君王明圣，权臣何敢窃柄，势必奉职恐后，共助太平矣。

127. 益营汤

《冯氏锦囊秘录·杂症大小合参》

益营汤。治思虑耗伤，心血忡忡恍惚。

当归酒浸、黄芪、小草、酸枣仁去壳炒、柏子仁炒、麦冬去心、茯神、白芍、紫石英各一两，炒木香不见火，五钱　人参五钱　甘草炙，五钱

每服四钱，姜枣水煎服。

128. 六味地黄汤

《广瘟疫论·卷三》

屡经汗、下，渴而舌上无苔，胸腹无满痛，心悸而烦，脉虚细，或浮散、或涩，亡阴也，六味合生脉为主。

129. 生脉散

《广瘟疫论·卷三》

至若屡经汗、下、清理，二便已清利，胸腹无阻滞，六脉虚散、结、代、微弱而谵语者，阴阳两虚，神无所倚也。虚在上焦，必心悸、神倦，生脉散加枣仁、天王补心丹。

130. 安胎饮

《灵验良方汇编·卷上》

安胎饮。治孕妇胎气不安，或腹痛、腰痛，或饮食不羡等症。又治孕妇屡产，生子无气，或生而不寿，或妊而数堕者，俱照前症，按月服之。

人参二钱　当归、白术、熟地同　川芎八分　甘草四分　紫苏、陈皮同　条芩一钱

加枣煎。如泄泻，减熟地加莲肉十粒、壳砂数分。如渴，加麦冬一钱。如惊悸，加枣仁、益智仁各一钱。如怒气，磨木香三分。

131. 济坤大造丸

《灵验良方汇编·卷上》

济坤大造丸。益气血，温子宫，种子神方也男亦可服

紫河车儿胞也，取诸壮妇无病者，水洗血尽，用砂罐盛酒一碗，先格篾数片，置胞不着酒，蒸熟　当归二两　人参、山药、杜仲、天冬、麦冬各一两　熟地二两　黄柏八钱，酒炒

或加五味子五钱。行经腹痛，加牛膝一两酒浸，炒、玄明五钱。脾弱，加白术一两，或再加莲肉二两二味兼治泻。潮热或汗，加黄芪、知母各一两、地骨皮八钱。血少惊悸，加枣仁一两炒、龙眼肉一两或二两。

上各为末，同紫河车捣匀为丸。

132. 人参丸

《胎产心法·卷下》

人参丸。治产后大虚心悸，志意不安，恍惚恐畏，虚烦不眠少气。

人参、茯苓、麦冬去心、薯蓣各二两　泽泻、菖蒲、干姜、桂心、甘草各一两

共为末，白蜜和枣膏丸如梧子大。空心酒服二三十丸，早晚服。

133. 资成汤

《不居集·上集》

资成汤。治虚劳遗精盗汗，食少泄泻，血不归经，女子崩漏不止，虚劳不任芪、术、归、地者，此方主之。

人参、白芍、扁豆、山药、茯神各一钱　丹参八分　橘红六分　甘草五分　莲肉一钱五分　檀香三分

用雄健无病猪肚一具，酒洗磨净，取清汤煎药，或为丸亦可。虚热者，加丹皮、地骨皮。惊恐怔忡，不眠多汗者，加枣仁。火铄肺金，干枯多嗽者，加百合。便血失血者，加地榆、续断。小水不利者，加车前子。痰多者，加贝母。

134. 寿脾煎

《不居集·上集》

若儒生蹇厄，思结枯肠，及任劳任怨，心脾受伤，以致怔忡健忘，倦怠少食，渐至消瘦，或为膈噎呕吐者，宜寿脾煎，七福饮。

135. 温脾汤

《不居集·上集》

若忧郁伤脾，而吞酸呕恶者，宜温胃饮、神香散。若忧郁伤脾肺，而困倦怔忡，倦怠食少者，宜温脾汤、寿脾煎。

136. 大菟丝子丸

《不居集·上集》

肾气虚损，真阴中阳气不足，不能固摄，小便频多，水不济火，心忡气短，故多盗汗。大菟丝子丸。

大菟丝子丸，治肾气虚损，五劳七伤，脚膝酸疼，面色萎黄黧黑，目眩耳鸣，心忡气短，时有盗汗，小便滑数等症。

菟丝子酒制、鹿茸酥炙、肉桂、石龙肉去土、附子炮、泽泻各一两　熟地、牛膝酒浸一宿, 焙干、山茱肉、杜仲、茯苓、肉苁蓉酒浸, 切焙、续断、石斛、防风、补骨脂酒炒、川芎、五味子、桑螵蛸、覆盆子各五钱

上为末，酒煮面糊丸，如桐子大。每服三五十丸，空心，盐汤、温酒任下。

137. 十四友丸

《不居集·上集》

十四友丸。治惊悸怔忡。

人参、黄芪、当归、生地、远志、茯神、枣仁炒、茯苓、阿胶、龙脑、紫石英、薄荷、朱砂各一两

上为末，炼蜜丸桐子大，每服五七十丸。

138. 资成汤

《不居集·上集》

劳伤心脾，思虑太过，则惊悸怔忡，气虚精陷，而不成寐者，宜资成汤。

心悸

139. 河车如圣丹

《不居集·下集》

河车如圣丹。

紫河车一具，酒洗净　青蒿一斗五升，入童便熬

熬童便减至二斗，去青蒿，再熬至一斗，再入紫河车煮烂，莲粉收为丸，如梧桐子大，每服五十丸。

按：杏仁翁云，凡虚损中诸症，务要得紫河车，取效甚速。入血药中则补血，入气药中则补气，入去热药中则退药。又治癫痫健忘，怔忡失志之症，及恍惚惊怖，神不守舍，多言不定，此药大能安心养血定神。又治骨蒸传尸，数种虚劳邪热，滋阴补阳，乃养寿之圣药也。予用此屡验。

140. 附子养荣汤

《临症验舌法·下卷》

附子养荣汤方。

附子钱半　远志一钱　白芍三钱，酒炒　归身二钱　五味钱半　熟地六钱　肉桂五分　茯苓钱半人参钱半或二三钱　炙芪五钱，无参倍用　白术三钱　陈皮钱半　炙草钱半　煨姜二钱　大枣五枚

上将熟地枣肉捣烂，其余炒磨为末，加蜜为丸，即予家所制万应一粒丹者是也。凡中风伤寒，痘疹胎产，及血症喉痹等症，势在危急，刻不可缓者，每用一粒，滚汤研化，不时灌服，其势自定。继予两粒三粒，其病自退。如调治久病，则作细丸，每服五钱，早晚两时，空心米饮送下。

按：上方主治劳役过度，饥饱失时，思虑太甚，郁结尤多，以致脾肺气虚，荣血不足，畏寒发热，食少无味，四肢无力，懒动怠惰，嗜卧身倦，饥瘦色枯，气短惊悸，怔忡健忘少寐。

141. 寿脾煎

《景岳全书发挥·卷二》

若思虑劳倦伤心脾，以致气虚精陷，为怔忡、惊悸、不寐者，宜寿脾煎。治法未合病情。

142. 转败丹

《疡医大全·卷十八》

又曰：有久生瘰疬，颈间尽烂，且及于胸膈，无非痰块，以至身体发热发寒，肌肉消瘦，不思饮食，自汗盗汗，惊悸恍惚。此证原难医治，然治得法，亦在可救也。夫此证初起，宜解郁为先，佐之补虚，以消其毒；倘执寻常治法，以祛痰败毒为事，鲜不速之亡矣。用转败丹：

人参二两　柴胡二钱　白芍三钱　金银花三两　当归二两　半夏五钱　白术一两　生甘草三钱

水煎服，四剂，痰块在胸者尽消，又四剂，颈上溃烂亦愈；将方减半，再服十剂，疮口渐平，不再发也。此方补多于消，而开郁寓于中，化痰存于内，从未有知此治法，但一味攻毒，所以愈坏也。杀运无穷，神方难信，人见此方，无不讪笑者，谁知乃祛病之仙丹，夺命之异药哉！余不胜掩卷叹息也。

143. 加味养荣丸

《疡医大全·卷二十六》

加味养荣丸。治妇女脚气，心虚血少，怔忡心悸，肝脾不足，调经养血，非此不效。

当归身酒洗焙，三两　白茯神人乳蒸，二两　肥玉竹焙，二两　杭白芍酒炒，二两　酸枣仁炒熟，二两　丹参酒炒，二两　远志肉甘草汤焙，二两　柏子仁二两　川续断酒炒，二两　橘红饭上蒸，一两　杜仲盐水炒，二两　秦艽酒炒，一两五钱　女贞实蜜拌蒸，二两　钩藤钩四两，同石斛熬　郁金二两

上制毕，磨细末。用金钗石斛一斤，同钩藤钩四两熬膏，和丸如豌豆大。每早白汤送下三钱。

144. 小营煎

《成方切用·卷二》

小营煎景岳。治血少阴虚，此性味和平之方也。

当归二钱　熟地三四钱　芍药酒炒　山药　枸杞二钱　炙草一钱

如营虚于上，而为惊恐怔忡不眠多汗者，加枣仁、茯神各二钱。如营虚兼寒者，去芍药，加煨姜。如气滞有痛者，加香附一二钱，引而行之。

145. 远志引子

《金匮翼·卷三》

远志引子。治心劳虚寒，梦寐惊悸。

远志去心、茯神去木、肉桂、人参、枣仁炒、黄芪、当归各一两　甘草炙，半两

上咬咀，每服四钱，水一盏，姜五片，煎服无时。

146. 通用古芩术汤

《妇科玉尺·卷二》

胎动，通用古芩术汤加阿胶，风邪加姜豉，寒加葱白，热加花粉，寒热加柴胡，项强加葱白，温热腹痛加白芍，腹胀加厚朴，下血加艾、地榆，腰痛加杜仲，惊悸加黄连，烦渴加麦冬、乌梅，思虑太过加茯神，痰呕加旋覆花、贝母，或酌用半夏曲，劳役加黄芪，气喘去术加香附，便燥加麻仁，素惯难产加枳壳、苏叶，素惯堕胎加杜仲，素血虚加芎、归，此安胎之圣药也。

147. 木香散

《慈幼新书·卷六》

木香散。治纯阴无阳，泄泻而渴。

木香　人参　肉桂　半夏　青皮　前胡　丁香　大腹皮　赤茯苓　炙甘草　诃子煨去枝　生姜　糯米

虚甚，加黄芪。陈氏云：腹胀渴者，泻渴者，足指冷渴者，惊悸渴者，身温渴者，身热面㿠白渴者，寒颤渴不止者，气急咬牙渴者，饮水转水泻不已渴者，九症皆非热也，乃津液少，致脾胃肌肉虚故耳。此方治之。然必痘色白，手足凉，小便清利方效。若痘色红，大便秘，小便赤，即非所宜矣。

148. 枸杞凉肝汤

《婴儿论·辨寒热脉证并治第二》

气血两衰，郁火起伏，胸硬腹弱，少气悸动，兼主眼目不了了者，宜枸杞凉肝汤。

枸杞、厚朴、香附子各一钱　茯苓二钱　黄柏、甘草各五分

上九味，以水二升，煮取一升，去滓分温服。

149. 八珍汤

《婴儿论·辨疳病脉证并治第五》

病人，气血虚竭，郁热起伏，二脉细数，大便若燥，若溏，胸痞悸动，呴其气，而热愈动，滋其血，而胸益痞，宜八珍汤主之。八珍汤方：

人参三分　茯苓二钱　枸杞三钱　缩砂五分　鹿角霜七分　莲蕊三分　生姜一片　甘草三分

上八味，以水二升，煮取一升，去滓，分温服。

150. 人参固本汤

《伤寒瘟疫条辨·卷五》

人参固本汤。治温病虚极热极，循衣撮空，不下必死者。下后神思稍苏，续得肢体振寒，怔忡惊悸，如人将捕之状，四肢厥逆，眩晕郁冒，项背强直，此大虚之兆，将危之候也，此方救之。

151. 大营煎

大营煎。治男子真阴精血亏损，及妇人经迟血少，或腰膝筋骨疼痛，或虚寒心腹疼痛者。

熟地三、五、七钱　当归二、三、五钱　枸杞二钱　杜仲盐炒，二钱　牛膝钱半　肉桂一钱　甘草炙，二钱

水煎温服。如寒滞在经，气血不能流通，筋骨疼痛之甚，必加制附子一二钱方妙。中气虚寒呕恶者，加干姜炒一二钱；营虚于上，而为惊恐怔忡不眠多汗者，加酸枣仁炒研、茯神各二钱。

152. 石斛散

《竹林女科证治·卷三》

产后惊悸，闻声欲死，非他人用力抱持，则虚烦欲死，由心、肝、脾三经虚也。宜石斛散。

人参、酸枣仁、茯神、远志肉、白芍、石斛、麦冬去心、炙甘草、五味子各等分

为末，每服二三钱，桂圆汤下。

153. 养血安神汤

《罗氏会约医镜·卷十五》

养血安神汤。治产后心血不足，以致神魂不安而惊悸也。

当归身二钱　熟地三五钱　白芍酒炒，钱半　茯神、枣仁炒、生地、炙草各一钱　远志六分　五味三分　干姜炒黑，三四分　柏子仁微炒去油，七分　白莲五粒，去心、微炒、捶碎

水煎，温服。或用天王补心丹亦妙。

154. 四物补心汤

《金匮启钥（妇科）·卷五》

神气不守惊悸作，可投四物补心汤。

155. 琥珀散

《金匮启钥（妇科）·卷五》

琥珀散。治血虚多惊悸，产后诸疾。

辰砂、琥珀、没药各研细、当归各等分

上为细末，每服二钱，空心白汤调下，日三服。

156. 滋味活络汤

《验方新编·卷二十》

滋味活络汤。

当归、人参各三钱　川芎、熟地各二钱　黄芪、茯神、天麻、麦冬各一钱　陈皮、炙甘草各五分　荆芥、防风、羌活各四分

火盛产久，加炒连三分。有痰，加夏曲七分。痰多，加竹沥、姜汁。大便闭秘加苁蓉二钱。渴，加葛根八分。汗多，加麻黄根一钱。惊悸，加枣仁二钱。气息如结、手足渐冷，加桂子一钱，附子五分。

157. 虚乏方

《杂病广要·内因类》

虚乏方。（节录）

饴糖半斤　黄芪、远志、当归《千金翼》无、泽泻各三两　芍药、人参、龙骨、甘草各二两　生姜八两　大枣二十枚

上十一味，㕮咀，以水一斗，煮取二升半，汤成内糖令烊，一服八合。消息，又一服。（《千金》）《简易》引《究原方》，去饴糖、大枣，治小腹急痛，便溺失精，虚热盗汗，四体倦怠，支节烦疼，口苦舌涩，心忪气短，日渐羸弱。

158. 怔忡汤

《百代医宗》

于本方去人参、远志、石菖蒲，加川芎、白芍、熟地黄、生地黄煎服。

159. 枣麦四物汤

《麻疹备要方论·收没论治》

如疹没后身虽不见瘦削，但时发壮热，烦躁不安，搐搦惊悸，神昏志乱者，此阴血虚耗，余毒入肝而传于心，宜枣麦四物汤主之。

160. 七福饮

《医学答问·卷四》

七福饮。治心血虚而惊悸者。

心悸

人参、熟地各三钱　　当归、枣仁各二钱　　白术炒一钱半　　炙甘草五分　　远志五分

161. 升陷汤

《医学衷中参西录·医方》

升陷汤。治胸中大气下陷，气短不足以息。或努力呼吸，有似乎喘。或气息将停，危在顷刻。其兼证，或寒热往来，或咽干作渴，或满闷怔忡，或神昏健忘，种种病状，诚难悉数。其脉象沉迟微弱，关前尤甚。其剧者，或六脉不全，或参伍不调。

生箭芪六钱　　知母三钱　　柴胡一钱五分　　桔梗一钱五分　　升麻一钱

气分虚极下陷者，酌加人参数钱，或再加山萸肉去净核数钱，以收敛气分之耗散，使升者不至复陷更佳。若大气下陷过甚，至少腹下坠，或更作疼者，宜将升麻改用钱半，或倍作二钱。其怔忡者，因心在膈上，原悬于大气之中，大气既陷，而心无所附丽也。

162. 定心汤

《医学衷中参西录·医方》

定心汤。治心虚怔忡。

龙眼肉一两　　酸枣仁五钱，炒捣　　萸肉五钱，去净核　　柏子仁四钱，炒捣　　生龙骨四钱，捣细　　生牡蛎四钱，捣细　　生明乳香一钱　　生明没药一钱

心因热怔忡者，酌加生地数钱，若脉沉迟无力者，其怔忡多因胸中大气下陷，详观拙拟升陷汤后跋语及诸案自明治法。

163. 滋血养心丸

《太医院秘藏膏丹丸散方剂·卷四》

滋血养心丸。

当归五钱，酒洗　　白茯神四钱　　白芍四钱，酒洗　　远志四钱　　天冬四钱，去心　　麦门冬四钱，去心　　酸枣仁三钱，炒　　苦芩三钱，酒炒　　柴胡三钱，酒炒　　红花一钱，酒洗　　沙参二钱　　黑参二钱　　黄连三钱，姜汁炒　　柏子仁三钱　　甘草二钱，生

上为细末，蜜水为丸，如梧桐子大。每服一钱五分或二钱，食远用灯心汤送下。此药用治心气不足，精神恍惚，夜卧不安，怔忡健忘，异梦多惊，心跳心烦等症。

164. 补母益子方

《家传女科经验摘奇·补母益子论》

补母益子方。治屡产生子无气，或育而不寿。又补气血虚弱人，孕成不安，或得孕数堕。用此方每服十五帖，弱甚者日服一帖，大益胎而分娩易，又生子精神而有寿也。

人参一钱，弱者二三钱　　川归二钱　　白术二钱，生用　　川芎八分　　淮熟地二钱　　陈皮、紫苏、炙甘草各四分　　条芩一钱

虚肥人，陈皮去白，加黄连五分、枣三枚、姜一片煎服……怔忡惊悸，加枣仁、益智各一钱，圆眼十个。

165. 滋荣益气汤

《家传女科经验摘奇·产后血崩》

滋荣益气汤。治崩止血。

川芎、麦冬、黄芪各一钱　人参、川归、淮生地、白术各二钱　陈皮、甘草炙,各四分　白芷、荆芥、升麻各四分　黄连三分,退心火　枣三枚

水煎。汗多加麻黄根一钱,浮小麦一撮……惊悸,加酸枣仁、柏子仁各一钱。

(三) 祛湿剂

1. 茯苓甘草汤

《伤寒论·辨厥阴病脉证并治》

伤寒厥而心下悸,宜先治水,当服茯苓甘草汤,却治其厥,不尔,水渍入胃,必作利也。

茯苓二两　甘草炙,一两　生姜切,三两　桂枝去皮,二两

上四味,以水四升,煮取二升,去滓,分温三服。

2. 半夏麻黄丸

《金匮要略方论·卷中》

寸口脉动而弱,动即为惊,弱则为悸。心下悸者,半夏麻黄丸主之。

半夏、麻黄等分

上二味,末之,炼蜜和丸小豆大,饮服三丸,日三服。

3. 茯苓桂枝甘草大枣汤

《金匮玉函经》

发汗后,其人脐下悸者,欲作奔豚,茯苓桂枝甘草大枣汤主之。

茯苓半斤　桂枝四两,去皮　甘草二两,炙　大枣十五枚,擘

上四味,以甘澜水一斗,先煮茯苓,减二升,内诸药,煮取三升,去滓,温服一升,日三服。作甘澜水法:取水二斗,置大盆内,以杓扬之,水上有珠子五六千颗相逐,取用之。

4. 真武汤

《金匮玉函经·卷二》

太阳病,发其汗而不解,其人仍发热,心下悸,头眩身𥆧而动,振振欲擗地者,真武汤主之。

茯苓三两　芍药三两　白术二两　生姜切,三两　附子炮,去皮,破八片,一枚

上五味,以水八升,煮取三升,去滓。温服七合,日三服。若咳者,加五味子半升,细辛一两,干姜一两;若小便利者,去茯苓;若下利者,去芍药,加干姜二两;若呕者,去附子,加生姜,足前为半斤。

5. 无名方

《肘后备急方·卷三》

治人心下虚悸方。

麻黄、半夏等分。

捣蜜丸。服如大豆三丸，日三，稍增之。半夏汤洗去滑，干。

附方：张仲景主心下悸，半夏麻黄丸。二物等分，末，蜜丸如小豆。每服三丸，日三。

6. 游气汤

《小品方·卷一》

游气汤。治五脏有余寒虚气、劳气、惊忧气，其人喜悸，胸中热，上下无常，多悲伤，气流四肢常肿，齐四边核赤肿，小便不利方。

厚朴四两　桂肉五两　人参二两　茯苓四两　半夏二两，洗　黄芩二两　生姜八两　陈枳实五枚　甘草二两

凡九物，以水一斗，煮取四升，分三服。

7. 茵陈汤

《外台秘要·卷四》

疗与黑疸同，谷疸食则眩，心忪怫郁不安，久久发黄为谷疸，并以前茵陈汤主之。方在遍身黄部中。

8. 甘草附子汤

《伤寒总病论·卷三》

风湿相搏，骨节疼烦，掣痛不得屈伸，近之则极，汗出短气，小便不利，恶风不欲去被，或有微肿者，甘草附子汤主之。

附子二枚　白术二两　桂枝三两　甘草二两

㕮咀，水三升，煮取一升，去滓，分温三服。身肿者加防己二两；悸气、小便不利加茯苓一两半，溢水成四升，煎一升三合。

9. 人参白术散

《黄帝素问宣明论方·卷十一》

人参白术散。治遍身燥湿相抟，玄府致密，遂令忪悸发渴，饮食减少，不为肌肤。

人参三钱　白术七钱　薄荷半两　缩砂仁三钱　生地黄、茯苓去皮、甘草各半两　黄芩一钱　滑石三两　藿香三钱半　石膏一两

上为末，每服三钱，水一盏，煎至六分，去滓，温服，食前，日进二三服。

10. 桂枝附子汤

《仁斋直指方论（附补遗）·卷三》

桂枝附子汤。治风湿相搏，汗出气短，身体烦疼，微肿，恶风不欲去衣。

辣桂二两　白术、附子熟，各一两半　甘草炙，一两

上锉散。每服二钱半，水盏半，姜七片，枣二枚，煎一盏，食前，微温服。小便不利、悸气加茯苓；痹加防己，腹痛加芍药。

11. 芎夏汤

《仁斋直指方论（附补遗）·卷七》

芎夏汤。逐水利饮通用。

川芎、半夏制、茯苓各一两　青皮、陈皮、枳壳制，各半两　白术、甘草炒，各一分

上锉散。每服三钱，姜五厚片，煎服。川芎、半夏能逐水也。喘加去节麻黄，嗽加炒桑白皮，呕加生姜、半夏，泄加苍术，白术，痞隔加枳壳、桔梗，胀满加缩砂，白豆蔻，眩晕加半夏、南星，怔忪加白茯苓。寒热疼痛下其癖，浮肿体重渗其湿，余以类推。

12. 大半夏汤

《仁斋直指方论（附补遗）·卷七》

寻常水气，心下怔忪，大半夏汤、小半夏茯苓汤、五苓散辈通用可也。

13. 姜术汤

《仁斋直指方论（附补遗）·卷十一》

姜术汤。治虚证停饮怔忪。

白姜生、白术、茯苓、半夏曲各半两　辣桂、甘草炙，各一分

上锉，每服三钱，姜、枣煎服。

14. 茯苓甘草汤

《仁斋直指方论（附补遗）·卷十一》

茯苓甘草汤。治心下停水忪悸。

茯苓、桂枝各二两　甘草炙，一两　生姜三两

上锉。每服四钱，水煎服。

15. 茯神汤

《世医得效方·卷三》

茯神汤。治喜怒忧思悲恐惊所感，脏气不行，郁而生涎，结为饮，随气上厥，伏留阳经。心中忪悸，四肢缓弱，翕然面热，头目眩冒，如欲摇动。

人参、麦门冬去心、山药各二两　前胡、熟地黄洗，酒拌炒，各一两　枳壳去瓤，麸炒，三分　远志甘草水煮去心，姜汁拌炒，三分　白茯苓、茯神各一两半　半夏汤洗七次、黄芪炙，各一两　甘草半两

上锉散。每服四钱，流水盏半，姜五片，秫米一撮煎，食前服。

16. 姜术汤

（1）《世医得效方·卷八》

姜术汤。治虚证停饮，怔忡。

白姜生、白术、茯苓、半夏曲各半两　辣桂、甘草炙，各一分

上锉散。每服三钱，水一盏，生姜三片，红枣一枚煎，温服，不拘时候。

（2）《奇效良方·卷四十六》

姜术汤。治虚证，停饮怔忡。

白姜生、白术、茯苓去皮、夏曲各二钱　辣桂去皮、甘草炙，各半钱

上作一服，水二盅，生姜三片，红枣一枚，煎一盅，不拘时服。

17. 五苓散

《脉因证治·卷三》

五苓散。治瘦人，脐下有悸者，吐涎沫而颠眩，水也。痰饮证状或咳或喘，或呕或泄，眩晕嘈烦，忪悸慑慑，寒热疼痛，肿满挛癖，癃闭痞膈，如风如癫。

18. 五饮汤丸

《证治准绳·杂病》

《三因》云：五饮停蓄，闭于中脘，最使人惊骇，属饮家。（五饮汤丸）心胆虚怯，触事易惊，或梦寐不祥，遂致心惊胆慑，气郁生涎，涎与气搏，变生诸证，或短气悸乏，或复自汗者，并温胆汤主之。呕则以人参代竹茹。若惊悸眠多异梦随即惊觉者，宜温胆汤加酸枣仁、莲肉各一钱，以金银煎下十四友丸，或镇心丹、远志丸、酒调妙香散、琥珀养心丹、定志丸、宁志丸。卧而多惊魇，真珠母丸、独活汤。

19. 羌活导滞汤

《济阳纲目·卷七十七》

三阴里证，胸满怔忡，遍体转筋，二便闭涩或自利者，羌活导滞汤、除湿丹、导水丸、搜风顺气丸。

20. 六合定中丸

《幼科折衷秘传真本·杂方》

六合定中丸。治暑月感凉，疟疾霍乱，胸闷恶心，头疼腹痛，或吐泻寒热如虐，以及小儿发热发搐，吐乳惊悸，一切中土不和等症。

老苏梗、陈香薷、广藿香以上，各四两　炒枳壳三两　羌活二两　赤苓四两

加老姜为丸，如龙眼肉大，每服一丸。

21. 辰砂六一散

《医通祖方·益元散》

辰砂六一散。治暑月惊悸，多汗，小便涩痛。益元散一料，加辰砂一钱飞。

（四）温里剂

1. 理中丸

《伤寒论·辨霍乱病脉证并治》

霍乱，头痛、发热、身疼痛、热多欲饮水者，五苓散主之；寒多不用水者，理中丸主之。

人参　干姜　甘草炙　白术各三两

上四味，捣筛，蜜和为丸，如鸡子黄许大。以沸汤数合，和一丸，研碎，温服之，日三四、夜二服；腹中未热，益至三四丸，然不及汤。汤法：以四物依两数切，用水八升，煮取三升，去滓，温服一升，日三服。若脐上筑者，肾气动也，去术加桂四两；吐多者，去术加生姜三两；下多者还用术；悸者，加茯苓二两。

2. 理中汤

（1）《小品方·卷四》

霍乱脐上筑者，肾气动也，先治气，理中汤去术加桂。凡方加术者，以内虚也；加桂者，恐作奔豚也，理中汤方。

人参三两　甘草三两，炙　白术三两　干姜三两，炮

上四味，切，以水八升，煮取三升，去滓，温服一升，日三夜一。

若脐上筑者，肾气动也，去术加桂心四两；吐多者，去术加生姜三两；若下多者，复用术，悸者加茯苓二两；若病先时渴喜得水者，加术合前成四两半；若腹中痛者，加人参合前成四两半；若恶寒者，加干姜合前成四两半；若腹满者，去术加附子一枚，炮去皮、破六片。服汤后一食顷，饮热粥一升许，汗微出自温，勿发揭衣被也。忌海藻、菘菜、桃李、雀肉等。

（2）《严氏济生方·霍乱门》

理中汤。治过食生冷，或饮寒浆，遂成吐下，胀满，食不消，心腹痛。

人参、甘草炙、干姜炮、白术各等分

上为锉散，每服四钱，水一大盏，煎至七分，去滓，温服，不拘时候。若脐上筑者，肾气动也，去术加桂一两；吐多者，去术加生姜、半夏各半两；利多者，复用术；心悸者，加茯苓一两。

（3）《经验丹方汇编》

阴虚二疸肢冷自汗、泄利便清、脉沉迟者是阴黄；耳鸣口淡、怔忡微热、四肢无力、嗜卧、脉沉细、寒热泄白者是虚黄。皆以理中汤治之。

人参、白术各三钱半　甘草炙、干姜炮，各一两　空心煎服。

3. 加减理中汤

《仁斋直指方论（附补遗）·卷十三》

加减理中汤。人参　白术　干姜　甘草（炙，各等分）……若悸多，加茯苓一两。

4. 小建中汤

《金匮玉函经》

伤寒，二三日，心中悸而烦，小建中汤主之。

桂枝去皮，三两　甘草炙，二两　大枣擘，十二枚　芍药六两　生姜切，三两　胶饴一升

上六味，以水七升，煮取三升，去滓，内饴，更上微火消解。温服一升，日三服。呕家不可用建中汤，以甜故也。

心悸

5. 桂枝甘草汤

《金匮玉函经·卷二》

发汗过多，其人叉手自冒心，心下悸，欲得按者，桂枝甘草汤主之。

桂枝四两，去皮　甘草二两，炙

上二味，以水三升，煮取一升，去滓，顿服。

6. 龙骨汤

《小品方·卷三》

龙骨汤。治梦失精，诸脉浮动，心悸少急，隐处寒，目眶疼，头发脱者，常七日许一剂，至良方。

龙骨、甘草炙，各二分　牡蛎三分，熬　桂心、芍药各四分　大枣四枚，擘　生姜五分

上七味，切，以水四升，煮取一升半，分再服。

7. 九痛丸

《小品方·卷五》

九痛丸。主九种心痛。一虫心痛，二注心痛，三风心痛，四悸心痛，五食心痛，六饮心痛，七冷心痛，八热心痛，九生来心痛，方悉主之。并治冷肿上气，落马堕车方。

附子二两　巴豆仁一两　生狼毒一两，炙令极香　人参一两　干姜一两　吴茱萸一两

六味，蜜和，空腹服如梧子三丸。卒中恶腹痛，口不言，二日一服。连年积冷，流注心胸者，亦服之，好好将息，神验。

8. 范汪大茱萸丸

《外台秘要·卷七》

范汪大茱萸丸。疗心腹寒疝，胸中有逆气，时上抢心痛，烦满不得卧，面目恶风，悸掉，惕惕时惊，不欲饮食而呕，变发寒热方。

吴茱萸半升　细辛、芍药、柴胡一方用前胡、旋覆花、黄芩、紫菀、人参、白术、茯苓、干姜、桂心、附子炮、甘草炙、半夏洗、当归各半两

上十六味，捣筛，以蜜和为丸，如梧子。先食服三丸，日三，不知稍加。忌生葱、羊肉、饧、酢物、桃、李、雀肉、猪肉、生菜、海藻、菘菜，除此更无所忌。（一方有蜀椒、无桂心，又一方有干地黄、无黄芩，《深师》同，出第十四卷中）

9. 龙齿丹

《严氏济生方·惊悸怔忡健忘门》

龙齿丹。治心血虚寒，怔忡不已，痰多恍惚。

龙齿、附子炮，去皮脐，切片，姜汁浸一宿、远志去心，甘草煮、酸枣仁炒，去壳，别研、当归去芦，酒浸、官桂去皮，不见火、琥珀别研、南星锉，姜汁浸一宿，各一两、木香不见火、紫石英煅，醋淬七遍、沉香别研、熟地黄酒蒸，焙，各半两

上为细末，炼蜜为丸，如梧桐子大，朱砂为衣，每服五十丸，用枣汤送下，不拘时候。

10. 吴茱萸汤

《普济方·卷二百四十八》

吴茱萸汤出《圣惠方》。治寒疝、腰腹痛，胸中冷气上抢，心胁支满，不得卧，面目痛，风寒悸悼多惊，不能食，食已即呕，寒热往来。

吴茱萸浸七次焙干微炒、半夏浸七次去滑、姜炮制锉、人参去芦头、当归锉碎微炒、赤芍药各三分　细辛、紫菀去苗土、附子炮裂去皮、熟干地黄、前胡去芦头、赤茯苓、白术、桂心、木香各一两　甘草炙微锉、旋覆花各半两　诃黎勒一两半，用皮

上为末，炼蜜和捣三二百杵，丸如梧桐子大，不拘时，生姜汤下二十丸。

11. 麻黄散

《奇效良方·卷一》

麻黄散。治心脏中风，虚寒颤，心惊掣悸，语声混浊，口歪冒昧，好笑，并宜服之。

麻黄去节，一钱　白术一钱　防风去芦，一钱　川芎一钱　甘草炙，一钱　汉防己一钱　当归一钱，去芦　人参一钱，去芦　羌活一钱半，去芦　远志一钱半，去心　川升麻八分　桂心半钱　茯神一钱半，去木

上作一服，水二盏，生姜五片，煎至一盏，入竹沥半盏，再煎一二沸，不拘时服。

12. 白芷暖宫丸

《女科证治准绳·卷一》

白芷暖宫丸。暖血海，实冲任。治子宫虚弱，风寒客滞，断绪不成孕育，及数坠胎；或带下赤白，漏下五色，虚眩少气，胸腹满痛，心下烦悸，自汗，下血过多。

禹余粮制，一两　干姜炮、芍药、白芷、川椒制、阿胶粉炒、艾叶制、川芎各七钱半

上为细末，蜜丸梧子大。每服四十丸，米饮、温酒、醋汤任下。

（五）安神剂

1. 狄心汤

《刘涓子鬼遗方·卷二》

治金疮惊悸，心中满满如车所惊悸，狄心汤方。

狄心一具　人参　桂心　甘草炙　干地黄　桔梗　石膏末　芎䓖　当归二两

上九味，细切锉，诸药㕮咀，先以水二斗煮心，取汁八升，纳诸药，煮取一升，一服八合，一日令尽。

2. 大定心汤

《备急千金要方·卷十四》

大定心汤。治心气虚悸，恍惚多忘，或梦惊魇志少不足方。

人参、茯苓、茯神、远志、赤石脂、龙骨、干姜、当归、甘草、白术、芍药、桂心、紫菀、防风各二两　大枣二十枚

上十五味，㕮咀，以水一斗二升煮取三升半，分五服，日三夜二。

3. 大镇心散

《备急千金要方·卷十四》

大镇心散。治心虚惊悸，梦寐恐畏方。

紫石英、茯苓、防风、人参、甘草、泽泻各八分　黄芪、白术、薯蓣、秦艽、白蔹各六分
麦门冬、当归各五分　桔梗、大豆黄卷、柏子仁、桂心、远志、大黄、石膏各四分　干姜、蜀椒、
芍药、细辛各三分

上二十四味治，下筛，酒服三方寸匕，日三。（一方无紫石英、茯苓、泽泻、干姜，有大枣四分，
蜜丸如梧子大，酒下十五丸。

4. 大镇心丸

《御药院方·卷十一》

大镇心丸。治小儿精神不爽，寝寐多惊，心忪恐悸，四肢战掉，举动欲倒，状类暗风，或
烦躁而多啼。退惊风，化痰壅，壮心气，益精神。

生犀角镑，末、铁粉研，各一两　羚羊角镑，末、龟甲镑，末、赤箭各半两　牛黄研、茯神去木、
远志去心、真珠末研、人参、桂去粗皮、蛇蜕皮炙，令焦黄、天竺黄研、龙脑各一分，研　麝香研、
菖蒲各半两　丹砂研，半分　金箔研、银铂研，各五十片

上一十九味，捣研为末，炼蜜和丸，如梧桐子大。每服一丸至二丸，食后临卧，薄荷汤化
下，更量大小加减。

5. 小镇心散

《备急千金要方·卷十四》

小镇心散。治心气不足，虚悸恐畏，悲思恍惚，心神不定惕惕然惊者方。

人参、白术、远志、附子、桂心、黄芪、细辛、干姜、干地黄、赤小豆、龙齿、防风、菖
蒲各二两　茯苓四两

上十四味治，下筛，酒服二方寸匕，日三。

6. 小镇心丸

《备急千金要方·卷十四》

小镇心丸。治心气少弱，惊虚振悸，胸中逆气，魇梦参错谬忘恍惚方。

紫石英、朱砂、茯神、银屑、雄黄、菖蒲、人参、桔梗、干姜、远志、甘草、当归、桂心各
二两　防风、防己、细辛、铁精各一两

上十七味为末，蜜丸，如大豆，饮服十丸，日三，加至二十丸。（一方有茯苓二分，为十八味）

7. 镇心丸

（1）《备急千金要方·卷十四》

镇心丸。治男子妇人虚损，梦寤惊悸或失精神，妇人赤白注漏或月水不利，风邪鬼疰，寒
热往来，腹中积聚，忧恚结气诸病方。

紫石英、茯苓、菖蒲、肉苁蓉、麦门冬、远志、大黄、当归、细辛、大豆黄卷、卷柏、干姜各五分　人参、丹参、防风、秦艽、泽泻各六分　柏子仁、芍药、石膏各三分　乌头、桂心、桔梗、甘草、薯蓣、前胡、白蔹、铁精、银屑、牛黄各二分　白术、半夏各三分　䗪虫十二枚　干地黄十二分　大枣五十枚

上三十五味为末，蜜枣和捣五千杵，丸如梧子，酒服五丸，日三，加至二十丸。（一本无豆卷、大枣）

（2）《圣济总录·卷四十三》

治心虚惊悸，或因忧虑，神气不安，镇心丸方。

茯神去木、人参、甘草炙，锉、龙齿各一两半　升麻、枳壳去瓤，麸炒，各一两　银箔二百片　麦门冬去心，焙，二两

上八味，捣罗为末，炼蜜和丸，如梧桐子大。每服十五丸至二十丸，米饮下，早晚食后服。

（3）《御药院方·卷六》

镇心丸。治心气不足，志意不定，精神恍惚，语言错妄，怔悸烦乱，愁忧惨戚，喜惊多恐，健忘少睡，夜多异梦，寤即惊魇，或发狂眩暴不知人，并宜服之。

预知子去皮、人参去芦头、白茯苓去皮、远志去心、石菖蒲、山药、枸杞子拣净、黄精蒸熟、柏子仁、地骨皮去土、茯神去木、朱砂飞研，各等分

上件为细末。炼蜜为丸，每两作二十丸，更以朱砂为衣。每服丸，细嚼，人参汤下，不计时候。

8. 紫石英汤

《千金翼方·卷十二》

紫石英汤。主心虚惊悸、寒热、百病，令人肥健方。

紫石英十两　白石英十两　白石脂三十两　赤石脂三十两　干姜三十两

上五味吹咀，皆完，用二石英各取一两，石脂等三味各取三两，以水三升合，以微火煎，宿勿食，分为四服，日三夜一。服后午时乃食。日日依前，秤取昨日药乃置新药中共煮，乃至药尽，常然。水数一准，新药尽讫，常添水去滓，服之满四十日止。忌酒肉。药水皆用大升秤取，汁亦用大升。服汤讫即行，勿住坐卧，须令药力遍身，百脉中行。若大冷者，春秋各四十九日服，令疾退尽，极须澄清服之。

9. 紫石英散

《太平圣惠方·卷四》

治心脏风虚，惊悸失志，或瞶恚悲愁，志意不乐，惕惕若惊怖，宜服紫石英散方。

紫石英一（半）两，细研，水飞过　防风三分，去芦头　朱砂，一两，细研如粉　龙骨一两　人参二（三）分，去芦头　细辛三分　甘草半两，炙微赤，锉　羚羊角屑三分　远志三分，去心　白鲜皮一两　白茯苓二两半　熟干地黄一两　铁精二两，细研如粉　牛黄一分，细研

上件药，捣筛为散，入研了药令匀。每服不计时候，煎枣汤调下一钱。

10. 大酸枣汤

《千金翼方·卷十八》

大酸枣汤。主虚劳烦悸，奔气在胸中，不得眠方。

酸枣仁五升　人参、茯苓、生姜切、芎䓖、桂心各二两　甘草炙，一两半

上七味，㕮咀。以水一斗二升，煮枣仁取七升，去滓，纳诸药，煮取三升，分三服。

11. 龙齿散

《太平圣惠方·卷四》

治心脏风虚，惊悸失常，或喜或怒，神思不安，宜服龙齿散方。

龙齿一两　远志半两，去心　茯神一两　防风半两，去芦头　甘草半两，炙微赤，锉　人参三分，去芦头　麦门冬三分，去心　羚羊角屑三分

上件药，捣粗罗为散。每服三钱，以水一中盏，入生姜半分，枣三枚，煎至六分。去滓，不计时候温服。

12. 茯神散

《太平圣惠方·卷四》

治心风恍惚妄语，有所见闻，心悸，志意不定，宜服茯神散方。

茯神一两　人参一两，去芦头　赤小豆半两　菖蒲三分　龙骨角一两　犀角屑一两　铁粉半两，研　金箔三十片，研

上件药，捣细罗为散，入研了药，令匀。每服不计时候，以金银汤放温，调下一钱。

13. 茯神汤

（1）《圣济总录·卷一十九》

治心痹神思昏塞，四肢不利，胸中烦闷，时复恐悸，茯神汤方。

茯神去木、羌活去芦头、龙齿、麦门冬去心，焙、麻黄去根节，各一两　蔓荆实、人参、薏苡仁、防风去叉、远志去心、犀角屑各三分　赤芍药、甘草微炙，各半两

上一十三味，粗捣筛。每服三钱匕，水一盏，生姜五片，同煎至七分，去滓温服，不计时候。

（2）《怪证奇方·卷下》

怔忡多忘，魇梦不已，茯神汤下。

14. 茯神丸

《圣济总录·卷四十三》

治心脏虚热，惊悸心忪，虚乏气短，睡卧不安。茯神丸方。

茯神去木，二两　人参、麦门冬去心，焙、龙齿、防风去叉、云母粉各一两半　犀角镑、黄芩去黑心、薏苡仁各二两

上九味，捣罗为末，炼蜜丸如绿豆大。每服食后，米饮下十五丸，至二十丸。

15. 檀香丸

《圣济总录·卷四十三》

治心常怔悸，恐惧多忘，檀香丸方。

檀香三两　菖蒲、犀角镑、天竺黄研、生干地黄焙、苏合香油各一两　桂去粗皮、甘草炙、白茯苓去黑皮，各三两半　人参、远志去心、麦门冬去心，各一两半

上一十二味，除苏合香油外，为末，以苏合香油同少酒，化入炼蜜，丸如樱桃大。食后含化一丸。

16. 平补镇心丹

《太平惠民和剂局方·卷五》

平补镇心丹。治丈夫、妇人心气不足，志意不定，神情恍惚，夜多异梦，怔悸烦郁，及肾气伤败，血少气多，四肢倦怠，足胫酸疼，睡卧不隐，梦寐遗精，时有白浊，渐至羸瘦。

酸枣仁去皮、隔纸炒，二钱半　车前子去土、碾破、白茯苓去皮、五味子去枝梗、肉桂去粗皮，不见火、麦门冬去心、茯神去皮，各一两二钱半　天门冬去心、龙齿、熟地黄洗，酒蒸、山药姜汁制，各一两半　人参去芦，半两　朱砂细研为衣，半两　远志去心　甘草炙，一两半

上为末，炼蜜丸，如梧桐子大。每服三十丸，空心，饭饮下，温酒亦得，加至五十丸。常服益精髓，养气血，悦色驻颜。

17. 宁志膏

《太平惠民和剂局方·卷五》

宁志膏。治心脏亏虚，神志不守，恐怖惊惕，常多恍惚，易于健忘，睡卧不宁，梦涉危险，一切心疾，并皆治之。

酸枣仁微炒，去皮、人参各一两　辰砂研细，水飞，半两　乳香以乳钵坐水盆中研，一分

上四味研和停，炼蜜丸，如弹子大。每服一粒，温酒化下，枣汤亦得，空心临卧服。

18. 定志丸

（1）《太平惠民和剂局方·卷五》

定志丸。治心气不定，五脏不足，恍惚振悸，忧愁悲伤，差错谬忘，梦寐惊魇，恐怖不宁，喜怒无时，朝瘥暮剧，暮瘥朝剧，或发狂眩，并宜服之。

远志去苗及心、菖蒲各二两　人参、白茯苓去皮，各三两

上为细末，炼蜜丸，如梧桐子大，朱砂为衣。每服七丸，加至二十丸，温米饮下，食后，临卧，日三服。常服益心强志，令人不忘。

（2）《杨氏家藏方·卷第十》

定志丸。治怔忪健忘，精神恍惚，睡卧不宁，一切心疾。

人参去芦头　白茯苓去皮　石菖蒲　远志去心　龙齿　酸枣仁微炒　铁粉别研　麦门冬去心，焙干　朱砂飞过　乳香别研　麝香别研　琥珀别研

上件各等分为细末，次入朱砂、铁粉同研匀，绞生地黄汁，浸蒸饼为丸如梧桐子大，别用

朱砂为衣。每服二十丸，温熟水送下，食后、临卧。

19. 百枝膏

《杨氏家藏方·卷十七》

百枝膏。治小儿禀赋怯弱，易感惊邪，心神恍惚，眠睡不安。常服安心神，压惊悸。

人参去芦头、防风去芦头、天麻三味各一两　麦门冬汤浸去心，焙干称、白附子炮、白僵蚕炒去丝嘴、羌活去芦头、石菖蒲、五味各半两　朱砂二钱，别研　麝香一钱，别研

上件为细末，次入朱砂、麝香研匀，炼蜜为丸，每一两作四十丸。每服一丸，温荆芥汤化下，食后，临卧。

20. 辰砂茯神散

《叶氏录验方·中卷》

辰砂茯神散。治心间有气，邪热在内，精神恍惚，忘误怔忪，眠睡不稳，五心烦热，饮食不美，肢体昏倦。

辰砂半两，细研如粉　人参半两　茯神半两，去黑皮秤　白僵蚕一两，洗炒　远志一分，去心秤　犀角屑一分　牙硝一分，别研细　甘草一分，炙微赤

上件为细末，每服二钱，用薄荷煎汤调下，食后，临卧，日三服。

21. 七宝丹

《叶氏录验方·中卷》

七宝丹。大镇心，养真血，安神魄。治血虚气结，惊悸不宁。

当归一两，洗焙　芎䓖半两，洗　桂心半两，去皮　石菖蒲半两，去毛　茯神一两　远志肉半两，汤泡姜汁浸炒　人参一两，去须　柏子仁半两，研　酸枣仁半两，去皮净，微炒，以上修事为末　琥珀半两　真血竭半两　没药半两　朱砂一两　麝香肉一钱，以上细研

上为末，炼蜜和熟枣肉熬成膏，和药为丸，如梧桐子大。每服五六十丸。枣汤下，不拘时候。

22. 龙齿汤

《叶氏录验方·中卷》

龙齿汤。治心怔惊悸，常怀忧虑，神思昏昧，如人将捕状，小便赤少，或多，或浊，宜服李尧卿传。

人参去芦头、甘草炙、枳壳去瓤，麸炒、龙齿研、北桔梗以上各一两半　半夏二两，汤泡七次　黄芪炙　茯神一两　白茯苓一两半　远志去心，一两半　当归一两半　官桂二两半

上为末，每服三钱。水一盏半，生姜三片，枣子一个，粳米百粒，同煎七分，食前服。

23. 育神散

《叶氏录验方·中卷》

育神散。治心气不宁，二三十年不可者皆治，或虚弱多惊，神色昏愦，怔忪健忘，或言语无节，有类癫邪，或心志不定，小便白浊，饮食无味。

白茯苓、茯神白者、人参去须、远志去心，焙干秤、龙骨令研如粉，临时和入、赤石脂令研如粉，临时和入、干姜炮、当归净洗、白术切、红芍药、桂心去粗皮，不见火，临时入、紫菀茸净洗、防风、甘草炙，各等分　川乌炮，去皮脐，各半　没药一分　乳香一分　安息香一分　麝香一钱，研

上为细末，相和令匀，将安息香用无灰酒熬成膏，搜为丸，如龙眼大，用辰砂细研为衣。每服一丸，人参酒下，食后，或不拘时候服。如风气攻作，用防风煎汤下，或茶亦得。

24. 琥珀安神丸

《叶氏录验方·中卷》

琥珀安神丸。治心气不和，肢体麻痹，心忪惊慌，饮食无味，或耳内虚鸣，常服镇心安神。

木香　琥珀不见火，别研　人参　五灵脂拣净　沉香二钱半

上为细末，肉枣灯心煮去皮，取肉为丸，如梧桐子大。每服四十粒至五十粒，枣汤吞下，空心，日午服。

25. 枣仁圆

《活人事证方后集·卷二》

枣仁圆。治心气不足，恍惚健忘，睡卧不宁，梦寐危栄，心忪如人捕。张承节累用有效。

酸枣仁炒，去皮　黑豆炒，去皮

上等分为细末，炼蜜为丸，如梧桐子大，朱砂少许为衣，每服三十圆。日午、临卧，熟水或人参汤送下。

26. 无名方

《妇人大全良方·卷十九》

《经效》疗产后心虚忪悸，志意不定，烦躁恍惚。

茯神、当归、黄芩、麦门冬去心、甘草、人参、芍药、酸枣仁、白鲜皮各三两　大枣七个

上为粗末，水二升，煮取七合，去滓温服。

27. 酸枣仁丸

《校注妇人良方·卷三》

酸枣仁丸。治胆气实热，不得睡卧，神思不安，惊悸怔忡。

茯神去木、酸枣仁炒、远志去心、柏子仁炒、防风各一两　枳壳麸炒，半两　生地黄杵膏，半两　青竹茹二钱五分

上为末，炼蜜丸桐子大。每服七八十丸，滚汤下。

28. 平补镇心丹

《校注妇人良方·卷二十四》

平补镇心丹。治心血不足，时或心忡惊悸，梦如高坠，常服安心肾，益荣卫。

朱砂细研，半两，为衣　人参五钱　龙齿一两五钱　白茯苓、五味子炒、车前子炒、茯神、麦门冬去心，杵膏、肉桂各一两二钱半　远志去心、甘草制、天门冬去心，杵膏、山药制，各一两五钱　酸枣仁去皮尖，二钱半　熟地黄酒蒸，五钱，杵膏

上为末，蜜丸桐子大。每服三十丸，空心温酒下。

29. 平补镇心丸

《郑氏家传女科万金方·产后门》

产后惊悸，精神恍惚，夜卧不宁，此症心血少故也，宜服平补镇心丸主之，或加味温胆汤。

茯神　五味　车前子　远志　麦冬　姜制　山药　官桂　天冬　熟地　人参　龙齿　枣仁

朱砂为衣，蜜丸。空心服。

加味温胆汤：枣仁　远志　茯神　人参　熟地　五味　煎服。

30. 排风汤

《严氏济生方·惊悸怔忡健忘门》

排风汤。治风虚冷湿闭塞诸经，令人怔忡，宜加炒酸枣仁煎。

31. 加味定志丸

《仁斋直指方论（附补遗）·卷十一》

加味定志丸。治痰迷心膈，惊悸怔忡。

远志去心，二两　人参一两　菖蒲二两　白茯苓三两　琥珀、郁金各五钱

上为细末，炼蜜丸如梧子大，朱砂为衣，每服二十丸，米汤下。

32. 朱雀丸

《仁斋直指方论（附补遗）·卷十一》

朱雀丸。治心病怔忪不止。

白茯神二两，净　沉香半两

上细末，炼蜜丸小豆大。每三十丸，人参煎汤下。

33. 人参远志丸

《御药院方·卷六》

人参远志丸。治心气不安，惊悸恍惚，神思不宁。

人参去芦　远志去心，半钱　黄芪半两　酸枣仁半两　桂二钱半　桔梗炒黄，二钱半　丹砂二钱半　天门冬七钱半　菖蒲七钱　白茯苓去皮，七钱半

上为细末，蜜为丸，如豆大。每服二十丸，米饮下，加至三十丸，下不拘时候。

34. 牛黄铁粉丸

《御药院方·卷六》

牛黄铁粉丸。镇定心气，止惊悸不宁。

牛黄研，二钱半　铁粉研、紫石英研、白石英研、酸枣仁炒、茯神去木、陈皮去白、人参去芦头，各一两

上为细末。入研者匀，白面糊和丸，如梧桐子大。每服五十丸，煎人参汤下，食前服。

35. 丹砂镇心丸

《御药院方·卷十一》

丹砂镇心丸。治小儿心神不宁，有时惊悸、目睛偏视、痰涎不利，甚则瘛疭。服之安镇心神，罢惊止搐。

朱砂一两，飞研　牛黄一钱　生龙脑、麝香各一钱　铅白霜二钱　天竺黄二钱，以上各细研　天麻明大者，二两　人参半两　茯苓半两，白者，去黑皮　甘草炙，半两

上一十味为细末，与研药同研匀细，炼蜜和丸，如鸡头实大。每服一丸，煎金银薄荷汤化下。

36. 小定志丸

《世医得效方·卷九》

小定志丸。治心气不定，五脏不足，甚者忧忧愁愁不乐，忽忽喜忘，朝瘥暮剧，暮瘥朝发。及因事有所大惊，梦寐不祥，登高履险，致神魂不安，惊悸恐怯。

菖蒲炒、远志去心，姜汁淹，各二两　茯苓、茯神、参各三两　辰砂一两，为衣

上为末，炼蜜丸如梧桐子大。每服五十丸，米汤下。一方，去茯神，名开心散。每服二钱匕，不以时服。

37. 朱砂安神丸

（1）《脉因证治·卷二》

朱砂安神丸。治心神烦乱怔忡，兀兀欲吐，胸中气乱而热，似懊侬状，皆是膈上血中伏火。

朱砂一钱，研　黄连一钱半，酒制　炙甘草五分　生地五钱　当归半钱

饼丸，津下。如心痞，食入反出，加煨大黄，除地黄。

（2）《丹溪心法·卷四》

真觉心跳者是血少，四物、朱砂安神之类。入方。治劳役心跳大虚证。

朱砂　归身　白芍　侧柏叶炒，五钱　川芎、陈皮、甘草各二钱　黄连炒，一钱半

上为末，猪心血丸服。

（3）《女科撮要·卷下》

朱砂安神丸。治产后血晕、心神惊悸等症。

朱砂飞过，五钱　生地黄一钱半　黄连酒洗，六钱　甘草炙，五分　当归一钱五分

上为末，饭糊为丸，每服十五丸。

（4）《保婴撮要·卷八》

朱砂安神丸。治心疳怔忡，心中痞闷。

朱砂四钱　黄连、生地黄各半两　生甘草二钱半　兰香叶二钱，烧灰　铜青、轻粉各五分

上为末，干敷上。

（5）《医学入门·外集》

胎惊心中怔忡，睡卧不宁，热者朱砂安神丸；虚者定志丸。余可类推。

（6）《仁术便览·卷三》

朱砂安神丸。治心烦懊恼，心乱怔忡，胸中气乱，心中痞闷，食入反吐出。

朱砂四钱，研　黄连末五钱　生甘草二钱半

上为末，蒸饼丸如黄米大。每十丸，唾津咽下。

（7）《医学原理·卷九》

如因惊悸而致者，当安神为主，宜朱砂安神丸为主加减。

（8）《杂病广要·脏腑类》

真觉心跳者是血少，四物、朱砂安神之类。丹溪曰：心气虚怯之人，怔忡或烦乱，或健忘，或失心后神痴不清，辰砂安神。又朱砂丸，治劳役心跳，于本方去地黄，加芍药、侧柏叶、川芎、陈皮。

38. 辰砂安神丸

《医学纲目·卷四》

治心烦欲吐，怔忪不安卧，以辰砂安神丸，如米大，津液下十余丸，此近而奇偶，制小其服也（心肺在上为近。剂小者，不令下行故也）。

39. 镇心丹

《医学纲目·卷二十五》

镇心丹。治惊悸自汗，心烦短气，喜怒悲恶，悉不自知，忘魂失魄，状若神灵所凭，及男子遗泄，女子带下。

辰砂研、白矾煅汁尽，各等分

上为末，水丸如鸡头大。每服一丸，煎人参汤下，食后服。

40. 惊气丸

《普济方·卷十六》

惊气丸出《卫生家宝方》。治忧愁思虑，喜怒不常，或因惊怕而伤心，或因思虑而神损，或心忪恍惚，或手足不仁，身热自汗，腰背引痛，嗜卧少力，举动多惊，饮食无味，及治产后中风、一切惊病。

41. 救命丹

《普济方·卷十六》

救命丹出《卫生家宝方》。治心虚气短，神志不宁，或多惊悸，语言颠错。

辰砂一两，有墙壁者细研　獖猪血四两

上用水一斗，同置于银石器中，用炭火煮至一升，放冷，别用清水荡去猪血令净，渗朱砂干，以桃胶丸如麻子大，每服十丸，用去心麦门冬煎汤，下四五丸，服立效。

42. 宁心丹

《普济方·卷十八》

宁心丹出《卫生家宝方》。治思虑悲忧伤心，惊悸怔忪，睡卧不宁。

人参一两　茯神一两　朱砂细研、乳香细研、白附子微炮,各半两　雄黄一分　紫石英一分　真朱末一分,细研　桃奴一分　脑子半钱,细研　麝香一钱,细研　金箔五十片,研入药

上为末,酒煮半夏糊为丸,如鸡头大。别以金箔为衣,每服一丸,先用灯心汤浸,至睡时,磨化,暖水温服。小儿半丸。

43. 定心丸

《普济方·卷一百二》

方定心丸。治心虚忧悲不乐,惊悸心忪,恍惚忘误,神情不宁。

茯苓去黑皮、茯神去木,各一两　琥珀另研、龙齿、阿胶炙令燥、牛黄锉研、珍珠别研、犀角锉、龙脑别研、麝香别研,各半两　天南星牛胆内匮者、甘草炙锉,各一两半　远志去心,一分　金箔三十片,为衣　银箔三十片,研入药　菖蒲、酸枣仁炒、天竺黄别研、人参各三分　丹砂别研,四两　龙胆半分　雄黄别研,二两　苏合香二两　安息香二两,同苏合香以酒一大盏,研化澄去砂脚,熬成膏

上除别研外,捣罗为末,和匀,以安息香膏同炼蜜为丸,如鸡头大,每服一丸,麝香汤化下,早晚食后临卧服。

44. 远志丸

(1)《奇效良方·卷四十六》

远志丸。治因事有所大惊,梦寐不祥,登高涉险,神魂不安,惊悸恐怯。

远志去心,姜汁制、石菖蒲各二两　茯神去皮木、白茯苓去皮、参去芦、龙齿各一两

上为细末,炼蜜和丸,如梧桐子大,朱砂为衣,每服七十丸,用白汤送下,食后临卧服。

(2)《女科证治准绳·卷五》

远志丸。治产后脏虚不足,心神惊悸,志意不安,腹中急痛,或时怕怖,夜卧不安。

远志、麦门冬各去心、黄芪、当归炒、人参、白术、独活各去芦、白茯苓去皮、桂心、柏子仁、石菖蒲、熟干地黄、山茱萸、钟乳粉、阿胶碎、炒,各一两

上为细末,炼蜜和捣五七百下,丸如梧桐子大。每服三十丸,温酒送下,不拘时候,日进二服。

45. 大圣散

《奇效良方·卷六十三》

大圣散。治妊娠怔悸,睡里多惊,腹胁膨胀,坐卧不宁。

白茯苓去皮、麦门冬去心、黄芪去芦,蜜炙、当归去芦,酒浸、川芎各一钱半　木香不见火、人参、甘草炙,各一钱

上作一服,水二盏,生姜五片,煎至一盏,不拘时服。

46. 宁心膏

《奇效良方·卷六十四》

宁心膏。治小儿惊悸不宁,心经有热,多啼,安神定志。

人参、白术、茯神、茯苓、山药、羌活、甘草各一两　朱砂二两　片脑一钱　麝香少许　金箔

二十片，为衣

上为细末，炼蜜为丸，如芡实大，每服半丸，用薄荷汤无时化下。

47. 定志丸

《医学正传·卷五》

定志丸。治心气不足，恍惚多忘，及怔忡惊悸等证。

人参、白茯苓各三钱　远志去心、石菖蒲各二两

上为细末，炼蜜为丸，如梧桐子大，朱砂为衣，每服五十丸，食后白汤下。

48. 无名方

《医学正传·卷五》

祖传方治忧愁思虑伤心，令人惕然心跳动，惊悸不安之证。

川归酒洗用身、生地黄酒洗、远志去心、茯神各五钱　石菖蒲九节、黄连各二钱五分　牛黄一钱，另研　辰砂二钱，另研　金箔十五片

上以前六味研细，入牛黄、辰砂二味末子，猪心血丸如黍米大，金箔为衣，每服五十丸，煎灯心汤送下。

49. 茯苓散

《医学正传·卷七》

茯苓散。治产后心虚，怔忡不定，言语错乱。

人参、甘草、山药、当归各一钱　远志、茯苓、桂心、麦门冬各半钱

上细切，作一服，加生姜三片，大枣一枚，水一盏半，煎至一盏，去渣温服。

50. 安神丸

（1）《苍生司命·卷五》

安神丸。治忧愁思虑伤心，惊悸善忘，夜不安卧。

黄连、朱砂各一两　当归、生地、炙甘草各五钱

上末，米糊丸。

（2）《苍生司命·卷七》

怔忡者，心中惕惕不安，如人将捕之状，无时而作者是也。惊悸者，善恐怖，蓦然跳跃惊动，有时而作者是也。尤当分虚实治之。健忘、怔忡者，纯主不足，惊悸则不足中之有余也。

治健忘、怔忡者多主心血不足，精神亏欠，皆用四物汤、安神丸、八味定志丸、归脾汤、天王补心丹，随证加减。

（3）《古今医统大全·卷八十八》

安神丸。治小儿惊悸渴闷，脉实面红，颊赤口燥。

麦门冬、马牙硝、白茯苓、山药、寒水石各半两　朱砂一两　甘草半两　龙脑一字

上为末，炼蜜为丸，如鸡头子大，每服半丸，沙糖水下。

（4）《幼幼集成·卷四》

神不安而啼者，睡中惊悸，抱母大哭，面色紫黑，盖神虚惊悸。宜安神丸定其心志。

（5）《幼科证治准绳·集二》

安神丸。治小儿惊悸，热渴心闷，脉实面红，颊赤口燥。

麦门冬、马牙硝、白茯苓、山药、寒水石各半两　朱砂一两　甘草半两　龙脑一字

上为末，炼蜜丸，如鸡头大。每服半丸，砂糖水下。

（6）《大方脉·伤寒杂病医方》

安神丸。治心热胆弱，怔忡惊悸。

黄连一两　当归、生地各五钱　甘草三钱

研末，面糊为小丸，朱砂滚衣。临卧，盐汤，每下二钱。

51. 驻阳小丹

《韩氏医通·卷下》

驻阳小丹炼法此本古方，主乌须不验。方外一衲，因予小惠，报以炼法。

茯神四两，去心　赤石脂火煅存性，四两　辰砂水飞，二两　乳香二两，灯心研　川椒二两，净，以炭烧黄土地至通红，扫净，置椒于上，以瓦缶掩之，令为出汗

上五味，为细末，以人乳和稀剂，入鹅、鸭蛋壳内，糊封完固，加以绛袋，令体洁妇人带于胸乳之间，四十九日，日夕不离，取出干透则成，否则坏。再研，用枣肉和为丸绿豆大。每日空心人乳送下，或人参、麦门冬汤代之，卧时酒下亦可。凡心血不足，怔忡、健忘等疾皆宜。

52. 养心汤

《保婴撮要·卷三》

养心汤。治心血虚怯惊痫，或惊悸怔忡，盗汗无寐，发热烦躁。

黄芪、白茯苓、茯神、半夏曲、当归、川芎、辣桂、柏子仁、酸枣仁、五味子、人参各三钱
甘草炒，四钱

上每服一二钱，姜枣水煎。

53. 活人酸枣仁汤

《保婴撮要·卷二十》

活人酸枣仁汤。治痘疹虚烦，惊悸不得眠。

酸枣仁炒、甘草炙、知母炒、白茯苓、麦门冬去心、川芎、干姜炒，各三分

上水煎温服，儿大倍之。

54. 六味地黄丸

《保婴金镜录·面部见色主症》

若惊悸倦怠，属肝经血虚，用六味地黄丸。

55. 柏子养心丸

《扶寿精方·诸虚门》

柏子养心丸。

柏子仁水洗净，略蒸晒干，去壳，四两，北京有净仁卖　生地黄水洗，次入酒浸蒸一时，晒一日，又酒拌如前蒸晒共五次，二两　枸杞水洗净，三两，晒干　玄参坚黑者，水洗，二两　麦门冬水润，去心、白茯神去皮木、当归酒洗，各一两　石菖蒲去尾洗净、甘草各五钱，如心神不宁，多惧少睡加酸枣仁，水润去红皮

健忘加远志，水润去木，甘草煎汤浸一宿，如志一两则草用五钱。

上为细末，除柏子、地黄，石臼捣如泥，余末加炼蜜丸梧桐子大，每服四五十丸，临睡白汤下，宁心保神，益血固精，祛烦热，除惊悸，长聪明，久服令人不忘。

56. 抱龙丸

《扶寿精方·小儿门》

抱龙丸。

南星汤泡，去皮脐，锉片，微炒为末，入黑黄牛胆中，悬风处阴干，春夏五钱，秋冬六钱　白茯苓去皮、山药各三钱　天竺黄、雄黄水飞，另研、琥珀猪胆浸一宿，火焙研，各一钱五分　麝一分　朱砂水飞，另研为衣

上为细末，腊月取雪，新坛盛埋土中，合药取一碗，甘草三钱，煎汁为丸。如无雪水，新汲水亦可。和匀如芡实大，阴干，葱头、薄荷汤任下。痰嗽，姜汤下。痘疹见形，白汤下。悸不安，灯心汤下。

57. 加味宁志丸

《扶寿精方·诸虚门》

加味宁志丸。治虚惫精神恍惚，心思昏愦，气不足，健忘怔忡。

白茯苓去皮　人参　远志甘草煎汤浸软，去木　菖蒲十九节者，米泔浸　黄连去毛　酸枣仁水浸，去仁皮　柏子仁如法去壳，一两　当归酒洗、生地黄酒洗，各八钱　木香四钱，不用火　朱砂研，水飞，一两二钱，半入药半为衣

上为末，炼蜜丸，绿豆大，半饥时，用麦门冬去心，煎汤下五六十丸。

58. 大圣散

《广嗣纪要·卷十三》

妊娠胎惊者，七八月以后，胎形既成，或因气闷，或因喧呼，心神脉乱，致令子惊，使母心神怔悸，睡里多惊，坐卧不宁，气急逼迫，宜服大圣散，保安胎孕，子母无虞。

白茯苓、川芎、麦冬、炙草、当归、木香、人参、炙芪等分

上㕮咀，每服七钱，水钟半，姜三片，煎服。

59. 天王补心丹

（1）《养生四要·卷四》

天王补心丹。

熟地黄、白茯苓、人参、远志去心，甘草水煎、石菖蒲、玄参、柏子仁去壳、天冬去心、麦冬去心、丹参、酸枣仁去壳，炒、炙甘草、归身酒洗、杜仲去皮，姜汁炒，断丝取末、五味各一两

上十五味，共为末，炼蜜杵为丸，如弹子大，每丸重一钱，金箔为衣，每服一丸，枣汤化下，临卧食远服。此方熟地黄、白茯苓、天冬、玄参、杜仲、五味，皆补肾之药也。其制方之法，以熟地黄、当归、五味、杜仲益血固精；以人参、白茯苓、柏子仁、远志、菖蒲、酸枣仁宁心保神，除惊悸、止怔忡，令人不忘；以天麦门冬、丹参、玄参、甘草，清三焦，去烦热，疗咽干。此方可与上二方相间服之。

（2）《医学研悦·卷七》

古人制心肾丸、补心丹、养心丸，盖兼心肾而补之也。丹溪云心为手少阴君火，肾为足少阴子水。少阴者，体也。水火者，用也。同体异用，不必虚至健忘、怔忡、惊悸、神志昏乱者，在所当用。天王补心丹，主方：

熟地黄一两　白茯苓一两　人参一两　远志去心，甘草煮，一两　石菖蒲一两　玄参一两　柏子仁去壳，一两　天冬去心，一两　麦冬去心，一两　丹参一两　酸枣仁去壳炒，一两　甘草炙，一两　归身酒洗，一两　杜仲盐水入姜汁炒，去丝，一两　五味子一两

此方熟地、茯苓、天冬、玄参、杜仲、五味皆用以补肾。当归、五味、杜仲益血固精。参、苓、柏仁、菖、志、酸枣用以宁心保神、除惊悸、止怔忡，令人不忘。

（3）《删补颐生微论·卷四》

天王补心丹。主心血不足，神志不宁，津液枯竭，健忘怔忡，大便不利，口舌生疮等症。

人参去芦、白茯苓去皮、玄参炒、丹参炒、远志去木炒、桔梗各五钱　五味子烘、当归身酒洗、麦门冬去心、天门冬去心、柏子仁炒、酸枣仁炒，各二两　生地黄四两，酒洗

上为末，炼蜜丸如椒目大。白滚汤下。

心者，神明之官也。忧愁思虑则伤心，神明受伤则主不明而十二官危，故健忘怔忡。

（4）《古今医鉴·卷七》

天王补心丹。宁心益志，壮力强精，安神魂，定惊悸怔忡，祛烦热，化痰涎稠浊。

熟地二两，酒洗　白茯苓二两　丹参二两　柏子仁去壳，二两　百部二两　石菖蒲二两　牛膝酒洗，二两　杜仲酥炙，去丝，二两　当归酒洗，二两　枣仁炒，二两　玄参二两　天门冬去心，二两　五味子二两　人参二两　白茯神二两　远志甘草水泡，二两　桔梗一两　甘草一两　麦门冬一两

上为细末，炼蜜为丸如弹子大，金箔为衣。每服一丸，临卧灯心、红枣煎汤，细嚼送下。

（5）《顾松园医镜·卷十一》

心跳善惊，虚烦无寐，则用天王补心。

60. 平补镇心丹

《保命歌括·卷十二》

平补镇心丹。治心血不足，时或怔忡，夜多异梦，如坠层崖。常服安心肾，益荣卫。

白茯苓、五味子、车前子、茯神、桂心、麦冬各一两二钱半　远志甘草水煮，一两半，去心　天冬、山药姜汁蒸、地黄酒蒸，各一两半　酸枣仁去壳、炒，二钱半　人参半两　龙齿二两半　朱砂水飞，半两，为衣

上为末，炼蜜丸，如梧桐子大，每二十，空心米饮温酒下。

61. 平胃镇心丹

《古今医统大全·卷六十二》

平胃镇心丹。治男妇心气不足，志意不定，精神恍惚，夜多异梦，惊悸烦郁，及肾气伤败，血少气多，四肢倦怠，足膝酸疼，睡卧不安，梦寐遗精，时有白浊，渐至羸，以致耳聋。

熟地黄、生地黄、干山药、天门冬去心、麦门冬去心、柏子仁、茯神各四两　辰砂另研为末、苦梗炒，各一两　石菖蒲一斤　远志甘草水煮去心，七两　当归六两　龙骨一两

上为细末，炼蜜丸，如梧桐子大。每服三十丸，空心饮汤下，温酒亦可，渐加至五十丸。

62. 抱龙丸

《古今医统大全·卷八十八》

抱龙丸。抱者，保也。龙者，肝也。肝应东方青龙木，木生火，谓生我者，父母也。肝为母，心为子，母安则子安，况心藏神，肝藏魂，神魂既定，惊从何生？故曰抱龙丸。理小儿诸惊，四时感冒，瘟疫邪热，烦躁不宁，痰嗽气急，疮疹欲出，发搐并宜用此。常服驱风化痰，解镇心热，和脾胃，益精神，镇虚惊恐怖谵语。

人参、天竺黄、琥珀、檀香、茯苓各一两五钱　甘草炙，三两　枳壳炒　枳实炒　辰砂飞，五两山药炒，一斤　牛胆南星炒，一两　金箔一百片

上为极细末，随手新汲水和匀，如芡实大，阴干。

治法用葱白煎汤，或薄荷汤，痰壅咳甚，生姜汤，痘疹疮见形，有惊，白汤下。心悸不安，灯心汤入珍珠末一分和匀，不拘时服。

63. 定心汤

《古今医鉴·卷三》

定心汤秘方。治伤寒瘥后心下怔忡。生地汁、童便各半盏，二味和合，重汤煮数沸服。

64. 朱雀丸

《医方考·卷五》

朱雀丸。

白茯神二两　沉香五钱

惊气怔忡者，此方主之。因惊而得者，名曰惊气怔忡。《内经》曰惊则气乱。宜其怔怔忡忡，如物之扑也。是方也，茯神之甘平，可以宁心；沉香之坚实，可使下气，气下则怔忡瘥矣。

65. 妙香散

《医学原理·卷八》

妙香散。治遗精恍惚惊悸，乃心气亏败所致。法当补益心气为主。故用茯苓、茯神、远志、辰砂补心安神定惚，人参、黄芪、山药益正气，木香行郁，麝香通窍，甘草泻火，桔梗载诸药不令下沉。

66. 酸枣仁汤

（1）《幼科证治准绳·集五》

活人酸枣仁汤。治痘疹，虚烦惊悸不得眠。

酸枣仁炒、甘草炙、知母炒、白茯苓、麦门冬去心、川芎、干姜炒，各三分

上，水煎，温服。儿大倍之。

（2）《医学妙谛·卷下》

怔忡健忘都可医，加减天王补心治。怔忡人呆将捕如，惕惕不宁神明殊。不寐怔忡，胆液亏，阳升虚烦，《金匮》酸枣仁汤。

枣仁　甘草　知母　茯苓　川芎

不寐健忘，肝肾阴亏，阳浮咸苦酸收甘缓法。

67. 白茯苓丸

《女科证治准绳·卷五》

白茯苓丸。治产后心虚惊悸，神志不安。

白茯苓去皮、熟干地黄各一两　人参去芦、桂心、远志去心、石菖蒲、柏子仁、琥珀各半两，另研细

上为细末，炼蜜和捣三二百下，丸如梧子大。每服三十丸，不拘时，粥饮送下。

68. 归神丹

《济阳纲目·卷四十五》

归神丹。治癫痫诸疾，惊悸，神不守舍。

朱砂颗块二两，猪心内酒蒸　罗参、当归、白茯苓、酸枣仁各二两　远志姜制、琥珀、龙齿各一两　金箔、银箔各二十片

上为细末，酒糊丸，如桐子大，每服二三十丸，麦门冬汤下，炒酸枣仁亦可。

69. 寒水石散

《济阳纲目·卷五十四》

寒水石散。治因惊心气不行，郁而生涎，结为饮，遂为大疾，怔悸惧获，不自胜持，少遇惊则发，尤宜服之。

寒水石煅、滑石水飞，各二钱　生甘草一钱

上为末，每服二钱，热则用新汲水下，怯寒则用姜枣汤下。加龙胆草少许尤佳。

70. 远志甘草汤

《医学研悦·卷四》

达生散。胎至八九月多服易产。

陈皮八分　甘草炒，三分　白芍酒炒，一钱　当归用身，钱半　川芎六分　香附醋炒，二钱　苏梗七分　白术土炒，八分　续断酒洗，一钱　杜仲盐水炒去丝，一钱　山楂一钱二分

生姜水煎。咳嗽去香附，加麦冬、五味子九粒；脾胃不实加山药饭上蒸一钱，砂仁五分；心跳恍惚，加酸枣仁炒香一钱二分、远志甘草汤，煨去骨七分；发热加黄芩炒六分。

71. 无名方

《奇方类编·卷下》

治神短烦躁不安，夜卧不宁，惊悸怔忡，恍惚健忘。

川连八两，姜炒　归身三两　生地三两　生草一两　玄参四两，酒洗　枣仁二两，炒黑　白茯神四两　远志肉二两，甘草水泡　琥珀一两　犀角一两　辰砂一两，为衣

莲子、灯心煎汤为丸，梧子大。每服一钱，空心白滚水送下。

72. 宁志丸

《不居集·上集》

宁志丸。治怔忡惊悸，癫痫。

人参、枣仁酒浸、茯苓、柏子仁、当归、远志酒浸、茯神、石菖蒲、琥珀各五钱　乳香、朱砂各三钱

上为末，炼蜜丸桐子大，每服三五十丸，食后，枣汤下。

73. 白芍药汤

《外科心法要诀·卷十六》

如旬日外，儿脐忽肿，如吹不赤，捻动微响，或惊悸作啼者，宜用白芍药汤加薏苡仁，令儿服之，外以外消散敷之即愈。

白芍酒炒，一两　泽泻五钱　甘草生，一钱二分　肉桂拣薄者刮去粗皮，一钱

共研粗末，每用二钱，水一盏，煎四分，空心频服。脐下痛加钩藤一钱，生姜一片，食盐五厘。

74. 大圣汤

《妇科玉尺·卷二》

妊娠有怔忡脉乱，惊悸不安，夜卧不宁，恍惚气触者，宜大圣汤。

75. 谭氏金珠丸

《幼科释谜·卷六》

谭氏金珠丸。

南星、白矾、半夏各七钱　人参、山药各五钱　朱砂、腻粉各二钱　金箔十片

即为衣，薄荷汁同水打糊丸，绿豆大，每一丸，姜汤下，量加减。

76. 惊悸茯神镇惊汤

《疫疹一得·卷下》

惊悸茯神镇惊汤。

人参一钱　黄芪钱半，炙　当归二钱　茯神三钱　远志钱半　龙齿二钱，煅　白芍一钱　麦冬二钱　琥珀一钱，研冲服　炙甘草八分　龙眼三枚　灯心三十寸

77. 安神散

《形园医书（外科）·卷四》

凡针后出脓之时，气虚惊悸者，宜服安神散。

78. 定心散

《痘科辑要·杂症》

初热时，小便不长，梦中或发惊悸，急与定心散。灯心汤为引，否则惊搐之症至矣。

79. 安神散

《验方新编·卷二十四》

安神散。治疗毒针后，气虚惊悸。

人参、麦冬、茯神、生芪、焦术、元参、陈皮、石菖蒲、炒枣仁、远志肉、五味子、炙草等分

服时，加朱砂末五分调服，凡恶毒攻心，心神不定者，用地骨皮研末，滚蜜水调服即安，亦名安神散。

80. 朱砂散

《杂病广要·脏腑类》

治心脏不安，惊悸善忘，上膈风热，化痰安神，朱砂散方。

朱砂一两，研　白石英一两，研

上件药二味同细研为散，每服半钱，食后临卧煎金银汤调下。

81. 静神丹

《尊生书》

静神丹

酒当归、酒生地、姜远志、茯神各五钱　菖蒲、黄连各二钱半　朱砂二钱　牛黄一钱

治忧思过度，惕然心跳。

猪心血，丸黍米大，金箔十五片为衣，灯心汤下五十丸。

82. 大安汤

《校注医醇賸义·卷二》

惊则气浮，真阳外越，真阴不守，心悸筋惕，大安汤主之大安汤自制。

白芍一钱五分，酒炒　五味子五分　牡蛎四钱，煅研　龙齿二钱　木瓜一钱，酒炒　枣仁二钱，炒研　熟地黄五钱　人参二钱　茯苓二钱　柏仁二钱　金器一具同煎

心悸

此方治惊，以龙、牡、金器镇其浮，以枣仁、白芍、五味、木瓜敛其越，人参、茯苓以益气，当归、柏仁以养血，乃心肝兼顾，神气同固之法也。祖怡注。

83. 补心酒方

《经验良方全集·卷一》

补心酒方。治怔忡，心神不宁。

麦冬去心，二两　柏子仁去油，一两　白茯神一两　归身一两　龙眼肉二两　生地黄一两五钱

盛绢袋中，入无灰酒十斤，坛内浸七日用，连坛煮亦可。

84. 安魂汤

《医学衷中参西录·医方》

安魂汤。治心中气血虚损，兼心下停有痰饮，致惊悸不眠。

龙眼肉六钱　酸枣仁四钱，炒捣　生龙骨五钱，捣末　生牡蛎五钱，捣末　清半夏三钱　茯苓片三钱　生赭石四钱，轧细

若服一两剂后无效者，可于服汤药之外，临睡时用开水送服西药臭剥一瓦，借其麻痹神经之力，以收一时之效，俾汤剂易于为力也。方书谓：痰饮停于心下，其人多惊悸不寐。盖心，火也，痰饮，水也，火畏水刑，故惊悸至于不寐也。

（六）清热剂

1. 竹叶汤

（1）《备急千金要方·卷三》

竹叶汤。治产后心中烦闷不解方。

生淡竹叶、麦门冬各一升　甘草二两　生姜、茯苓各三两　大枣十四枚　小麦五合

上七味，㕮咀，以水一斗，先煮竹叶、小麦，取八升，纳诸药，煮取三升，去滓，分三服。若心中虚悸者，加人参二两。

（2）《千金翼方·卷六》

竹叶汤。主产后心烦闷不解方。

生淡竹叶切、麦门冬去心、小麦各一升　大枣十四枚，擘　茯苓、生姜切，各三两　甘草炙，二两

上七味，㕮咀，以水一斗，先煮竹叶小麦取八升，纳诸药，煮取三升，分为三服。若心中虚悸者，加人参二两；若其人食少无气力者，可更加白粳米五合；气逆者加半夏二两。

（3）《外台秘要·卷十九》

又凡人入八月，气自渐定，非意气大发者，作半夏独活汤，多唾或睡觉心忪心闷，风热故也。竹叶汤食后服之为佳，如不已，作后汤服。

麦门冬三两，去心　茯苓二两　石膏四两，碎　小麦五合　竹叶切，一升　生姜二两

上六味切，以水五升，煮取一升二合，食后分再服，相去七八里久。忌酢物。

2. 淡竹茹汤

（1）《备急千金要方·卷三》

淡竹茹汤。治产后虚烦，头痛、短气欲绝，心中闷乱不解方。

生淡竹茹一升　麦门冬、小麦各五合　甘草一两　生姜三两，《产宝》用干葛　大枣十四枚，《产宝》用石膏三两

上六味，㕮咀，以水一斗煮竹茹、小麦，取八升，去滓，纳诸药，煮取一升，去滓，分二服，羸人分作三服，若有人参，入一两，若无人参，纳茯苓一两半亦佳。人参、茯苓皆治心烦闷及心虚惊悸，安定精神，有则为良，无自依方服一剂，不瘥更作。

（2）《千金翼方·卷六》

淡竹茹汤。主产后虚烦，头痛短气欲死，心中闷乱不起方。

生淡竹茹一升　麦门冬五合，去心　小麦五合　大枣十四枚，一方用石膏　生姜三两，切，一方用干姜　甘草炙，一两

上六味，㕮咀，以水八升煮竹茹、小麦，减一升，仍纳诸药，更煮二升，分为二服，羸人分为三服，若有人参，纳一两，若无人参，纳茯苓一两半亦佳。人参、茯苓皆治心烦闷及心惊悸，安定精神，有即为良，无自依本方服一剂，不瘥，更作服之。若逆气者加半夏二两，洗去滑。

（3）《世医得效方·卷九》

淡竹茹汤。治心虚烦闷，头疼，气短，内热不解，心中闷乱。及妇人产后，心虚，惊悸，烦闷欲绝。

麦门冬去心、小麦各二两半　甘草炙，一两　人参、白茯苓各一两半　半夏汤洗七次，二两

上锉散。每服四钱，水二盏，生姜七片，枣子三枚，淡竹茹一块如指大同煎，食煎服。虚劳烦闷，尤宜服之。

3. 竹沥汤

《备急千金要方·卷十三》

竹沥汤。治心实热，惊梦喜笑恐畏悸惧不安方。

淡竹沥一升　生地黄汁一升　石膏八两　芍药、白术、栀子仁、人参各三两　赤石脂、紫菀、知母、茯神各二两

上十一味，㕮咀，以水九升煮十味至二升七合，去滓，下竹沥更煎，取三升。

若须利入芒硝二两，去芍药，分三服。

4. 无名方

《外台秘要·卷三十四》

《千金》疗妇人产后气欲绝，心中烦闷不解，必效方。

竹叶切、麦门冬去心、小麦各一升　甘草一两，炙　生姜二两　大枣十四枚

上六味切，以水一斗煮竹叶小麦，取八升去滓，纳余药煮，取三升去滓，分服，心虚悸，

加人参二两，少气力，加粳米五合，一方用竹皮，若胸中气逆，加半夏二两，忌如常法。

5. 小草散

《太平圣惠方·卷四》

治心风烦热，恍惚，狂言妄语，时复惊恐，不自觉知，发作有时，宜服小草散方。

小草一两　柏子仁一两　犀角屑半两　赤茯苓一两　铁精一两，细研　龙齿三分，细研　天竺黄一两，细研　生干地黄一两　琥珀末一两，细研

上件药，捣细罗为散，入研了药，令匀。每服不计时候，以竺黄竹叶汤调下一钱。

6. 沙参散

《太平圣惠方·卷四》

治心风虚悸，恍惚多忘，惊恐，宜服沙参散方。

沙参三分，去芦头　白茯苓三分　远志半两，去心　犀角屑半两　甘草半两，炙微赤，锉　防风半两，去芦头　龙齿一两　天门冬一两，去心　生干地黄一两

上件药，捣粗罗为散。每服三钱，以水一中盏，入生姜半分，枣二枚，煎至六分。去滓，不计时候温服。

7. 乌犀汤

《圣济总录·卷四十三》

治心脏烦热，睡即多惊，心忪不欲见人，乌犀汤方。

犀角镑，八钱　龙齿、升麻各一两　茯神去木，一两半　麦门冬去心，焙，二两　玄参一两　栝蒌根锉，焙，三两　赤芍药一两半

上八味，粗捣筛，每服三钱匕。水一盏，入马牙硝半钱匕，生地黄五七寸拍碎，同煎至七分，去滓温服。

8. 麦门冬丸

《圣济总录·卷五十八》

治消渴，口干喜饮水，小便数。心烦闷、健忘怔忪，麦门冬丸方。

麦门冬去心，焙、土瓜根锉、山茱萸、鹿茸酒浸，炙，去毛、牛膝去苗，锉、狗脊碎，锉，去毛、茯神去木、人参各一两　黄连去须、菟丝子酒浸一宿，曝干，别捣为末，各一两半　龙骨烧、牡蛎煅，各三分

上一十二味，捣罗为末，炼蜜丸。

如梧桐子大，每服二十丸，不拘时、煮小麦饮下。加至三十丸。

9. 鳖甲饮

《圣济总录·卷八十七》

治急劳肌瘦壮热，心忪战掉，鳖甲饮方。

鳖甲去裙襕醋炙，半分　豉去皮，一分　甘草量病人中指长用　青蒿干者一握　桃仁七粒，汤浸去皮尖双仁生研　葱并须三茎，切

上六味细锉，每服五钱匕，以童子小便二盏，煎至一盏，去滓空心温服，避风取汗。

10. 胡黄连汤

《圣济总录·卷八十八》

治虚劳寒热心忪，骨节酸疼，胡黄连汤方。

胡黄连、柴胡去苗、鳖甲去裙襕醋炙、甘草炙锉、白蒺藜炒、黄芪、附子炮裂去皮脐，各半两　威灵仙去土，一两

上八味，锉如麻豆，每服三钱匕，水一盏，童子小便酒共半盏，乌梅一枚拍碎，同煎至一盏，去滓不拘时候温服。

11. 麦门冬汤

《圣济总录·卷九十三》

治心中烦热，唯欲露体，复之即闷烦，惊悸心忪，面无颜色，忘前失后，妇人患血风气者，多成此疾，乃心蒸之状，麦门冬汤方。

麦门冬去心，焙、茯神去木、防风去叉、地骨皮去土，各三两　人参、龙齿、远志去心、甘草炙黄、羚羊角屑、石膏各二两　紫石英一两

上一十一味，各锉如麻豆大，每服三钱匕，以水一盏半，入枣两枚，煎取半盏，去滓温服，服一剂，未全安再作之，以瘥为度，甚益心力，曾经吐血者，服之尤佳，若畏石药，不用紫石英亦佳。

12. 天南星丸

《圣济总录·卷一百六十八》

治小儿夹热，痰盛温壮，夜卧不稳，天南星丸方。

天南星炮为末、半夏汤洗七遍，焙为末、腻粉研、滑石研，各一钱　巴豆二十四枚，去心膜，以水浸一宿，研细不出油

上五味，先研巴豆令熟，次下众药末，以糯米粥和丸，如绿豆大，每服三丸，更量儿大小加减，泻痢米饮下，取食葱汤下，惊悸薄荷荆芥汤下。

13. 清心丸

《圣济总录·卷一百八十五》

治热盛梦泄，怔忪恍惚，膈壅舌干，清心丸方。

黄柏去粗皮，锉，一两

上一味，捣罗为末，入龙脑一钱匕同研匀。炼蜜和丸如梧桐子大，每服十丸至十五丸，浓煎麦门冬汤下。

14. 龙胆丸

《古今医统大全·卷八十九》

龙胆丸。治小儿心疳，颊赤面黄，鼻干心燥，口内生疮，惊悸。

龙胆草　赤茯苓　川黄连　胡黄连　朱砂二钱　麝香一字

上为极细末，蒸饼泡为丸，黍米大。每服二十丸，食远白汤下。

15. 茯神散

（1）《幼幼新书·卷八》

《圣惠》治小儿心惊悸、烦乱，茯神散方。

茯神、川升麻各三分　龙齿、甘草炙微赤，锉，各半两　寒水石、石膏、麦门冬去心焙，各一两

上件药捣，粗罗为散。每服一钱，以水一小盏，煎至五分，去滓，入竹沥半合，更煎二沸。量儿大小，以意加减。

（2）《奇效良方·卷三》

茯神散。治诸风恍惚，心神烦乱，志意不安，或卧惊恐。

茯神一两　石膏研、龙齿各二两　麦门冬去心，一两半　黄芪一两　甘草半两，炙　石菖蒲、人参去芦，各一两　防风三分　远志半两，去心　熟干地黄、羚羊角屑各一两

上咬咀，每服四钱，以水一中盏，入生姜半分，枣三枚，煎至六分，去滓，不拘时候温服。

（3）《女科证治准绳·卷二》

茯神散。圣惠治妇人血风劳气，头疼目赤，胸背气壅，四肢疼痛，心烦惊悸，少欲饮食。

柴胡去苗、石膏各二两　茯神、羚羊角、防风去芦、赤芍药、人参去芦、天门冬去心、独活、郁李仁去皮，微炒、生干地黄、枳壳麸炒，去瓤，各一两　甘草炙，半两　桃仁汤浸，去皮、尖、双仁，麸炒黄，研如泥，一两半

上为散，每服四钱，以水一中盏，入生姜半分，煎至六分，去滓温服，无时。

16. 戊字号保真汤

《明医指掌·卷七》

戊字号保真汤。治劳证骨蒸体热而虚。

当归三分，酒洗　人参三分，去芦　生地黄三分　熟地黄三分　白术三分，炒　黄芪三分，蜜炙　赤茯苓三分　白茯苓三分　天冬二分，去心　麦冬二分，去心　赤芍药分半　白芍药分半　知母二分，盐炒　黄柏二分，盐炒　五味子二分　甘草一分半　陈皮一分半　柴胡二分　地骨皮二分

上，用水二盏，姜三片，枣五枚，莲心五个，每日三食前各进一服。惊悸加茯苓、茯神、远志、枣仁。

17. 仙人炼绛雪

《幼幼新书·卷三十九》

《外台》仙人炼绛雪，疗一切病。肺气积聚，咳逆呕吐脓血；丹石毒发；天行时气，一切热病诸黄疸等；心风昏乱，心忪健忘，四肢烦热，头痛眼赤，大小便不通，烦闷不安，骨节疼痛，赤白痢、血痢、热毒痢，宿食不消化，心腹胀满，出气不得；下一切诸毒药，脚气等；饮酒多醉困，久痢不瘥，孩子惊痫等。以上和水服之。产后一切诸病堕胎和酒服之方。

朴硝十斤　升麻三两　大青、桑白皮、槐花各二两　犀角屑、羚羊角屑各一两　苏枋木六两　竹叶两握　诃黎勒皮、山栀子三十枚　槟榔二十颗　朱砂半两，细研

上十三味，以水二斗，渍一宿，煎取一斗，去滓，入锅内朴硝炼烊，搅勿住手，候欲凝，出于盆中，搅入朱砂、麝香讫雪成，后于坩器中密封。有疾，量取之，和水服之，以利病除，身轻目明，四肢调适，疗一切病，神验。老小量之。

18. 无名方

《妇人大全良方·卷二十》

疗妇人产后短气欲绝，心中烦闷不解。必效方。

竹叶切、麦门冬、小麦各一升　甘草一两　生姜二两　大枣十四个

上六味细切，以水一斗，煮竹叶、小麦，取八升去滓；内余药，煮取三升，去滓温服。若虚悸，加人参二两；少气力，加粳米五合。一方用竹皮，若胸中气逆，加半夏二两。忌如常法与竹根汤、淡竹茹汤大同小异。

19. 清心丸

《世医得效方·卷七》

清心丸。治经络热而梦泄，心怔怔恍惚。

大柏皮一两，去粗皮

上为末，入脑子一钱同研，炼蜜丸如梧子大。每服十五丸至十九丸，浓煎去心麦门冬汤下。

20. 清心丸

《医学纲目·卷二十九》

《本》治经络热梦遗，心忪恍惚膈热，清心丸。

用好黄柏皮一两，研为细末，生脑子一钱，同研匀，炼蜜为丸，如桐子大，每服十丸至十五丸，浓煎麦门冬汤吞下。

21. 沙参散

《普济方·卷十六》

沙参散《永类钤方》。治心实热。惊悸喜笑。心神不安。泄热安心。

沙参去芦头、白薇、川芒硝、茯神、栀子仁、羚羊角屑、子芩各一两　石膏二两半　人参三分，去芦头　甘草半两，炙微赤锉

上为粗散，每服三钱，水一中盏，煎五分，去滓，入生地黄汁一合，竹沥半合，更煎一两沸。每于食后温服，忌炙爆热面。

22. 定心丸

《普济方·卷十六》

定心丸。治实热在内，狂妄不常。

硝石半两　丹砂一钱

上细研，糯米粥和丸，如樱桃大，每服一丸，生糯米汁入油一两，点青柳枝，打匀服。

23. 解毒丸

《普济方·卷二百八十六》

解毒丸。治中外诸邪毒痈肿疮，筋脉拘挛，寝汗咬牙，一切惊悸热毒。

大黄、黄连、栀子、黄芩各五钱　牵牛、滑石各一两

上为细末，滴水为丸，如梧桐子大，每服三四十丸，温水送下，加减用服之。

24. 金珠化痰丸

《奇效良方·卷三十一》

金珠化痰丸。治痰热，安神志，除头痛眩晕，心忪恍惚，胁膈烦闷，涕唾稠黏，咳嗽咽嗌不利。

皂角子仁炒、天竺黄另研、半夏汤浸洗七次、生姜二两，去皮，同捣作饼，炙微黄、白矾明者枯过，另研，以上各四两　龙脑另研，半两　辰砂水飞，研，二两

上将皂角仁、半夏为末，与诸药研匀，生姜汁煮面糊和丸，如梧桐子大，金箔二十片为衣，每服十五丸，加至二十五丸，食后用生姜汤送下。

25. 辰砂胆星膏

《奇效良方·卷六十四》

辰砂胆星膏。治小儿痰热惊热，气急喘嗽，惊悸不安。

辰砂一钱　牛胆南星一两　琥珀、青礞石末各一钱　天竺黄一钱　甘草五分　麝香少许

上为细末，炼蜜为丸，如芡实大，每服半丸，用生姜汤不拘时化服。

26. 安神丸

《原幼心法·中卷》

惊热者，遍身发热，面青白，自汗，心悸不宁，脉数，烦躁，颠叫恍惚，以钱氏凉惊丸、安神丸主之。

27. 惊悸养血汤

《医学正传·卷五》

惊悸养血汤《局方》。治肥人因痰火而心惕然跳动惊起。

黄芪、茯神、半夏曲、川芎各五分　远志去心，甘草水浸、桂心、柏子仁、酸枣仁炒、五味子、人参各二分半　甘草四分

上细切，作一服，生姜三片，大枣一枚，水一盏，煎至七分服。如停水，加茯神、槟榔各三分同煎。

28. 泻心散

《保婴撮要·卷二》

额间：赤色主心经有热，烦躁惊悸，若饮水或叫哭，属本经实热，用泻心散以清心火；微赤困卧惊悸，热渴饮汤，属虚热，用秘旨安神丸以生心血；青黑主惊风，腹痛或瘹疭啼叫，用五味异功散加木香、柴胡、钩藤钩补脾肝；青黑主心腹作痛，此寒水乘心，用益黄散；微黄主惊

疳，用安神丸。

29. 黄连安神丸

《保婴撮要·卷十三》

黄连安神丸。治心经血热发热，惊悸不安。

黄连五分　生甘草二钱五分　生地黄五钱　当归　朱砂三钱

上为末，饭糊丸，小豆大。每服十五丸，滚汤下。如二三服不应，当服归脾汤，婴儿乳母并服。

30. 清热化痰丸

《扶寿精方·痰门》

清热化痰丸。治痰饮为患，恶心头眩，心悸，中脘不快，或因食生冷饮酒过多，脾胃不和。

半夏汤泡七次，五钱　陈皮去白，四钱　白茯苓、当归酒洗、川芎各三钱　黄芩酒炒、生甘草、栀子各一钱半，去朽　黄连去毛炒，一钱

上为细末，面糊丸，梧桐子大，食远白汤下，五十丸。

31. 龙脑鸡苏丸

《赤水玄珠·卷九》

海藏龙脑鸡苏丸。治上焦热，除烦解劳，去肺热咳衄，血热惊悸，脾胃口疮，吐血，肝胆热，泣出口苦，肾热神志不定。上而酒毒，膈热，消渴。下而血滞，五淋，血崩等疾。

薄荷一斤　麦门冬去心、阿胶炒、黄芪、蒲黄炒、人参已上俱净药、木通、银柴胡各二两，锉，同木通浸一宿，绞出汁　生地黄六两　甘草一两五钱　黄连一两

上为细末，好蜜二升，先煎一二沸，然后下生地黄末，不住手搅匀，加木通、柴胡汁浸熬成膏，勿冷火紧焦了，然后加前药末和丸，如豌豆大。每服二十丸，白汤下。虚劳、虚烦，栀子汤下。肺热，黄芩汤下。心热惊悸恍惚，人参汤下。

32. 小调中汤

《医学入门·外集》

凡咽痛喉闭，膈噎胸痞，癫狂惊悸，怔忡健忘之类，皆痰火滞中之所为也，小调中汤，大调中汤。

33. 妙香散

《医学入门·外集》

七情怔悸虫不定，九种：悸痛、虫痛、来去痛、症痛、饮痛、食痛、风痛、冷痛、热痛。悸痛，内因七情，轻则怔忡惊悸，似痛非痛，妙香散、四七汤、小草丸，热者连附六一汤；重则两目赤黄，手足青至节，即真痛，不治。虫痛，湿热生虫攻心，痛发难当，痛定能食，饥则临沐，灵槟散、乌梅丸、化虫丸选用。

34. 竹叶石膏汤

《仁术便览·卷一》

竹叶石膏汤。治伤寒汗下后，表里俱虚，津液枯竭，余热不解，心烦不眠，或气逆欲吐，及诸虚烦热并宜服之。

石膏　淡竹叶　麦门冬　粳米百余粒　半夏　人参　甘草

阴虚甚者加知母、黄柏、川芎、地黄。惊悸不宁、盗汗，加酸枣仁、茯神。小便不利，加栀子。气短无力，加人参、黄芪。上水一钟半煎。

35. 滋阴降火汤

《万病回春·卷四》

滋阴降火汤。治阴虚火动，发热咳嗽，吐痰喘急，盗汗口干。此方与六味地黄丸相兼服之，大补虚劳，神效。

当归酒洗，一钱二分　白芍酒洗，二钱三分　生地黄八分　熟地黄姜汁炒、天门冬去心、麦门冬去心、白术去芦，各一钱　陈皮七分　黄柏去皮，蜜水炒、知母各五分　甘草炙，五分

上锉一剂。生姜三片，大枣一枚，水煎。临服入竹沥、童便、姜汁少许，同服。同治痰火作热，烦躁不安，气随火升也，并痰火怔忡嘈杂，加酸枣仁、黄芩、炒黄连、竹茹、辰砂、竹沥。

36. 保真汤

《医学原理·卷五》

保真汤。治气血虚败已极，以致相火炽盛，煎熬真阴而成痨瘵、骨蒸发热、盗汗、遗精、咳嗽等症。治宜补益气血，滋阴制火为本，清热止嗽，固精为标。故用人参、白术、茯苓、甘草、黄芪、大枣等以补气，归、芍、赤、茯以益血，黄柏、知母、熟地补益真阴，柴胡、地骨皮以解蒸热，天麦冬、北五味清肺金以止嗽，莲蕊固精，陈皮、生姜散逆气，以导地黄之滞。

人参甘温，四钱　白术苦甘温，二钱　白茯甘淡平，一钱　炙草甘温，五分　黄芪甘温，五钱　大枣甘温，三枚　当归辛甘温，二钱　生地甘寒，二钱　熟地甘寒，五钱　白芍苦酸寒，一钱　赤茯苓甘平，八分　黄柏苦寒，一钱　知母苦辛寒，一钱　柴胡苦寒，一钱　地骨皮苦寒，一钱　天门苦寒，一钱　麦门冬甘凉，一钱　五味甘酸平，七分　莲蕊苦甘平，一钱　陈皮去白，一钱　生姜辛温，三片

水五盏，煎二盏半，温服。如惊悸，加茯神、远志、柏子仁、酸枣仁。

37. 猪心龙脑丸

《医学原理·卷十三》

猪心龙脑丸。治痘疹躁乱，谵语惊悸。此乃心经蕴热所致。法当疏散心经郁热。是以用猪心血为心经引使，梅花脑子以散心经郁热。

猪心血酸咸平　脑子辛凉，一钱

为末，用猪心血为丸绿豆大，每以井花水，或薄荷汤化下一丸。

38. 泻心汤

《医学原理·卷十三》

心主热，目病或大热，泻心汤主之。实则烦热，黄连泻心汤主之，虚则热惊悸，生犀散主之。

39. 辰砂抱龙丸

《万氏家抄济世良方·卷五》

辰砂抱龙丸。治小儿伤风咳嗽、痰喘烦渴、鼻流清涕、惊悸风热等症。

天竺黄、天花粉、茯神去皮木、明天麻各一两　胆星二两　雄黄、防风各五钱　麝香一钱半　辰砂五钱，水飞

为细末，甘草浓煎汁，丸芡实大，辰砂为衣。灯心薄荷汤下。伤风痰盛，紫苏姜汤下。

40. 柏皮汤

《证治准绳·类方》

柏皮汤元戎。治衄血、吐血、呕血，皆失血虚损，形气不理，羸瘦不能食，心忪少气，燥渴发热。

生地黄、甘草、黄柏、白芍药各一两

上㕮咀，用醇酒三升，渍之一宿，以铜器盛，米饮下蒸一炊时久，渍汁半升服，食后。时对病增损。《肘后》用熟地黄，水、酒煎饮清。

41. 防风丸

《幼科证治准绳·集二》

防风丸。治惊风痰热，神昏惊悸。

天麻、防风、人参、川芎各一两　全蝎、甘草、僵蚕、朱砂、雄黄、牛胆南星各二钱五分

上为末，蜜丸鸡头大。每一丸，薄荷汤下。

42. 导赤散

《幼科证治准绳·集三》

钱心，主惊。实则叫哭发热，饮水而搐，虚则困卧，悸动不安。心病，多叫哭惊悸，手足动摇，发热饮水。视其睡，口中气温，或合面睡，及上窜咬牙，皆心热也，导赤散主之。

43. 无名方

《幼科证治准绳·集四》

癍疹者，因内伤必出，癍乃荣气逆故也，大禁牵牛、巴豆峻药，宜半夏、枳实、大黄、益智仁之类去泻止吐，若耳尖冷、呵欠、睡惊、嚏喷、眼涩，知必出癍也，宜：

升麻、葛根、白芍药、甘草、归身、连翘各等分

上㕮咀，水煎服。此定法也，后随证加减：如肺出脓癍，先显喘嗽，或气高而喘促，少加人参黄芩以泻伏火，而补元气。如心出小红癍，必先见嗌干惊悸，身热肌肉肿，脉弦洪，少加黄连。如命门出瘾疹，必先骨痛身热，其疼痛不敢动摇，少加生地、黄柏。

心悸

44. 升麻汤

《幼科证治准绳·集四》

小儿耳冷尻冷，手足乍暖乍凉，面赤，时嗽时嚏，惊悸，此疮疹欲发候也，未能辨认间，服升麻汤、消毒散，已发未发皆宜服，仍用胡荽酒、黄柏膏。

45. 清气汤

《女科证治准绳·卷二》

清气汤普济。治肌热骨瘦者，阴衰阳盛也。是气弱而血热，则外蒸肌肉，内蒸骨髓，烦渴口干，颊赤头疼，饮食无味，心神惊悸，肢体酸疼，或时盗汗，或时咳嗽，或月家断绝，或经极少，俗谓血劳，产后曰蓐劳，及羸瘦之人，与清气汤、羊乳丸治之。

紫苏子、五味子、大腹子、枳壳、桑白皮微炒、菖蒲、地骨皮、白术、柴胡、秦艽、独活、干葛、甘草炙，各等分

上咬咀，每服五钱，水一盏，入紫苏七片，乌梅一个，煎至七分，温服。

46. 龙齿清魂散

《邯郸遗稿·卷四》

有因心虚惊悸，言语错乱，不知人事，目瞪不能叫呼，宜用龙齿清魂散。

47. 金液戊土丹

《外科正宗·卷二》

金液戊土丹。金液戊土丹五味，牛黄神志石菖蒲，砂雄硝石乌梅等，片射人中黄不殊。治脱疽及疔疮、发背，纵食膏粱厚味法酒，又或丹石补药，勉力房劳，多致积毒脏腑，久则胃汁中干，肾水枯竭，不能上制心火，以致消渴、消中、消肾，饶饮多干，能食多瘦，九窍不通，惊悸健忘，此症若出后必发疽，多难治疗。宜预服此，亦可转重就轻，移深就浅，又解五金八石之毒药也。

乌梅肉、茯神、胡黄连、五味子各一两　石菖蒲、辰砂、雄黄、远志、硝石各三钱　牛黄、冰片各一钱　金箔二十张，为衣

各为净末，配准前数，共入乳钵内再研小转，于端午、七夕，或二至、二分吉辰，在净室中先将乌梅、地黄二膏捣极烂，和药渐加炼蜜少许，徐徐添捣，软硬得中，每药一两，分作十丸，金箔为衣。每服一丸，用人乳、童便共一大杯化药，随病上下，食前后服之。此药最解膏粱、金石药毒，杀三尸，除劳热，极有奇功。又治烦癫，主安神志、辟瘴、辟瘟及诸邪魅，谵语妄情，失心丧志者俱效……此药用蜡封固收藏，不泄药味，愈久愈效。

48. 犀角汤

《婴童类萃·下卷》

犀角汤。治身热发黄，口干烦躁，心神惊悸。

茵陈一钱　干葛　龙胆草　升麻　滑石一钱五分　寒水石一钱五分　犀角、生地各七分

灯心二十寸，竹叶十片，水煎。

49. 东垣朱砂安神丸

《妇人规·下卷》

东垣朱砂安神丸，一名黄连安神丸。治心神烦乱，发热怔忡，不寐或寐中惊悸、头运眩晕等证。

生地、朱砂另飞为衣、当归各一钱　甘草五分　黄连一钱半

汤浸蒸饼为丸，黍米大，每服十五丸或二十丸，津液咽之，或食后用温水、凉水送下亦可。

50. 连翘防风汤

《（痘疹）生民切要》

少阳三焦、胆经，主寒热往来，时或惊悸而发搐，宜连翘防风汤。

51. 神应丹

《济世神验良方·女科门》

神应丹。治经不行有实热，五心烦热，口燥咽干，心忪额赤，胸膈不利，咳唾稠痰。

大黄八两，醋二碗，煮干晒　血竭、桃仁、红花各五钱

酒糊丸如桐子大，朱砂为衣，每服七十丸。

52. 清胃生髓丹

《辨证录·卷六》

胃火上冲于心，心中烦闷，怔忡惊悸，久则成痿，两足无力，不能动履，此总属胃火之盛，非心火之旺也。方用清胃生髓丹：

玄参一两　麦冬五钱　甘菊花五钱　熟地二两　北五味二钱　沙参五钱

水煎服。十剂即可行步，二十剂怔忡惊悸之病除，又十剂烦闷痿弱之症去，再服十剂全愈。

53. 黄连泻心汤

《身经通考·身经答问十》

心实则烦热，黄连泻心汤；虚则惊悸，生犀散。

54. 二阴煎

《不居集·上集》

若火在心肾而惊悸失志者，宜二阴煎。

55. 理脾益营汤

《不居集·上集》

心虚火盛，烦热内热，怔忡不寐者，宜理脾益营汤，或古方安神丸。

56. 小营煎

《不居集·上集》

产后有阴虚发热者，必素禀脾肾不足，及产后气血俱虚，故多有之。其症则倏忽往来，时作时止，或昼或夜，进退不常，或精神困倦，怔忡恍惚。但察其外无表症，而脉见弦数，或浮弦豁大，或细微无力，其来也渐，非若他症之暴至者，即是阴虚之候。治当专补真阴，大、小营

煎，三阴煎，五阴煎，理阴煎，理脾益荣汤，培土养阴汤。

57. 十味导赤散

《杂病源流犀烛·卷六》

十味导赤散。实热。

黄连、黄芩、麦冬、半夏、茯苓、赤芍、木通、生地、甘草、地骨皮各用五分　姜五片

此治心脏实热，一切口舌生疮、惊悸、烦渴诸症。

58. 白芍汤

《形园医书（外科）·卷四》

若十日半月儿脐忽然突肿如吹，色不红赤，捻动微响，或惊悸而多啼，宜服白芍汤。

59. 无名方

《鸡鸣录·虚劳第四》

治虚火上炎，气升咳逆，时吐涎沫，为保肺清金，而不碍脾胃之要药。

生地三两　茯神三两五钱　紫石英煅飞、远志、枣仁炒，各二两　当归一两五钱　人参、麦冬、丹参、制半夏各一两　石菖蒲八钱　胆星四钱　琥珀三钱　川连二钱

十四味研细，用连血猪心一个，入辰砂三钱煮烂打丸，如干加炼蜜，或独用炼蜜亦可。每丸重一钱五分，辰砂为衣，空心枣汤，或盐汤化服，每服一丸，名通神补血丸，专治神虚血少，惊悸健忘，不寐怔忡，易恐易汗等证。

60. 驯龙驭虎汤

《诊验医方歌括·中》

驯龙驭虎汤。喉舌作痛。驯龙驭虎真珠母，地黄斛玉沉香乳，荽荷莲芍柏子霜，喉舌作痛惊悸愈。惊悸气促，喉舌作痛。

龙齿二钱　琥珀一钱　真珠母八钱　生地六钱　玉竹四钱　荽皮三钱　石斛三钱　柏子霜二钱　白芍一钱五分　薄荷一钱　莲子二十粒，打碎，勿去心　沉香四分，人乳磨冲

61. 清降汤

（1）《医学衷中参西录·医方》

清降汤。治因吐衄不止，致阴分亏损，不能潜阳而作热，不能纳气而作喘。甚或冲气因虚上干，为呃逆、为眩晕。心血因虚甚不能内荣，为怔忡、为惊悸不寐。或咳逆、或自汗，诸虚证蜂起之候。

生山药一两　清半夏三钱　净萸肉五钱　生赭石六钱，轧细　牛蒡子二钱，炒捣　生杭芍四钱　甘草钱半

（2）《医学衷中参西录·医方》

清降汤。心血因虚甚不能内荣，为怔忡、为惊悸不寐。或咳逆、或自汗，诸虚证蜂起之候。

生山药一两　清半夏三钱　净萸肉五钱　生赭石六钱，轧细　牛蒡子二钱，炒捣　生杭芍四钱　甘草钱半

62. 滋阴清降汤

《医学衷中参西录·医论》

滋阴清降汤。治吐衄证失血过多，阴分亏损，不能潜阳而作热，不能纳气而作喘，甚或冲气因虚上干，为呃逆、眩晕、咳嗽，心血因不能内荣，为怔忡、惊悸、不寐，脉象浮数重按无力者。

生赭石八钱，轧细　生怀山药一两　生地黄八钱　生龙骨六钱，捣细　生牡蛎六钱，捣细　生杭芍四钱　甘草二钱　广三七细末，二钱，分两次，用头煎二煎之汤送服

63. 正诚露珠丹

《增订通俗伤寒论·第三编》

又次用正诚露珠丹透明辰砂一两，以瓷器盛，露四十九夜，猪心中血，丝绵绞去滓，用净血三两，每次一个，拌砂晒干，再拌再晒，三个用讫，再研极细，加西牛黄一钱，共研匀细，用糯米糊和捣万杵为丸，每重七分，阴干得五分，瓷瓶密收。夜卧时嚼化一丸，治殚虑劳神，火升痰壅，心悸不寐，遇事善忘等证，最效，善其后以防复发。

64. 小红丸

《陈氏幼科秘诀·痫》

儿有热痰，一不饮乳，眠睡不稳，常时惊悸，即用小红丸，减其盛气为妙。

（七）治风剂

1. 大续命汤

《备急千金要方·卷八》

大续命汤。治大风经脏，奄忽不能言，四肢垂曳，皮肉痛痒不自知方。

独活、麻黄各三两　川芎、防风、当归、葛根、生姜、桂心、茯苓、附子、细辛、甘草各一两

上十二味，㕮咀，以水一斗二升，煮取四升，分五服，老小半之。若初得病便自大汗者减麻黄，不汗者依方。上气者，加吴茱萸二两、厚朴一两。干呕者，倍加附子一两。哕者，加橘皮二两。若胸中吸吸少气者，加大枣十二枚。心下惊悸者，加茯苓一两。若热者，可除生姜加葛根。初得风未须加减，但且作三剂，停四五日，以后更候。视病虚实平论之行汤。行针依穴灸之。

2. 仲景三黄汤

《备急千金要方·卷八》

仲景三黄汤。治中风手足拘挛，百节疼痛，烦热心乱，恶寒，经日不欲饮食方。

麻黄三十铢　黄芩十八铢　黄芪、细辛各十二铢　独活一两

上五味，㕮咀，以水五斗，煮取二升，分二服，一服小汗，两服大汗。心中热加大黄半两，胀满加枳实六铢，气逆加人参，心悸加牡蛎，渴加栝蒌各十八铢，先有寒加附子一枚。

3. 茯神汤

《备急千金要方·卷十四》

茯神汤。治风经五脏大虚，惊悸，安神定志方。

茯神、防风各三两　人参、远志、甘草、龙骨、桂心、独活各二两　白术一两　酸枣一升　细辛、干姜各六两

上十二味，哎咀，以水九升煮取三升，分三服。

4. 三黄汤

（1）《千金翼方·卷十七》

三黄汤。主中风，手足拘挛，百节疼痛，烦热心乱，恶寒，经日不欲饮食方。

麻黄五分，去节　独活一两　黄芩三分　黄芪半两　细辛半两

上五味，哎咀，以水五升，煮取二升，去滓，分二服，一服小汗，两服大汗。心中热，加大黄半两；腹满加枳实一枚；气逆加人参三分；心悸加牡蛎三分；渴加栝蒌三分；先有寒加八角附子一枚。此仲景方，神秘，不传。

（2）《圣济总录·卷一百五十》

治妇人中风，手足拘挛，百节疼痛，烦热闷乱，不欲饮食，三黄汤方。

麻黄去节煎，掠去沫，焙，一两一分　独活去芦头，一两　细辛去苗叶，一分　黄芪锉，半两　黄芩去黑心，三分

上五味，粗捣筛，每服五钱匕，水一盏半，煎取一盏，去滓温服，心躁加大黄半两锉炒，腹满加枳实一枚去瓤麸炒，气虚加人参三分，惊悸加牡蛎粉三分熬，渴加栝蒌根三分锉，先有寒加附子一枚，炮裂去皮脐。

（3）《医学纲目·卷十》

三黄汤。治中风手足拘急，百节疼痛，烦热，心乱，恶寒，终日不欲饮食陈无择兼半身不遂，失音不言。

黄芪二钱　独活四钱　细辛二钱　麻黄五钱　黄芩三钱

上五味，以水六升，煮取二升。分温作三服。一服小汗，二服大汗。心热加大黄二钱；腹满加枳实一枚；气逆加人参三钱；悸加牡蛎三钱；渴加栝蒌根三钱；先有寒加附子一枚。

（4）《证治准绳·类方》

附：风拘挛方三黄汤集验。

治中风手足拘挛，百节疼痛，烦热心乱恶寒，不进饮食。兼治贼风，腲腿风，半身不遂，失音不语。

麻黄一两，去节　黄芪去芦，半两　黄芩七钱半　独活一两，去芦

上为哎咀，每服四钱，水一盏半，煎至七分，去渣温服，不拘时候。取汗为效。心热加大黄半两，胀满加枳实二钱半，气逆加人参七钱半，心悸加牡蛎七钱半，渴加栝蒌根七钱半，寒加附子一枚，炮熟入药。

5. 旋覆花散

《养生通论·养老奉亲书》

治老人风热上攻，头旋运闷，喜卧，怔悸，起即欲倒，背急身强。旋覆花散女人通用。

6. 独活汤

《圣济总录·卷五》

治风中五脏，奄忽不能言，四肢垂曳，皮肉瘙痹，痛痒不知，独活汤方。

独活去芦头，三两　防风去叉、芎䓖、白茯苓去黑皮、当归切焙、葛根、桂去粗皮，各二两　麻黄去根节，先洗、煎，掠去沫，焙，三两　附子炮裂，去皮脐、细辛去苗叶、甘草炙，各一两

上一十一，锉如麻豆，每服五钱匕，水一盏半，生姜五片。煎至八分，去滓空心，日午夜卧温服……心下惊悸，加茯苓去黑皮一两。若热，去生姜加葛根。初得风不须加减，即依本方服。四五日以后，更视病虚实，或加针灸。

7. 蓬香散

《圣济总录·卷一百五十》

治妇人血风，每至天阴，即先头旋眼睛痛，头目昏，躁闷怔忪，手足热疼，吃食减少，经候不匀，有时腹痛，或多便利，蓬香散方。

蓬莪术煨锉、京三棱煨锉、荆芥穗、沉香锉、厚朴去粗皮，生姜汁炙、桂去粗皮、乌药、当归切，焙、延胡索、天麻、附子炮裂，去皮脐，各一两

上一十一味，捣罗为末，每服二钱匕，生姜自然汁少许，和温酒调下，日三。

8. 茯神汤

《圣济总录·卷一百七十》

治小儿风热惊掣，心忪恐悸，茯神汤方。

茯神去木，一分　龙齿半两　寒水石研，一分　升麻三分　石膏研，一两　麦门冬去心，焙，三分

上六味，粗捣筛，一二岁儿，每服一钱匕，水七分，入竹沥少许，煎至四分，去滓温服，日三夜一，量儿大小，以意加减。

9. 大枣粥

《圣济总录·卷一百八十八》

治中风，惊恐虚悸，如人将捕之，四肢沉重，补益，大枣粥方。

大枣七枚，去核　青粱粟米二合

上二味，以水三升半，先煮枣取一升半，去滓投米，煮粥食之。

10. 保命丹

《仁斋直指方论（附补遗）·卷三》

保命丹《千金方》。治诸风瘫痪，不能语言，心忪健忘，恍惚去来，头目晕眩，胸中烦郁，痰涎壅塞，抑气攻心，精神昏愦。治心气不足，神志不定，惊恐怕怖，悲忧惨戚，虚烦少睡，喜怒不时，或发狂癫，神情昏乱，及小儿惊痫，惊风抽搐不定，及大人暗风，并羊癫、猪癫发叫。

心
悸

朱砂一两　珍珠二钱　南星一两　麻黄去根节、白附子炮、雄黄、龙脑各半两　琥珀三钱　僵蚕炒、犀角镑、麦门冬去心、枳壳、地骨皮、神曲、茯神、远志去心、人参、柴胡各一两　金箔一薄片　牛黄三钱　天麻半两　脑子少许　麝香少许　胆矾半两　牙硝四钱　毫车、天竺黄、防风、甘草、桔梗、白术、升麻各一两　蝉蜕半两　黄芩二两　荆芥二两

上为细末，炼蜜为丸，如弹子大。每服一丸，薄荷汤化下，不拘时候。忌猪、羊、虾、核桃动风引痰之物，及猪、羊血。更加川乌炮去皮脐、姜制半夏、白芷、川芎各一两，猪牙皂一两，和前药丸服尤妙。

11. 生犀丸

《御药院方·卷一》

生犀丸。主心虚喜忘，烦悸，风涎不利，聪明耳目。治诸风颤掉及治三十六种风。益精神，壮心气，或多健忘，寝寐之惊心，常似忧，或松，或动，往往欲倒状，类暗风，四肢颤掉，多生怯怕，每起烦躁，悲涕愁煎，并皆属心脏气亏，宜服此以镇心神。

生犀镑，一两　天麻炙黄，半两　败龟酥炙，半两　牛黄研，一分　茯神去皮，一分　远志去心，一分　人参去芦头，一分　肉桂去粗皮，一分　龙齿酥炙黄，一分　朱砂另研，一分　麝香另研，半两　龙脑研，一分　石菖蒲锉，半两　金箔五十片　银箔五十片　羚羊角屑半两

上件捣研极细，炼蜜为丸，如梧桐子大。食后临卧，温水化下二丸，或加四丸至七丸。

12. 石膏丸

《御药院方·卷一》

石膏丸。治诸风痰涎，头痛目眩，旋欲晕倒，心松悸动，恍惚不宁，神思昏愦，肢体倦疼，颈项强硬，手足麻痹。常服除偏正头疼。

石膏另研、白附子炮、半夏汤洗七次、川芎、天南星炮、白僵蚕炒去丝、菊花拣净、陈皮去白、旋覆花、天麻以上各一两　全蝎炒，半两

上件一十一味为细末，生姜汁浸，浸饼为丸，如梧桐子大。每服五十丸，渐加一百丸，食后生姜汤下。忌黏滑生硬等物。

13. 辟风丹

《御药院方·卷一》

辟风丹。治诸风疾无问新久者。半身不遂，口眼㖞斜，语言謇涩，精神昏愦，痰涎并多，咽嗌不利，及风虚头痛目眩，旋晕欲倒，或心松健忘，恍惚不宁，手足麻痹，颤掉无力，筋脉拘急，骨节烦疼，行步艰难，并宜服之。

独活洗去土，焙干、防风去芦头、吴白芷、桂、藁本去土、麻黄去节，微炒、白芍药去皮、天麻以上各一两　川乌头炮制，去皮捶碎，炒黄，半两　藿香叶去土，半两　川芎七钱　羌活去苗，三钱　甘草锉炒，半两　白花蛇酒浸，去皮骨，半两　白僵蚕炒黄，三钱　全蝎去毒，炒黄色，半两　朱砂为衣，二两　白附子炮制，捣碎，炒微黄，四钱　天南星牛胆酿，炒黄，四钱　远志汤浸，去心，焙，三钱

上件捣罗为细末，炼蜜和丸，每两作十丸，朱砂为衣。每服一丸，细嚼或化服，用生姜

汤送下，麝香汤亦得。如破伤风，豆淋酒下。急风痫病，人参汤下。不拘时候，此药功效不可具述。

14. 芎䓖天麻丸

《御药院方·卷一》

芎䓖天麻丸。清利头目，消风化痰，宽胃利膈。心忪烦闷，旋晕欲倒，颈项紧急，肩背拘倦，神昏多睡，肢体烦痛，皮肤瘙痒，偏正头痛，鼻塞声重，面目浮肿，并宜服之。

芎䓖二两　天麻半两

上二味为细末，炼蜜为丸。每一两半作二十丸。每服一丸，食后细嚼，茶酒任下。

15. 人参荆芥煮散

《御药院方·卷十一》

人参荆芥煮散。治妇人血风劳气攻刺疼痛，四肢无力，不思饮食，多困黄瘦，胸膈痞满，经水不利，心多怔忪，并治之。

荆芥穗四两　柴胡、秦艽去芦头，洗去泥、肉豆蔻、白芷、黄芪、鳖甲醋炙黄，洗净、桔梗、官桂去皮，各二两　当归、川芎、蓬莪术、麦门冬去心、芍药、人参、茯苓、海桐皮、甘草炙、枳壳麸炒，去瓤、熟干地黄、酸枣仁、木香各一两　沉香、槟榔各半两

上件罗为末，每服三钱，水一盏，生姜三片，乌梅二个，煎至七分，温服，一日四五服。如觉脏腑热，即空心食前服；小便多，即食后卧时服。如患气血块，立得消化。亦治丈夫风劳病，其功不可具述。

16. 通气驱风汤

《世医得效方·卷十三》

通气驱风汤。治男子妇人血气虚弱，虚风攻注，肌体颤掉，肩背刺痛，手足拳挛，口眼㖞斜，半身不遂，头目旋晕，痰涎壅盛，语言謇涩，行步艰难，心忪气短。客风所凑，四肢拘急，鼻塞声重，头疼。脾胃不和，心腹刺痛，胸膈不快，少力多困，精神不爽，不思饮食，呕吐恶心，霍乱吐泻。胎前产后，但是气虚百病，皆可服之。

天台乌药五两　桔梗去芦、川白芷、川芎、甘草炙、陈皮去白、白术各三两半　麻黄去根、枳壳麸炒去瓤，各两半　人参去芦，半两

上为末，每服三钱，紫苏、木瓜煎汤调下。去白术，加干姜、僵蚕，名乌药顺气散。卒中风，气不顺，手足偏枯，流注经络，四肢骨节疼痛，或身如板片，举动不得，筋脉拘挛，先宜多服，得手足间微汗为妙。又脚气步履艰难，脚膝软弱，妇人血风，老人冷气，上攻胸臆，两胁刺痛，咳嗽，心腹膨胀，为散，每服四钱，生姜三片，红枣二枚煎服。或闪挫身体，能屈伸，温酒调服。遍身痒抓成疮，薄荷煎服。常服，疏风，通滞气，调荣卫，进饮食，大有神效。一方，每料加天麻一两，沉香五钱，亦效。并不拘时候。

17. 麝香天麻丸

《普济方·卷四十七》

麝香天麻丸《圣济总录》。治风头旋目黑，肩背拘急，恍惚怔悸，肢节疼痛，宜服。

麝香研，一钱半　天麻、天南星炮、白附子炮、羌活去芦头、赤茯苓去黑皮、干蝎去土炒、丹砂研、防风去叉、桂去粗皮、蝉蜕洗炒，各一两半　乌蛇酒浸，去皮骨炙，二两　铅霜研，一分

上除研者外，捣罗为末，再同研匀，炼蜜和丸，如梧桐子大，每服二十丸，温酒下，荆芥汤亦得，不拘时候。

18. 麻黄丸

《普济方·卷一百一》

麻黄丸出《圣济总录》。治中风邪狂走，或自高自贤，或悲泣呻吟。及猝得惊悸邪魅，恍惚，心下虚悸。

麻黄去根节，煎掠去沫焙、甘草炙锉、半夏汤浸生布揉洗七次焙，各一两　生姜去皮，一两半，先与半夏同捣炒干

上为末，炼蜜和丸如大豆大。生姜汤下三丸，加至五丸。空心午时各一服，渐加至十丸。

19. 丹砂镇心丸

《普济方·卷一百二》

丹砂镇心丸。治风惊悸，或忧愁思虑，心神恍惚，狂言烦闷，口眼㖞斜，化痰利咽膈。

丹砂别研，一两　牛黄别研、龙脑别研、麝香别研，各一钱　铅白霜别研、天竺黄各二钱　天麻酒炙，二两　人参、茯苓去黑皮、甘草炙锉，各半两

上为末，和匀，炼蜜为丸，如鸡头大。每服三丸，煎金银薄荷汤化下，食后临卧服。

20. 排风汤

《普济方·卷一百八十六》

排风汤出《治风经验方》。治风疾，身体拘挛、麻痹，精神错乱，心多怔忡。

独活、白茯苓、麻黄去节，各一两半　白鲜皮、川芎、当归切焙、桂去皮不见火、甘草炙、杏仁去皮炒，各一两

上捣筛为粗末，每服五钱，水一盏半，生姜四片，煎至一盏，滤去滓，通口服，空心食前，日进三服。

21. 天麻丸

《本草单方·卷七》

天麻丸。消风化痰，清利头目，宽胸利膈；治心忪烦闷，头运欲倒，项急，肩背拘倦，神昏多睡，肢节烦痛，皮肤瘙痒，偏正头痛，鼻衄，面目虚浮，并宜服之。

天麻半两　芎䓖二两

为末，炼蜜丸，如芡子大。每食后嚼一丸，茶酒任下。

22. 醒风汤

《古今医统大全·卷八十八》

醒风汤。治小儿吐泻后胃虚生风，手足搐搦惊悸。

天麻炮　防风　人参　白附子炮　全蝎毒,炒　僵蚕去嘴,炒　天南星　甘草炙

上咬咀，用姜三片、冬瓜仁三十粒同煎，不拘时服。

23. 人参羌活散

《万氏家抄济世良方·卷五》

人参羌活散。截风定搐、豁痰安神。

柴胡　天麻　前胡　人参　枳壳　茯神　羌活　桔梗　陈皮　防风　僵蚕　甘草

水煎，入姜汁、竹沥服。痰盛加南星；泻加泽泻、诃子；大便结加皂角；昏迷加黄连；壮热加黄芩；嗽加杏仁；天瘹加钩藤；心跳加当归；胸闷加枳壳；目连眍动及肝风加青皮、黄连。

24. 天麻定惊丸

《婴童类萃·上卷》

天麻定惊丸。治小儿急慢惊风，身体壮热，精神恍惚，痰涎多睡，惊悸不安，手足搐搦，并宜服之。

天麻明、僵蚕炒、防风、人参各五钱　甘草、朱砂、全蝎各三钱　雄黄一钱五分　牛黄一钱　麝香三分

为末，蜜丸，芡实大，每服一丸，薄荷汤下。

25. 天麻丸

《杂病源流犀烛·卷二十五》

风痰闭壅眩晕，必胸膈痞塞，项急，肩背拘倦，神昏多睡，或心忪烦闷而发宜天麻五钱，川芎二两，蜜丸芡子大，食后清茶嚼下一丸，名天麻丸。

26. 佛手散

《竹林女科证治·卷三》

产后少阳感风。谵语、烦躁，更加惊悸者死，盖少阳胆也。胆无汁不能润心，心无血不能为养。是以心中恍惚而谵语、烦躁、惊悸相因而生也。夫胆受邪不发表则血无以生，然徒发表则血更耗散。宜佛手散，加人参、枣仁、麦冬、竹茹、朱砂、熟地黄治之。

27. 千金三黄汤

《金匮要略浅注·卷二》

千金三黄汤。治中风，手足拘急，百节疼痛，烦热心乱，恶寒，经日不欲饮食。

麻黄五分　独活四分　细辛、黄芪各二分　黄芩三分

上五味，以水六升，煮取二升，分温三服。一服小汗出，二服大汗出。心热加大黄二分，腹满加枳实一枚，气逆加人参三分，悸加牡蛎三分，渴加栝蒌根三分。先有寒，加附子一枚。

28. 真黄风汤

《医略十三篇·卷一》

或证言微謇，或面戴阳色，或消谷善饥，或饮食少进，或浊痰未清，或肢体无力，或无故多思，或怔忡惊悸不寐等证，接服第三方调理。第三真黄风汤，主治真中风，服前二方，表里俱和，诸证悉退，或二气未充，或余氛未尽，宜此方调理，真善后之良法也。

炙黄芪三钱　防风根三分　人参钱半　大熟地四钱　云茯苓三钱　炙甘草五分　制半夏钱半福橘皮一钱　麸炒枳实五分　豨莶三钱

长流水煎服一二剂，或三五剂至十剂后，或更以十剂为末，水叠丸，每早晚开水服三钱。

（八）解表剂

1. 阳旦汤

（1）《备急千金要方·卷九》

阳旦汤。治伤寒中风脉浮，发热往来，汗出恶风，头项强，鼻鸣干呕，桂枝汤主之。随病加减如下方。

以泉水一斗，煮取四升，分服一升，日三。自汗者，去桂枝加附子一枚。渴者去桂加栝蒌根三两。利者去芍药、桂，加干姜三累、附子一枚炮。心下悸者，去芍药加茯苓四两。虚劳里急正阳旦主之。煎得二升，纳胶饴半斤，为再服。若脉浮紧发热者，不可与之。

（2）《妇人大全良方·卷二十二》

治妇人产后伤风十数日不解，头微痛，恶寒，时时有热，心下坚，干呕，汗出，宜阳旦汤。

桂枝、芍药各三两　甘草炙、黄芩各二两

上㕮咀，每服三钱。水一盏，姜三片，枣一枚，煎至七分，去滓温服，无时候。自汗者，去桂，加炮熟附子一枚；渴者，去桂，加栝蒌根三两；下痢者，去芍药，加干姜三两；心下悸者，去芍药，加茯苓四两；虚劳里急者，正阳旦汤主之，煎时入胶饴为佳。若脉浮紧，无汗发热者，莫与也。

2. 生姜汤

《幼幼新书·卷十三》

《婴孺》治少小中风，脉浮发热，汗不出头，鼻鸣干呕，生姜汤方。

生姜、甘草炙、芍药各一两　桂心三两　枣十个，去核

上以水三升，煮取一升，为三服。自汗出者，加附子一个小者；如渴，去桂枝，加栝蒌半两；痢作去芍药、加干姜三分、附子小者一个炮；心下悸去芍药加茯苓三两；表虚里实，去桂加胶饴二两。

3. 升麻葛根汤

《经验良方全集·卷四》

出痘形证。痘发时身热呕吐，体痛腹痛，烦躁喷嚏，惊悸昏倦……惊悸谵语妄视，小便通畅

睡发汗，以后忌痰。已发热时，寒战、咬牙、惊悸者，勿虑，此毒欲出，与皮肉相撞也。如太甚，以升麻葛根汤一剂而愈。

4. 无名方

《傅氏杂方·附录》

第二方治外感也，或伤风伤寒，或咳嗽，或发热，或不发热，或头痛，或鼻塞，或痰多，或惊悸，或角弓反张，皆以此方通治之，无不神效，方用：

柴胡七分　甘草三分　桔梗五分　半夏三分　黄芩三分　白芍二钱　当归五分　茯苓五分

水煎服。头痛者，加蔓荆子三分。心痛手不可按者，乃实火也，加栀子一钱；按之不痛者，乃虚火也，加甘草八分、管仲五分、广木香三分、乳香一分。胁痛者，加白芍三钱。腹痛者，以手按之而疼甚者，乃食也，加大黄一钱；按之而不痛者，乃寒也，非食也，加肉桂三分、干姜三分。汗出不止者，加桑叶一片。眼痛而红肿者，乃火也，加黄连三分、白蒺藜一分。喉痛者，加山豆根二分。

　　按：此方在《方论》中为治感冒风寒方，原方中无黄芩、桔梗，而有半夏三分，在用药加减变化上，陈士铎亦有修改，在原则精神上均相同。

心
悸

（九）理气剂

1. 海藻汤

《备急千金要方·卷十八》

海藻汤。治咳而下利，胸中痞而短气，心中时悸，四肢不欲动，手足烦不欲食，肩背痛，时恶寒方。

海藻四两　半夏、五味子各半升　生姜一两　细辛二两　茯苓六两　杏仁五十枚

上七味，㕮咀，以水一斗，煮取三升，去滓，分三服，日三。（一方无五味子、生姜）

2. 术香散

《太平惠民和剂局方·卷九》

术香散。治妇人血风脏气，头目昏晕，心烦怔松，手足热疼，经候不调，脐腹时痛，或多便利，饮食减少，并宜服之。

天台乌药、三棱煨、蓬莪术煨、川当归去芦、荆芥穗、天麻、桂心不见火、延胡索、厚朴姜汁制，炒、附子炮，去皮、脐，各一两

上为细末。每服一钱，生姜汁少许，和温酒调下。

3. 檀香汤

《太平惠民和剂局方·卷十》

檀香汤。治精神不爽，头目昏眩，心忪烦躁，志意不定。

川芎不见火、白芷不见火，各二两　桔梗焙，三十两　檀香不见火，三两　甘草炒，六两

上为细末。每服一钱，入盐少许，沸汤点服。调中顺气，安神定志，清爽头目。

4. 大圣散

《校注妇人良方·卷十二》

大圣散。治妊娠怔悸梦惊，心腹胀满，连脐急痛。

白茯苓、川芎、麦门冬去心、黄芪炒、当归各一钱　人参、甘草炙、木香各五分

上姜水煎服。

5. 调中汤

《奇效良方·卷二十六》

调中汤。治心掣，胸中怨气，不欲饮食。

赤茯苓去黑皮、当归切碎、干姜炮、参、术以上各二两　官桂去粗皮，一两半　五味子、甘草炙，各一两

上锉如麻豆大，每服五钱，水一盏半，煎至八分，去滓稍热服，日二夜二。

6. 醋附丸

《本草单方·卷十三》

醋附丸。治妇人、室女一切经候不调，血气刺痛，腹胁膨胀，心怔乏力，面色萎黄，头晕恶心，崩漏带下，便血，癥瘕积聚，及妇人数堕胎，由气不升降，服此尤妙。

香附子米醋浸半日，沙锅煮干，捣，焙，石臼为末，醋糊为丸，醋汤下。

7. 玉液汤

《医学正传·卷四》

玉液汤严氏方。治七情感动，气郁生涎，随气上冲，头目眩运，心嘈怔悸，眉棱骨痛。

大半夏汤泡七次，去皮脐

上以一味薄切成片，每服四钱，加生姜十片煎，入沉香磨水一呷服，大效。

8. 十一味木香散

《医方考·卷六》

十一味木香散。

木香　丁香　肉桂　人参　青皮　大腹皮　半夏　甘草　前胡　诃子　赤茯苓

里虚泄泻而渴者，此方主之……陈文仲云：腹胀渴者，泻渴者，足指冷渴者，惊悸渴者，身温渴者，身热面㿠白色渴者，寒战不止者，气急咬牙渴者，饮水转水泻不已者，以上九证，即非热也，乃津液少，脾胃肌肉虚故耳。宜木香散治之。如不愈，更加丁香、肉桂。昆谓痘色㿠白，手足寒，小便利，如是渴者虚也，本方主之；若痘色红赤，大便秘，小便赤，如是渴者热也，非此方所宜，慎勿与之。

9. 前朴散

《幼科证治准绳·集二》

前朴散。治心腹结气，或呕哕吐泻，腹胀痛，惊悸。

前胡、白术、人参、陈皮、良姜、藿香、甘草、厚朴各等分

上锉。每服三钱，水一盏，煎七分，稍热，空心服。

10. 无名方

《产鉴·下卷》

治产后恶露冲心，语言乱通，如见鬼神，惊悸不定，小便不利者。

琥珀、辰砂、没药各研细　当归各一两

上为细末，每服二钱，空心白汤调下，日三服，心腹痛者加延胡索，兼晕者加蒲黄。

11. 紫苏饮

《良朋汇集经验神方·卷六》

紫苏饮。治妊娠胎上逼、胀满疼痛，谓之子悬。兼治临产惊悸，气结连日不下。

紫苏一两　当归、甘草各二钱半　人参、川芎、大腹皮、陈皮、白芍药各半两

上㕮咀，每服半两，水一盏半、姜四片、葱白七寸，去渣空心温服。

（十）祛痰剂

1. 半夏化痰丸

《单方验方·旅舍备要方》

半夏化痰丸。治痰实恶心呕吐，头目昏晕，心悸，背寒，臂病，涎漱，膈不快。

半夏一两，汤洗去滑　赤茯苓半两，去皮　白矾一分，枯　铅白霜半两

上为末。取生姜自然汁，煮面糊为丸，如梧桐子大。每服十五丸，生姜汤下。

2. 前胡汤

《圣济总录·卷三十一》

治伤寒后惊悸不定，前胡汤方。

前胡去芦头、茯神去木、人参各一两　远志去心，一两半　甘草炙，一分

上五味，粗捣筛每服二钱匕，水一盏，同煎至七分，去滓温服，不计时候。

3. 白术丸

《圣济总录·卷七十三》

治冷癖气因服热药发热。心惊虚悸，下冷上热，头风呕逆，白术丸方。

白术、陈橘皮去白，焙，各一两半　白芷三分　防风去叉、吴茱萸汤洗七遍，焙干、芎䓖、山芋、厚朴去粗皮，涂生汁、炙熟、桂去粗皮、大麦锉，炒、干姜炮、防葵锉，各一两　甘草炙，锉、茯神去木、人参各一两一分

上一十五味，捣罗为末，炼蜜和丸，如梧桐子大，每日空心温酒下二十丸。

4. 二陈汤

（1）《太平惠民和剂局方·卷四》

二陈汤。治痰饮为患，或呕吐恶心，或头眩心悸，或中脘不快，或发为寒热，或因食生冷，脾胃不和。

半夏汤洗七次、橘红各五两　　白茯苓三两　　甘草炙，一两半

上为咬咀，每服四钱，用水一钱，生姜七片，乌梅一个，同煎六分，去滓，热服，不拘时候。

（2）《医学正传·卷一》

凡中风证，悉以二陈汤加姜汁、竹沥为主。风痰盛、声如拽锯者，加南星、枳壳、皂角、防风、栝蒌仁。或心动摇惊悸者，更加酸枣仁、茯神、侧柏叶、竹茹，连前共作一剂，煎服。

（3）《脉症治方·卷四》

二陈汤。心下怔忡，属痰，加麦门冬、枳实、竹茹各等分。脾黄，加白术、厚朴、苍术各一钱，草果七分。

（4）《形园医书（妇人科）·卷五》

二陈汤。主治产后呕吐痰饮，随症加减。

去白陈皮　　姜制半夏　　白茯苓　　甘草　　生姜

风痰加胆星、白附、竹沥……惊悸怔忡，加石菖蒲、炒研益智。

5. 温胆汤

（1）《校注妇人良方·卷三》

温胆汤。治胆虚痰热，惊悸不眠。

半夏、竹茹、枳实麸炒，各一两　　陈皮　　生姜四两　　甘草炒，三两

上每服一两，水煎。

（2）《严氏济生方·惊悸怔忡健忘门》

温胆汤。治心虚胆怯，触事易惊，梦寐不祥，异象感惑，遂致心惊胆怯，气郁生涎，涎与气搏，复生诸证，或短气悸乏，或复自汗，四肢浮肿，饮食无味，心虚烦闷，坐卧不安。

半夏汤泡七次、竹茹、枳实去瓤，各二两　　陈皮去白，三两　　白茯苓去皮，一两半　　甘草一两，炙

上咬咀，每服四钱，水一盏半，生姜五片，枣子一枚，煎至七分，去滓，温服，不拘时候。

（3）《仁斋直指方论（附补遗）·卷十一》

温胆汤。治心胆虚怯，触事多惊。亦治水气怔悸。

半夏制、枳壳制、白茯苓各一两　　橘红一两半　　甘草炙，半两

上锉，每服三钱半，姜七片，枣二枚，刮青竹皮一块如钱大，煎服。或加制远志尤妙。

（4）《婴童百问·卷二》

温胆汤。治惊悸烦躁不得眠。腹疼加芍药

半夏、枳实各二钱半　　茯苓半两　　桔红、甘草各一钱半　　酸枣仁去壳，二钱半

上咬咀，每服一钱，入竹茹少许，姜、枣煎服。

（5）《古今医鉴·卷八》

温胆汤。治病后虚烦不得卧，及心胆虚怯，触事易惊，短气悸乏，或复自汗，并治。

半夏七钱　　竹茹、枳实各三钱　　陈皮四钱半　　白茯苓去皮　　甘草炙，二钱二分半

上锉作一剂，姜、枣煎服。

（6）《育婴家秘·卷一》

温胆汤。治心胆虚怯，触事多惊，亦治水气怔悸。

半夏制、枳壳制、白茯苓各一两　橘红一两半　甘草炙，五钱

锉，和匀，每服三钱半，姜七片，枣三枚，刮竹青一块，如钱大，水煎服。或加制远志尤妙。不睡者，胆寒也，加酸枣仁炒。若喜睡者，胆热也，酸枣仁生用。

（7）《济阳纲目·卷五十四》

怔忡因惊悸久而成，痰在下火在上故也，温胆汤加黄连、山栀、当归、贝母。

（8）《不居集·上集》

温胆汤。治气郁生涎，梦寐不宁，怔忡惊悸，心虚胆怯，变生诸症。

半夏汤泡、枳实、竹茹各一两　陈皮一两五钱　茯苓七钱　炙甘草四钱

每服五钱，生姜七片，枣一枚，水一钟半，煎七分，食远温服。一方加人参、柏子仁为丸，朱砂为衣。

（9）《感症宝筏·卷二》

感证热退之后，夜不欲寐者，胃不和也，温胆汤和之。惊悸不宁者，心气虚也心气虚而神不敛，当安神以敛心阳，加枣仁、远志。

6. 加味温胆汤

《仁术便览·卷一》

加味温胆汤。治心胆虚怯，触事易惊，梦昧不祥，气郁生涎。涎与气抟亦生诸症，或短气悸乏，或复自汗，四肢浮肿，饮食无味。

枳实、半夏、竹茹各八两　陈皮十二两　白茯苓六两　甘草炙，四两　香附一斤半　人参、柴胡、麦冬、桔梗各六两

每服一两，生姜五片，枣二枚，水煎服。

7. 茯苓饮子

《严氏济生方·惊悸怔忡健忘门》

茯苓饮子。治痰饮蓄于心胃，怔忡不已。

赤茯苓去皮、半夏汤泡七次、茯神去木、橘皮去白、麦门冬去心，各一两　沉香不见火、甘草炙、槟榔各半两

上㕮咀，每服四钱，水一盏半，生姜五片，煎至七分，去滓，温服，不拘时候。

8. 寿星丸

《严氏济生方·惊悸怔忡健忘门》

寿星丸。治惊忧思虑，气结成痰，留蓄心包，怔忡惊惕，痰逆恶心，睡卧不安。

9. 小半夏汤

《御药院方·卷五》

小半夏汤。治诸呕哕,心下坚痞,膈间有痰水,眩悸。

半夏五两,汤洗七次　白茯苓去皮,用三两

上㕮咀,每服称半两,水三盏煎至一盏,称生姜四钱,取自然汁投药中,更煎一两沸,热吃,不拘时候。

10. 白术茯苓丸

《御药院方·卷五》

白术茯苓丸。治三焦气涩,停痰不消,胸膈痞闷,腹胁胀满,咳嗽涩甚,咽嗌干痛,心忪悸动,头目眩晕,寒热时作,肢节疼痛,呕吐清水,神昏多倦,不欲饮食。

白茯苓、白术各半两,白者　天南星、白附子各一两　白矾三分　半夏三两,并生用

上为细末,白面糊和丸,如梧桐子大。每服二三十丸,生姜汤下,不拘时候。

11. 半夏利膈丸

《御药院方·卷五》

半夏利膈丸。治风痰郁甚,头疼目眩,咽膈不利,涕唾稠黏,胸中烦满,酒癖停饮,呕逆恶心,胁下急痛,腹中水声,神思昏愦,心忪面热,止嗽化痢。

白术、人参、白茯苓去皮、白矾生、滑石、贝母各一两　天南星生用,一两半　白附子生,二两　半夏汤洗,三两

上为细末,水面糊为丸,如梧桐子大。每服三十丸,食后生姜汤送下。

12. 润肺丸

《御药院方·卷五》

润肺丸。治肺气不调,咳嗽声重,日久不止,痰涕结搏,咽嗌不利,心神烦躁,头目昏重,精神不爽,心忪烦悸,喉中呀呷,逐气有声,一切痰实并皆治之。

朱砂水飞、五灵脂微炒,各二两　苦葶苈隔纸炒、杏仁去皮尖,麸炒、半夏曲各一两

上为细末。生姜汁面糊为丸,如梧桐子大。每服四十丸,食后生姜汤送下。

13. 辰砂远志丸

《御药院方·卷六》

辰砂远志丸。安神镇心,补肾益志。治惊悸,消风痰,止头眩。

石菖蒲、远志去心、人参、茯神、川芎、山芋、铁粉、麦门冬、天麻、细夏曲、天南星锉,炒黄、白附子生用,以上各一两　细辛半两　辰砂一两四钱,入药六钱,为末

上为细末,生姜五两取汁,入水煮面糊为丸,如绿豆大,以朱砂为衣。每服三五十丸,临卧生姜汤下。

14. 十味温胆汤

《世医得效方·卷八》

十味温胆汤。治心胆虚怯，触事易惊，梦寐不祥，异象感惑，遂致心惊胆慑，气郁生涎，涎与气搏，变生诸证。或短气悸乏，或复自汗，四肢浮肿，饮食无味，心虚烦闷，坐卧不安。

半夏汤洗七次、枳实去瓤，切，麸炒、陈皮去白，各三两　白茯苓去皮，两半　酸枣仁微炒　大远志去心，甘草水煮，姜汁炒，一两　北五味子、熟地黄切，酒炒、条参各一两　粉草五钱

上锉散。每服四钱，水盏半，姜五片，枣一枚煎，不以时服。

15. 生犀散

《婴童百问·卷六》

生犀散。治咳嗽，解时气痰逆喘满、心忪仲惊悸、风热。

杏仁二钱，炒　桔梗二钱　茯苓一钱　前胡一钱半　人参一钱　半夏一钱　五味子一钱　甘草一钱

上咬咀，生姜薄荷煎服。有热加羌活，或加麻黄细辛。

16. 茯苓半夏汤

《婴童百问·卷七》

茯苓半夏汤。治诸呕吐，心下坚痞，膈间有痰水眩悸。

茯苓二两　半夏五钱，汤泡七次

上咬咀，每服三钱，水一盏，生姜三片，煎六分服。

17. 黄连磨积丸

《扶寿精方·脾胃门》

黄连磨积丸。治一切痰饮痰积，积聚怫郁，胁下闷倦，懒惰饮食不消，或吐逆，恶心，眩晕怔忡，时作时止，用之如神。

黄连一两，内五钱吴茱萸同炒，五钱益智仁同炒，去二味不用，止用黄连　栀子炒，去朽、白芥子醋浸炒，各五钱　川芎、苍术米泔浸七日、桃仁去皮存尖、青皮去瓤、香附子童便浸，炒、莪术酒浸，炒、山楂肉、莱菔子炒研、白术各一两　三棱用西安府者，一两五钱

上为细末，量用汤浸蒸饼为丸，梧桐子大，每服五七十丸，茶汤白汤下。

18. 茯苓饮子

（1）*《古今医统大全·卷四十三》*

济生茯苓饮子。治痰饮蓄于心膈，怔忡不已。

赤茯苓、茯神、半夏、麦门冬、陈皮各一两　沉香、槟榔、甘草各三钱

上咀，每服八钱，生姜五片，煎八分，食后温服。

（2）*《仁术便览·卷三》*

茯苓饮子。治痰饮蓄于心经，怔忡不已。

赤茯苓、半夏、麦门冬、陈皮各一两　沉香不见火、甘草、槟榔各五钱

上每服八钱，姜三片，水煎服。

19. 参胡温胆汤

《医学入门·外集》

参胡温胆汤。

陈皮、半夏、茯苓、枳实、人参各一钱　竹茹、香附、麦门冬、柴胡、桔梗各八分　甘草三分
姜三片　枣二枚

水煎温服。

治心胆虚怯，触事易惊，梦寝不安，气郁生痰，变生诸证，或短气悸乏，或复自汗，四肢
浮肿，饮食无味，烦躁不安。

20. 养心汤

《医学原理·卷九》

养心汤。治肥人气虚夹痰惊悸。治宜补气豁痰为主，安神定气为标。是以用人参、黄芪、
甘草以补气，茯神、远志、柏子仁、酸枣仁等，安心神以定惊悸，佐桂心、川芎以导血脉，五
味、半夏清金以豁痰。

人参甘温，二钱　黄芪甘温，钱半　甘草甘温，五分　茯神甘平，八分　远志苦温，七分　柏子仁
辛平，八分　酸枣仁酸平，一钱　桂心辛温，五分　川芎辛温，八分　五味子甘酸平，七分　半夏苦辛
温，七分

用水二大钟，煎一大钟，温服。

21. 导痰汤

（1）《证治准绳·杂病》

大抵惊悸健忘，怔忡失志，心风不寐，皆是胆涎沃心，以致心气不足。若用凉心之剂太过，
则心火愈微，痰涎愈盛，病愈不减，唯当以理痰气为第一义，导痰汤加石菖蒲半钱。

（2）《病机沙篆·卷下》

大凡怔忡失志，惊悸健忘，心风不寐，皆系胆涎沃心，或因心气不足，反以凉心大过，心
火益微，痰涎愈盛，唯以理痰顺气为第一义，导痰、二陈加枳壳、南星，菖蒲。

（3）《类证治裁·卷四》

凡怔忡惊恐健忘，癫狂失志不寐，皆由痰涎沃心，以致心气不足。若凉心之剂太过，则心
火愈微，痰涎愈盛，唯以理痰顺气，养心安神，为第一义。导痰汤加茯神、人参、石菖蒲。

22. 加味定志丸

《济阳纲目·卷五十四》

加味定志丸。治肥人痰迷心膈，寻常怔忡惊悸。

远志、菖蒲各二两　人参一两　白茯苓三两　琥珀　郁金

上为末，炼蜜丸如桐子大，朱砂为衣，每服三十丸，米汤下。一方有天花粉、贝母、瓜
蒌仁。

23. 辰砂远志丸

《济阳纲目·卷五十四》

辰砂远志丸。治惊悸，消风痰。

石菖蒲、远志、人参、茯神、川芎、山药、铁粉、麦冬、天麻、半夏、南星、茯苓各一两
北细辛、辰砂各半两

上为细末，生姜五两，取汁入水，煮糊为丸，如绿豆大，另以朱砂为衣，每服二十五丸，临卧生姜汤下，小儿减服。

24. 无名方

《箓竹堂集验方·卷六》

治怔忡痰厥方。

腊八日用大雄猪胆一个，将明矾碾细，入胆内，盛满为度，阴干去皮，仍碾细。每钱加飞过朱砂三分和匀，用无根水服三铜钱边即愈。所谓三铜钱边者，即一刀圭之意，而极言其少也。

25. 朱砂消痰饮

《不居集·上集》

或迷心窍，心痛惊悸，怔忡恍惚，梦寐奇怪，妄言见鬼，颠狂痫喑。朱砂消痰饮。

26. 益元汤

《慈幼新书·卷四》

治小儿惊悸怔忡，化痰涎，利胸膈烦热，止嗽。

益元汤。此为元气虚弱者立也，辨症果真，则前后皆不可易，中间杂症，虽或不同，要皆气虚致之，治者只于本方消息加减。

人参　黄芪　甘草　白术　陈皮　当归　川芎　升麻　桔梗　生姜

惊悸，加天麻、钩藤，磨安神丸。

27. 理痰汤

《医学衷中参西录·医方》

理痰汤。治痰涎郁塞胸膈，满闷短气。或渍于肺中为喘促咳逆。停于心下为惊悸不寐。

28. 一捻金

《太医院秘藏膏丹丸散方剂·卷三》

一捻金。

黑丑一钱　白丑一钱　槟榔一钱　大黄一钱　朱砂五分　赤金一张

共为细末。专治小儿一切风痰壅塞，口吐涎沫，胸高肺胀，喘满气促，咳嗽面黄，两胁扇动，陷下作坑，癫痫发抽，急惊上视，鼻窍开张，精神烦乱，声哑不鸣，痰涎壅盛，夜卧惊悸，发渴潮热，肚腹膨胀，不思饮食等症。每服四五分，量大小用之，引蜂蜜少许，无根水调服。

（十一）固涩剂

牡蛎散

《仁斋直指方论（附补遗）·卷九》

牡蛎散。治诸虚体常自汗，惊惕不宁。

左顾牡蛎米泔浸洗，煅透、麻黄根、黄芪蜜炙，各一两　加白术半两　甘草炙，一分

上锉，每服三五钱，小麦百余粒同煎服。

（十二）开窍剂

1. 苏合香丸

《仁斋直指方论（附补遗）·卷十一》

苏合香丸用枣汤调开，吞震灵丹，治心气不敛，怔忪头运。

2. 锦朱丸

《御药院方·卷五》

锦朱丸。治膈痰风厥，头目昏痛，眼黑旋晕，怔忪恶心，惊悸恍惚，梦寐不安，渐发冒昧，不知人事。

乳香研、朱砂研、白矾灰研、皂荚子炮裂，为末、铅白霜研、铁粉研，各一两　半夏曲二两

上为细末，生姜汁面糊和丸，如绿豆大。每服十五、二十丸，生姜汤下。惊悸语涩，金银汤下，或荆芥汤下。

3. 十香返魂丹

《太医院秘藏膏丹丸散方剂·卷二》

十香返魂丹。

伽南香、雄丁香、清木香、苏合油、檀香、降香、乳香、藿香、姜蚕炒，去丝嘴、天麻煨热、朱砂飞、郁金、建莲子心、栝蒌仁去净油、香附米童便、酒、醋、盐水，分为四次制、血珀以上各二两安息香水，一两　麝香一两　礞石醋煅九次，二两　冰片五钱　诃子二两　牛黄一两

上各药俱研极细末，分量兑准，无有低昂。用甘草四两熬稠汁，对炼蜜为丸，每丸重一钱，金箔为衣……治夜梦惊悸怔忡，心神不交，梦起游荡，重伤又卧，醒后不知，灯心金子汤下。

（十三）理血剂

1. 生化汤

《女科仙方·卷三》

怔忡惊悸，生化汤加以定志。

2. 生化汤

《胎产指南·卷七》

如分娩后，血块未消，宜服生化汤，补血行块，血旺则怔忡惊悸自平，不必加定安心神

之剂。

3. 芎归调血饮

《济世全书·离集》

芎归调血饮主方。治产后诸病。

当归身酒洗　川芎　白芍火煨，切片，酒炒熟用　怀生地黄酒蒸黑　白术去油芦，土炒　白茯苓去皮　陈皮　香附童便炒　甘草炒，初产临服，加童便一钟，好酒半钟同服，是能行瘀血，退热如神

上锉作剂，生姜一片，枣一枚，水煎温服。看病加减于后。一产后惊悸、怔忡，加远志、麦门冬、酸枣仁。

4. 加味生脉散

《胎产心法·卷下》

加味生脉散。治产后去血太多，心血虚弱不能上荣于舌，语言不清，含糊謇涩。

人参、麦冬去心、归身、生地、炙草、石菖蒲各一钱　五味子十三粒，捶碎

獖猪心一个，劈开，水二盏，煎至一盏半，去心，入药煎七分，食后服。此方治怔忡甚效。

5. 尊生升举大补汤

《胎产心法·卷下》

尊生升举大补汤。治产后血块痛止崩证。

人参、当归、白术土炒，各二钱　川芎、麦冬去心、黄芪蜜炙，各一钱　熟地三钱　陈皮、炙草、白芷、荆芥穗炒黑、升麻、血余灰各四分

枣二枚，水煎服。汗多，加麻黄根、浮麦。便难，加酒洗苁蓉一钱。痰，加去心贝母六分。咳嗽，加桔梗、去皮尖杏仁各一钱。不寐惊悸，加炒枣仁、柏子仁各一钱。本方少加黄连三分以坠火，亦妙。凡遇崩证，有如此等余病，大忌峻利。

（十四）表里双解剂

防风通圣丸

《太医院秘藏膏丹丸散方剂·卷二》

防风通圣丸。

防风、大黄、白术、川芎、白芍、石膏、当归、荆芥、黄芩、栀子、桔梗、滑石、连翘各一两　麻黄五钱　薄荷七钱　朴硝七钱　甘草五钱

共为细末，水叠为丸，如梧桐子大。

治风热郁结，寒火相激，头目不清，咽喉不利，或疼或肿，发热发赤，咳嗽痰多，溲便淋闭，舌强口噤，语言谵妄，瘫痪麻木，癫狂惊悸，伤风伤寒，感冒瘟疫时毒，肿毒初起，痈疽风刺瘾疹。此药发表通里，并皆治之。每服二钱，姜汤送下。

评述

一、药物

治疗心悸的药物记载较早，首载于秦汉时期的《神农本草经》，此书也是我国现存最早的药物学专著。后经过历代医家的经验总结，治疗心悸的药物得到了较大的扩展。本次收入心悸药物共91味，共计188条条文，分布在49种中医古籍中。按药物自然属性分类，植物类65味，动物类12味，矿物类12味，其他类2味（真菌类的茯苓和植物加工品饴糖）。中医古籍中辑录整理的治疗心悸的药物，有以下特点。

（一）药物发源早，多数药物沿用至今

本次收载的药物中最早记载源自《神农本草经》。如人参、川芎、远志、茯神、柏实、紫菀、桔梗、芪草、旋覆花等，多达18种，上品12种，中品和下品各3种，此类药物以养心安神为主，多数药物至今仍为临床常用药。南北朝陶弘景著《本草经集注》对《神农本草经》进行注解，对治疗心悸之药进行了考证。经过漫长的朝代变迁、时代背景变迁，药物学开始繁荣发展，到唐代，国家组织人员考证并编纂《新修本草》，总结唐代以前的本草经验。本书是世界上最早的一部国家药典，对部分治疗心悸药物功效有新的认识。后又有宋官修本草《证类本草》，是《新修本草》后本草学的另一高峰，增加治疗心悸药物12种，对紫石英和石脂功效有所发挥。如紫石英相此《本草经集注》的记载增加了"长石为之使，得茯苓、人参、芍药共疗心中结气"的记载，指出药物之间相须相使的配伍，增加临床疗效。明代本草著作较丰，且创新较多，且主要集中在本草类著作中，如《本草纲目》《本草发挥》《本草蒙筌》《药性本草约言》等。如人参，在《本草汇言》中被记载"惊悸怔忡，健忘恍惚，以此宁之"；《本草详节》中认为"人参除梦邪惊悸，补肺胃中阳气不足，泻心、肺、脾、胃中伏火"，这与前代相比，功效方面有了新的发现和理论创新。还有其他药物随着临床应用也有不同程度的拓展。李时珍以《证类本草》为蓝本，著《本草纲目》，对9味中药在治疗心悸方面有了新的认识和不同的阐述，如生地黄"助心胆气"，玄参"补劳损，心惊烦躁"等，后又有《本草汇言》在前人的基础上，对17种中药在治疗心悸的功效方面有了新的发现，如升麻、麦冬、当归、灯心草、泽泻等。李中梓在汲取了《神农本草经》《药性论》《丹溪药性》《东垣药性》《仲景全书》等书精华的基础上，著《雷公炮制药性解》，对药性做了充分的阐述。清代本草著作大量涌现，出现了约400部本草著作，创新之处较明代较少，其中记载治疗心悸的重要本草著作有《本草备要》《药性赋》等。经过历代医家对心悸药物的的认识和临床经验总结，不断扩大了用药选择范围。

在本次文献整理中，很多本草专著对治疗心悸之药记载颇多，如《神农本草经》《本草纲

目》《本草蒙筌》《本草详节》《本草发挥》《本草正》《得配本草》《药性本草约言》《药性赋》等。同时也涌现出了部分区域性本草著作，如元代继洪的《岭南卫生方》，对朱砂功效进行了经验总结，言朱砂："其用有四：明目能通血脉；震惊能安魂魄；润心肺而养精神；定怔忡而止烦渴。"又如《滇南本草》是一部著名的主要记载现代云南省的地区性本草，流传较广，并被以后许多本草著作所引用。书中记述了苦远志、土千年健、双尾参、还阳参和丹参治疗心悸的功效。土千年健、双尾参、还阳参虽未在现今临床广泛应用，但对于科技不断创新的今天，仍有助于新药的研发和发挥临床效果。

（二）综合性及专科著作特色突显

中医古籍分类采用的是 12 大类 3 级类目分类法，大类是指基础理论、伤寒金匮、本草、方书、临床各科、养生、综合性著作等 12 类。除本草类目外，在前述的临床各科及综合性医书中也有记载，也体现了各学科之间的专业交织，各医家的学术知识背景，即各医家对诊法、治法、药性均有较为全面的理解。

辑录文献中，亦有综合性著作对本草进行汇总，如《冯氏锦囊秘录》《古今医统大全》《医学入门》《医学摘粹》等，多为在前人的基础上，对临床经验有所发挥。如《痰火点雪》是一部痨瘵治疗专书，成书于 1630 年，作者为龚居中。其中载："清河参（补五脏，安精神，定魂魄，又止惊悸，断淫梦，保中守神）。"《麻科活人全书》是一部麻疹专著，由清代谢玉琼撰于 1748 年，其中说："香附为多怒多忧者之要药。治两胁气妨，心忪少气。生用则上行胁膈，外达皮毛，故能散风寒。"《苍生司命》《医宗说约》《冯氏锦囊秘录》《医心印绀珠经》等综合性医书中均在文中相应部分进行了药性记载。

（三）心悸药物功效分类及特点

治疗心悸药物众多，按中药功效进行分类，包含解表药、清热药、泻下药、祛风湿药、化湿药、利水渗湿药、温里药、理气药、止血药、活血化瘀药、化痰止咳平喘药、安神药、平肝息风药、开窍药、补虚药、收涩药 16 类药，其中以补虚药、安神药、清热药为主，补虚药中的补气药、补血药、补血药和补阴药均有涉及，以补气药和补阴药最多。这也反映心悸内以气血阴阳不足，外有诸因可扰心神。其次治疗心悸的单味药，可治疗多种病症，如《神农本草经》治疗心悸之药，均多达 7 种以上功效，后代的临床经验发挥也逐步扩展功效范围。这也说明药物在治疗心悸的同时，可治疗其引发的其他疾病，或者治疗其他疾病引发了心悸。因此，心悸发病的病因可能不在于心脏本身，而是由其他疾病侵犯心脏。在用药选择上，应考虑药物的治疗病症、适应范围、性味归经等。

（四）医家认识不一，待进一步研究考证

历代医家在自身的临床实践中，对药物的功效和认识有所不同，如就桔梗而言，《本草经集

心悸

注·草木中品》《万氏家抄济世良方·药性草部》中记载为"小毒"，而在《本草蒙筌·草部中》《本草正·山草部》中则无此"小毒"的记载，且《本草正·山草部》载为"气微凉"，而其他三种古籍记载则为"微温"。而现代已不将桔梗有毒附在性味归经之后，《中国药典》载其为平性；就功效而言，现代多用于宣肺利咽，祛痰排脓。虽然现代将桔梗作为君药的使用相对较少，本节也不评论造成这些差异的原因，但是这些差异也强烈说明，医家使用药物时不仅应保持质疑的心态，不能完全照本宣科，而且还应该结合中医基础理论和临床实际进行应用，以及需要结合现代研究进行验证。

（五）收录的部分药物符合食疗养生理念

我国古代就有食疗的说法，现代更是提出了药食两用或药食同源的理论。结合国家有关部门公布的药食同源药物目录和日常生活习惯，本节纳入了百合、茯苓、大枣、龙眼、饴糖、山药、胡麻、郁李仁、桑椹子、梨、笋等17种药物（食物）。其中，《神农本草经》中17种药物中已包含桔梗、茯苓、大枣、蜂蜜、牡蛎5种。龙眼则见于《本草蒙筌·果部》中："龙眼肉味甘，气平。无毒……养肌肉，美颜色，除健忘，却怔忡。多服强魂聪明，久服轻身不老。"饴糖在《本草汇言·谷部造酿类》中有载："饴糖之甘，以缓中也。如眩晕，如消渴，如消中，如怔忡烦乱……"《随息居饮食谱·果食类》载："梨甘凉，治中风不语、痰热惊狂、温暑等疴。"

需要特别说明的是，考虑到现代人广泛食用糯米的习惯，而在《折肱漫录·养形篇下》中有说："世人皆言糯米补人，考之本草云：主温中，令人多热，久食令人身软，发心悸。"有此一条多食糯米会引发心悸的记载，也纳入本书中，以供参考。

从前述这些收录的日常生活中药物（食物）来看，多数性平味甘，具有补益脾胃、益气养血、补益五脏的功效。故在调治心悸中，可采用药食同源药物进行早期的预防和后期的调理。

综上，本部分共收录药物共91味，自《神农本草经》始，最晚为1911年，时间跨度长，涉及的朝代、医家医派、地域等时间空间纬度广，基本可以涵盖古代的各个阶段。也为了体现出时代特征，本部分的文献辑录采用的是每个类别下按最早出现年代排序的方法，出现年代相同的再依据笔画顺序排列。主要收录了现代临床常用、无显著争议的药物，还纳入了具有药食两用或日常多食用的食物或药物，对现在的国家保护动植物、已经无法获得或无法考证等特别的药物不予收录。虽然该部分收录了许多药物，但药物与组方之间的关系还有待加强，因为这些药物并不是方剂的全部组成，一些治疗心悸的经典组方的君药为被收录其中。

二、方剂

心悸的经典方剂是历代医家实践的积累总结，是在漫长的发展历程中逐渐形成的。这些方剂在组成、功效和剂型等方面对现代临床仍有权威性指导作用。心悸类方剂的演化遵循着组方结构由简到复杂、药物组成由少到多的规律进行。早期的方剂多数为单方或少量药味组成的，本书从单方和复方两个角度进行整理和统计，其中单方有4首，其余521首均为复方。本书整理了与心悸高度相关的古代方剂，并按照出现年代早晚对方剂进行了排序，以期能指导现代临床用药，为心悸的治疗提供参考依据。

（一）单方

本书记载了有关心悸的4首单方，分别为甘草、覆盆子、紫石英散和荆沥。在《卫生易简方》一书中提到单味甘草用于治疗"伤寒脉结心悸"，还用于治疗"伤寒二三日咽痛"。同样，在本书中记载覆盆子有"益颜色，安五脏，养精气"的作用，故覆盆子可以用于治疗"惊悸"。孙一奎在《赤水玄珠》中则认为紫石英散可"治虚怯惊悸，饮食不进，成痨者"。在《经验良方全集》中认为荆沥主治心虚伴随的惊悸与形体羸瘦。

（二）复方

1. 先秦两汉时期

先秦两汉时期记载治疗心悸的经典古籍主要包含张仲景所撰的《伤寒论》和《金匮要略》。其中，治疗"悸"的方剂有四逆散，其作为或然证在四逆散原方基础上强调"悸者，加桂枝五分"；治疗"心下悸"的有茯苓甘草汤、半夏麻黄丸、桂枝甘草汤及真武汤；针对"心中悸"的方剂有小建中汤、小柴胡汤，而小柴胡汤加减法中也已强调"若心下悸，小便不利者，去黄芩，加茯苓四两"。此时期治疗心悸最具代表性的方剂为炙甘草汤，即"伤寒脉结代，心动悸，炙甘草汤主之"，在其煎煮法中，张仲景强调用"清酒七升，水八升"煎煮，这也是炙甘草汤的独特之处，而此方在现代临床中也常常作为治疗心悸的主方之一。

2. 魏晋南北朝时期

魏晋南北朝时期是心悸方剂学承上启下全面发展的时代。《肘后备急方》中引用《金匮要略》中治疗"心下悸"的半夏麻黄丸，并明确指出此方所治疗的心悸为"心下虚悸"，确定了此方所主证之虚实。《小品方》中的九痛丸可治疗"悸心痛"及其他病因而引起的心痛，推测此方治疗心痛的效果更好。《刘涓子鬼遗方》可治疗"金疮惊悸"，"心中满满如车所惊恒"则对心悸进行了更生动的描述。《小品方》中用理中汤治疗霍乱时，也记载了加减法"悸者加茯苓二两"，与《伤寒论》中的小柴胡汤加减法有相同之处。

3. 隋唐时期

隋唐时期有关心悸的记载则较前两个时期明显增加。多首方剂中记载导致心悸的原因之一是由虚引起的，如《备急千金要方》中大补心汤治疗"虚损不足，心气弱悸或时妄语，四肢损变气力，颜色不荣"，大定心汤治"心气虚悸，恍惚多忘"，《千金翼方》人参丸治疗"男子虚心悸不定"；还记载治疗产后大虚的方剂，如《备急千金要方》中甘草丸治疗"产后心虚不足，虚悸，心神不安，吸吸乏气，或若恍恍惚惚，不自知觉者"，安心汤治疗"产后心忡悸不定，恍恍惚惚，不自知觉，言语错误，虚烦短气，志意不定，此是心虚所致"，《千金翼方》人参丸治疗"产后大虚，心悸，志意不安，恍惚不自觉，心中畏恐，夜不得眠，虚烦少气"。因此方剂组成中常含有人参、茯苓、茯神、远志等补气养心安神之药。针对产后虚弱导致心悸的，常增加当归、芍药、干地黄等补血之药。

同时也有记载引起心悸的原因为"实热"及"风热"，如《备急千金要方》中竹沥汤治疗"心实热，惊梦喜笑恐畏悸惧不安"，《外台秘要》竹叶汤治疗风热引起的"睡觉心忪心闷"，从而使用竹沥、竹叶、石膏等清心实热的药物。

在药物加减部分，《备急千金要方》仲景三黄汤中，提出"心悸加牡蛎"，取牡蛎重镇安神的作用；竹叶汤中"若心中虚悸者，加人参二两"，因为人参具有"安定精神"的功效。

4. 宋金元时期

宋金元时期有关心悸的文献记载较隋唐时期要更多。《圣济总录·卷第四十三》指出乌犀汤可治疗"心脏烦热，睡即多惊，心忪不欲见人"，描写了心悸的严重程度。此时期还存在多个同名异方的方剂，如《圣济总录·卷第三十一》中茯神丸用于治疗"伤后治寒，或用心力劳倦，四肢羸弱，心忪惊悸，吸吸短气"，药物组成为"茯神（去木）、麦门冬（去心焙）、熟干地黄（焙）各一两，牡丹皮、人参、黄芪（锉）各三分，桂（去粗皮）、甘草（炙）、牛膝（去苗）、泽泻各半两"，多为补气安神滋阴之药；而在《圣济总录·卷第四十三》中用茯神丸治疗"心脏虚热，惊悸心忪，虚乏气短，睡卧不安"，其组成为"茯神（去木）二两，人参、麦门冬（去心焙）、龙齿、防风（去叉）、云母粉各一两半，犀角（镑）、黄芩（去黑心）、薏苡仁各二两"，多为重镇安神、祛风清热之药。二者名称虽相同，但功能主治及组成均不相同。

同时还记录了一些治疗小儿心悸的方剂，如《圣济总录·卷第一百七十》治疗"小儿风热惊掣，心忪恐悸"时，用茯神汤治疗，并且用量较成人小。《幼幼新书》中金泥煎方治疗"小儿心热，多惊悸"。一些治疗范围广泛的疾病，如《幼幼新书·卷第三十九》中载仙人炼绛雪可以"疗一切病"也被纳进来；《太平惠民和剂局方·卷之五》中宁志膏可治疗"一切心疾"，可以看出这些药物的适用范围较大。

值得注意的是，在送服汤药中，有文献专门提到治疗心悸用特定的汤药送下，如《圣济总录·卷第一百六十八》天南星丸中，若出现惊悸，则用"薄荷荆芥汤下"。

5. 明清时期

明清时期多转述前人的内容，并在前人论述的基础上进行发挥。《仁斋直指方论》明确指出用朱雀丸"治心病怔忪不止"，方中用茯神和沉香，共奏养心安神之功，是治疗心悸的重要方剂。在治疗心血气虚导致的心悸时，《校注妇人良方》提到用茯神散治疗"五脏气血虚弱，惊悸怔忡，宜用此安神定志"。养心汤"治心血虚，惊悸怔忡不宁，或盗汗无寐，发热烦躁"。《仁斋直指方论》用十四友丸"治心血俱虚，怔忡惊惕"。方中大多使用人参、远志、川芎、酸枣仁、黄芪、柏子仁等补气养心安神药物补益心血。归脾类方在明清书籍中也常用来治疗心悸，出现次数频繁，也是现代临床治疗心悸的常用方剂之一。

亦有因痰导致的心悸，如《仁斋直指方论》中用加味定志丸"治痰迷心膈，惊悸怔忡"。《世医得效方》中用加味寿星图"治惊忧思虑，气结成痰，留蓄心胞，怔忡惊惕，痰逆恶心，睡卧不安"。同时温胆汤类方在本时期也出现频繁，用于治疗心胆虚怯导致的心悸，对临床有很好的指导作用。例如十味温胆汤也治疗"心胆虚怯，触事易惊，梦寐不祥，异象感惑，遂致心惊胆慑，气郁生涎，涎与气搏，变生诸证。或短气悸乏，或复自汗，四肢浮肿，饮食无味，心虚烦闷，坐卧不安"等，用陈皮、半夏、菖蒲、远志等药物燥湿化痰开窍，防止心神被痰浊蒙蔽。

还有因水饮形成的心悸，如《婴童百问》中用茯苓半夏汤治疗"诸呕吐，心下坚痞，膈间有痰水眩悸"。方中茯苓二两有消水饮、安神之效，半夏有化痰之功，二者合用，能消除因水饮导致的心悸。《仁斋直指方论》提到"小半夏茯苓汤、五苓散，并主水气，心下怔忪"。

综上所述，经过对古代治疗心悸的古籍进行筛选，发现自明代之后，后世转载前人书中的内容（包含方名、功能主治、组成）较多，其中尤以引用《伤寒论》《金匮要略》中内容的次数最多，各个朝代治疗心悸的方剂总体以心血气虚、痰扰心神、水饮凌心、过度惊吓等原因进行应用，从而应用补益气血、养心安神、涤痰、化饮、镇惊等药物进行治疗，以达到缓解甚至治愈心悸的疗效。

心悸

第六章

外治集萃

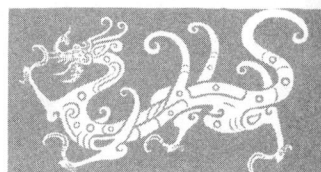

《针灸甲乙经·卷七》

肺疟，令人心寒，甚热，热间善惊，如有所见者，刺手太阴、阳明。

热病先手臂痠疚，唇口聚鼻张，目下汗出如转珠，两乳下二寸坚，胁满，悸，列缺主之。

心澹澹然，善惊，身热，烦心，口干，手清，逆气，呕血，时瘛，善摇头，颜青，汗出不过肩，伤寒温病，曲泽主之。

热病烦心善呕，胸中澹澹，善动而热，间使主之。

面赤皮热，热病汗不出，中风热，目赤黄，肘挛腋肿，实则心暴痛，虚则烦心，心惕惕不能动，失智，内关主之。

身懈，寒少气，热甚恶人，心惕惕然，取飞扬及绝骨、跗下[1]临泣，立已。

黄帝问曰：足阳明之脉病，恶人与火，闻木音则惕然而惊，欲独闭户牖而处，愿闻其故。岐伯对曰：阳明者胃脉也，胃者土也，闻木音而惊者，土恶木也。阳明主肌肉，其血气盛，邪客之则热，热甚则恶火。阳明厥则喘闷，闷则恶人。阴阳相薄，阳尽阴盛，故欲独闭户牖而处（按阴阳相薄至此，本《素问·脉解》篇，士安移续于此）。

足少阳疟，令人身体解㑊，寒不甚，恶见人，心惕惕然，热多汗出甚，刺足少阳。

《针灸甲乙经·卷八》

寒热，唇口干，喘息，目急痛，善惊，三间主之。

寒热食多，身羸瘦，两胁引痛，心下贲痛，心如悬，下引脐少腹急痛，热，面黑，目䀮䀮，久喘咳，少气，溺浊赤，肾俞主之。

《针灸甲乙经·卷九》

凄寒嗽，吐血，逆气，惊，心痛，手阴郄主之。

心澹澹而善惊恐，心悲，内关主之。

善惊，悲不乐，厥，胫足下热，面尽热，渴，行间主之。

胆病者，善太息，口苦，呕宿水，心下澹澹，善恐，如人将捕之，嗌中吤吤然，数咳唾，候在足少阳之本末，亦视其脉之陷下者灸之。

心痛善悲，厥逆，悬心如饥之状，心澹澹而惊，大陵及间使主之。

心如悬，哀而乱，善恐，嗌内肿，心惕惕恐，如人将捕之，多涎出，喘，少气，吸吸不足以息，然谷主之。

惊，善悲不乐，如堕坠，汗不出，面尘黑，病饮[2]不欲食，照海主之。

---

[1] 下：《校注》据"《外台》卷三十九飞扬作'上'，临泣穴在足背，当作跗上。"改"下"作"上"。

[2] 饮：《校注》及刘衡如本皆据《外台》卷三十九改作"饥"。

胆眩寒厥，手臂痛，善惊忘①言，面赤泣出，腋门主之。

喘，少气不足以息，腹满，大便难，时上走，胸中鸣，胀满，口舌②中吸吸，善惊，咽中痛，不可纳食，善怒，恐，不乐，大钟主之。

大惊乳痛，梁丘主之。

狐疝惊悸少气，巨阙③主之。

阴跳腰痛，实则挺长，寒热，挛，阴暴痛，遗溺，偏大；虚则暴痒气逆，肿睾卒疝，小便不利如癃状，数噫恐悸，气不足，腹中悒悒，少腹痛，嗌中有热，如有息肉状，如著欲出，背挛不可俯仰，蠡沟主之。

《针灸甲乙经·卷十一》

脉代不至寸口，四逆脉鼓不通，云门主之。

胸中寒，脉代时至，上重下轻，足不能地，少腹胀，上抢心，胸楂满，咳唾有血，然谷主之。

癫疾始作，而引口啼呼喘悸者，候之以手阳明、太阳，左强者攻其右一本作左，右强者攻其左一本作右，血变而止④。

《针灸甲乙经·卷十二》

惊不得眠，善龄，水气上下，五脏游气也，三阴交主之。

曰：人之哀而泣涕者何？曰：心者五脏六腑之主也；目者宗脉之所聚也，上液之道也；口鼻者气之门户也。故悲哀愁忧则心动，心动则五脏六腑皆摇，摇则宗脉感，宗脉感则液道开，液道开故涕泣出焉。液者所以灌精濡空窍者也，故上液之道开则泣，泣不止则液竭，液竭则精不灌，精不灌则目无所见矣，故名曰夺精，补天柱，经侠颈⑤，侠颈者，头中分也⑥。

《脉经·卷二》

左手关上阳绝者，无胆脉也。苦膝疼，口中苦，眛目，善畏，如见鬼状，多惊少力。刺足厥阴经，治阴。在足大指间（行间穴也），或刺三毛中。

《备急千金要方·卷十四》

惊怖心忪，少力，灸大横五十壮。

《备急千金要方·卷三十》

支沟、太溪、然谷，主心痛如锥刺，甚者手足寒至节，不息者死。

---

① 忘：《校注》及刘衡如本皆据《外台》卷三十九改作"妄"。

② 口舌：《校注》据《外台》及《医学纲目》于此后补"干，口"二字。

③ 巨阙：原作"巨缺"，为统一穴名改之。

④ 血变而止：此下《灵枢》有"癫痫始作先反僵，因而脊痛，候之足太阳、阳明、太阴，手太阳，血变而止"二十七字，《太素》同，惟无"太阴"二字，疑原本有脱文。

⑤ 侠颈：《太素》作"侠项"，又详本经卷三第六云"天柱，在侠项后发际，大筋外廉陷者中"，而项在颈前，此当改作"侠项"是。

⑥ 侠颈者，头中分也：《灵枢》《太素》均无此七字，疑为小字注文。

大都、太白，主暴泄、心痛腹胀，心痛尤甚。

临泣，主胸痹心痛，不得反侧。（《甲乙》云：不得息，痛无常处）。

行间，主心痛，色苍苍然如死灰状，终日不得太息。

通谷、巨阙、太仓、心俞、膻中、神府，主心痛。

通里，主卒痛烦心，心中懊侬，数欠频伸，心下悸，悲恐。

期门、长强、天突、侠白、中冲，主心痛短气。

尺泽，主心痛彭彭然，心烦闷乱，少气不足以息。

肾俞、复溜、大陵、云门，主心痛如悬。

章门，主心痛而呕。

建里，主心痛上抢心，不欲食。

少冲，主心痛而寒。

太渊，主心痛肺胀，胃气上逆。

鸠尾，主心寒，胀满不得食，息贲，唾血，厥心痛善哕，心疝太息。

上脘，主心痛有三虫，多涎，不得反侧。

中脘，主心痛难以俯仰。《甲乙》云：身寒，心疝冲冒死不知人。

不容、期门，主心切痛，喜噫酸。

肓门，主心下大坚。

灵道，主心痛悲恐，相引瘛疭。

间使，主心悬如饥。

商丘，主心下有寒痛。又主脾虚，令人病不乐，好太息。

凡卒心痛汗出，刺大敦出血，立已。

凡心实者则心中暴痛，虚则心烦，惕然不能动，失智，内关主之。

蠡沟，主数噫，恐悸，气不足，腹中悒悒。

彧中、云门，主咳逆上气，涎出多唾，呼吸喘悸，坐不安席。

丝竹空、通谷，主风痫癫疾，涎沫，狂烦溏。

天冲，主头痛，癫疾互引，数惊悸。

神门、阳谷，主笑若狂。又云：神门，主数噫，恐悸不足。

巨阙、筑宾，主狂易妄言怒骂。又云：巨阙，主惊悸少气。

腕骨，主烦，惊溏。

少府，主数噫恐悸，气不足。

通里，主心下悸。

行间，主心痛数惊，心悲不乐。

三间、合谷、厉兑，主吐舌，戾颈，喜惊。又云：厉兑，主多卧好惊。

手少阴、阴郄，主气惊心痛。

列缺、曲池，主热病烦心心闷，先手臂身热，瘛疭，唇口聚，鼻张，目下汗出如珠。《甲乙》云：两项下三寸坚，胁下疼痛。

《黄帝内经太素·卷二十五》

热病，嗌干多饮，善惊，卧不能定，取之肤肉，以第六针，五十九，索肉于脾，不得索之木，木，肝也。热病，嗌干多饮，喜惊，卧不得安，肉病者，可以第六员利针。

热病数惊，瘛[①]疭而狂，取之脉，以第四针，急泻有余者，癫疾毛髦[②]去，惊瘛疭狂，此为血病，故取之脉。第四针者，锋针也，刃参隅，应心，可以泻热出血，痫癫疾及毛髦落，皆得愈也。

《千金翼方·卷二十六》

曲泽，主心下澹澹，喜惊。

阴交、气海、大巨，主惊不得卧。

阴跷，主卧惊，视如见星。

大钟、郄门，主惊恐畏人，神气不足。

然谷、阳陵泉，主心中悚惕，恐人将捕之。

解溪，主瘛疭而惊。

少冲，主太息烦满，少气悲惊。

行间，主心痛数惊，心悲不乐。

阳谷，主风眩惊，手卷。

厉兑，主多卧好惊。

腋门，主喜惊妄言，面赤。

神门，主数噫，恐悸少气。

间使，主喜惊暗不能言。

三间、合谷，主喜惊。

阳溪，主惊瘛。

通里，主心下悸。

大陵，主心中澹澹惊恐。

手少阴阴郄，主气惊心痛。

天井，主惊瘛。

后溪，主泪出而惊。

腕骨，主烦满惊。

《外台秘要·卷十九》

又若胸中气散，而心下有脉洪大跳，其数向下，分入两髀股内，令人心急松悸者，宜以手

---

① "瘛"：《甲乙》作"瘀"。

② "髦"：《灵枢》《甲乙》作"髮"。

按捻少腹下两傍接髀大斜纹中，有脉跳动，便当纹上灸跳三七炷即定。灸毕，皆须灸三里二十炷，以引其气下也。

《外台秘要·卷三十九》

列缺，手太阴络，去腕上一寸半，灸五壮。甄权云：腕后臂侧三寸交叉头两筋骨罅宛宛中是也。主偏风口喎，半身不随，腕劳，灸三壮。主疟甚热，惊痫如有见者，咳喘，掌中热，虚则肩背寒栗，少气不足以息，寒厥，交两手如瞀，为口沫出。实则肩背热痛，汗出，四肢肿，身湿摇，时寒热，饥则烦，饱则面色变，口噤不开，恶风泣出，喉痹，咳上气，数欠，四肢厥逆，善笑，溺白。热病先手臂痛，身热瘛疭，唇口聚，鼻张，呕吐汗出如连珠，小便白热痛，两乳下三寸坚，胁下满，悸，善忘，口中沫出。

蠡沟，足厥阴络，在内踝上五寸，灸三壮。主女子疝，少腹肿，赤白淫时，多时少，阴跳腰腹痛。实则挺长，寒热，挛，暴痛，遗溺，偏大。虚则暴痒，气逆，肿睾，卒疝，小便不利如癃状，数噫，恐悸，气不足。腹中悒悒，少腹痛，咽中有热，如息肉状。背挛不可俯仰。

大迎，一名髓孔，在曲颔前一寸二分，骨陷者中动脉，足阳明脉气所发，灸三壮。主寒热，颈瘰疬，癫疾，口喎喘痉悸口噤，厥口僻，失欠，下牙痛，颊肿，恶寒，口不收舌，不能言，不得嚼。

上关，一名客主人，在耳前上廉起骨，开口有空，灸三壮。主唇呦强，上齿龋痛，口僻噤不开，耳痛聋齁，瘛疭，口沫出，寒热，痉，青盲□目，恶风寒。

神门，一名兑冲，一名中都。在掌后兑骨之端陷者中，灸三壮。主疟心烦甚欲得冷水，寒则欲处热，热中咽干，不嗜食，心痛数噫，恐悸，气不足，喘逆身热，狂悲哭泣，呕血，上气，遗溺，手及臂寒。

通里，手少阴络，在腕后一寸，灸三壮。主热病，先不乐数日热，热则卒心中懊恬，数欠频伸，悲恐，头眩痛，面赤而热，无汗及癫，心下悸，臂臑肘痛，实则支满，虚则不能言。苦呕，喉痹，少气，遗尿。

或中，在输府下一寸六分陷者中，足少阴脉气所发，仰而取之，灸五壮。主咳逆上气，涎出多唾，呼吸喘悸；坐不得安。

巨阙，在鸠尾下一寸，任脉气所发，灸五壮。主心痛不可按，烦心。热病胸中澹澹，腹满暴痛，恍惚不知人，手清，少腹满，瘛疭，病心疝满不得息，息贲，时唾血，心腹胀满噫，烦热善呕，膈中不通利。霍乱，发狂妄言，怒恐恶火，善骂詈。狐疝，惊悸少气。胸胁支满，瘛疭引少腹痛，短气烦满，呕吐心胀。

上管，在巨阙下一寸五分，去蔽骨三寸，足阳明、手太阳、任脉之会，灸五壮。主寒中，伤饱食饮不化，膜胀，心腹胸胁支满，脉虚则生百病。甄权云：主心风惊悸，不能食，心下有隔，呕血，目眩，头悬眩痛，身热汗不出，心痛有三虫，多涎不得反侧，腹中满，暴痛，汗出。

《医心方·卷二》

大迎二穴，一名髓空。在曲颔前一寸二分陷者中。刺入三分，留七呼，灸三壮。主寒热，颈瘰疬，癫疾。口喝，喘悸，齿痛，寒，痉，口噤，舌不能言。

巨阙一穴，心募也，在鸠尾穴下五分，去鸠尾骨端一寸。灸五壮，刺入六分，留七呼。任脉。主心痛，烦心，热病，胸痛，腹满，癥瘕，唾血，霍乱，妄言，狐疝，惊悸，少气，呕吐。

天冲二穴，在耳上如前三寸。刺入三分，灸九壮。主头痛，痉，癫疾，互引，善惊。足少阳胆，足太阳膀胱。

间使二穴，在掌后三寸两筋间陷者中。刺入六分，留七呼，灸七壮。手少阳脉三焦腑。主悬心如饥状，善悲而惊狂，面赤，目黄，及热病烦心，善哕，胸痹引背，振寒。

阴交一穴，一名少因，一名横户，在脐下一寸。刺入五分，灸五壮。主惊不得眠，善龂，水气上下，五脏游气，手足拘挛，阴疝，女子月水不下，上气，腹膜坚痛。男子两丸骞，水胀，水气行皮中矣。任脉，又冲脉。

大巨二穴，一名液门。在长溪下二寸。刺入八分，灸五壮。同上胃。主腹满痛，善烦，小便难，癫疝，偏枯，四肢不用，善惊。

通骨二穴，在足小指外侧本节前陷者中。刺入二分，留五呼，灸三壮。同上。主：身疼痛，善惊，互引，鼻鼽衄，寒热，善嚏，项痛，振寒。

《太平圣惠方·卷五十五》

惊黄者，面色青黄，心多惊悸，口舌干燥，不肯眠卧，卧即多言语狂乱，身体壮热。烙风池二穴，后烙天窗穴、心俞二穴。

《圣济总录·卷第一百九十一》

通里二穴，在腕后一寸。治热病卒心中懊侬，数欠频伸，悲恐，目眩头痛，面赤而热，心悸，肘臂臑痛。实则支肿，虚则不能言，苦呕喉痹，少气遗溺。针入三分。可灸三壮。

脑空二穴，一名颞颥，在承灵后一寸五分。侠玉枕骨下陷中。足少阳阳维之会。治脑风，头痛不可忍，目瞑心悸，发即为癫风，引目眇，劳疾羸瘦，体热，颈项强不能回顾。针入五分，得气即泻。可灸三壮。魏公苦患头风，发即心闷乱目眩，华佗当针而立愈。

液门二穴，水也，在手小指次指间陷中，手少阳脉之所流也，为荥。治惊悸妄言，咽外肿，寒厥手臂痛，不能自上下，痎疟寒热，目眩头痛，暴得耳聋，目赤涩，齿龋痛。针入二分。可灸三壮。

天井二穴，土也，在肘外大骨后，肘后上一寸两筋间陷中，屈肘得之，手少阳脉之所入也，为合。甄权云：曲肘后一寸，叉手按膝头取之两筋骨罅。治心胸痛，咳嗽上气，唾脓不嗜食，惊悸瘰疬，风痹臂肘痛，捉物不得。可灸三壮。针入三分。

阳溪二穴，火也，一名中魁。在腕中上侧两筋陷中，手阳明脉之所行也，为经。治狂言喜笑见鬼，热病烦心，目风赤烂有翳，厥逆头痛，胸满不得息，寒热疟疾，喉痹耳鸣，齿痛惊掣，肘臂不举，痂疥。针入三分，留七呼。可灸三壮。慎如合谷法。

支正二穴，在腕后五寸，别走少阴。治寒热颔肿，肘挛，头痛目眩，风虚惊恐狂惕，生疣目。可灸三壮。针入三分。

心悸

曲泽二穴，水也，在肘内廉陷中，屈肘取之。手厥阴脉之所入也，为合。治心痛善惊，身热烦渴口干，逆气呕血，风疹，臂肘手腕善动摇，可灸三壮，针入三分。留七呼。

郄门二穴，去腕五寸，手厥阴郄。治心痛，衄血呕哕，惊恐畏人，神气不足，针入三分，可灸五壮。

间使二穴，金也，在掌后三寸两筋间陷中，手厥阴脉之所行也，为经。治心悬如饥，卒狂，胸中澹澹，恶心寒，呕吐，怵惕，寒中少气，掌中热，腋肿肘挛，卒心痛，多惊，暗不得语，咽中如鲠。可灸五壮，针入三分。岐伯云，可灸鬼邪。

太陵二穴，土也，在掌后两筋间陷中，手厥阴脉之所注也，为腧。治热病汗不出，臂挛腋肿，善笑不休，心悬若饥，喜悲泣惊恐，目赤，小便如血，呕逆，狂言不乐，喉痹口干，身热头痛，短气胸胁痛。针入五分，可灸三壮。

外陵二穴，在天枢下一寸，足阳明脉气所发。治腹中痛，心如悬，下引脐腹痛。可灸五壮，针入三分。

蠡沟二穴，在足内踝上五寸，别走少阳，足厥阴络。治卒疝，少腹肿，时少腹暴痛，小便不利如癃闭，数噫恐悸，少气不足，腹中痛，悒悒不乐，咽中闷如有息肉状，背拘急不可俯仰。针入二分，留三呼，可灸三壮。

阴郄二穴，在掌后脉中，去腕五分。治失暗不能言，洒淅振寒，厥逆心痛，霍乱胸中满，衄血惊恐，针入三分，可灸七壮。

少冲二穴，木也，一名经始，在手小指内廉之端，去爪甲角如韭叶，手少阴脉之所出也，为井。治热病烦满，上气心痛，痰冷少气，悲恐善惊，掌中热，胸中痛，口中热，咽中酸，乍寒乍热，手挛不伸，引肘腋痛。针入一分，可灸三壮。

《圣济总录·卷第一百九十二》

神庭一穴，在鼻直入发际五分。督脉、足太阳、阳明三脉之会。治癫疾风痫，戴目上视，不识人，头风目眩，鼻出清涕不止，目泪出惊悸不得安寝。可灸二七壮，至七七壮止。岐伯曰：凡欲疗风，勿令灸多，缘风性轻，多即伤，唯宜灸一壮，至三七壮止。禁不可针，针即发狂。

百会一穴，一名三阳五会，在前顶后一寸五分，顶中央旋毛中，可容豆，督脉、足太阳交会于颠上。治小儿脱肛久不差，风痫中风，角弓反张，或多哭，言语不择，发即无时，盛即吐沫，心烦惊悸健忘，痎疟，耳鸣耳聋，鼻塞不闻香臭。针入二分，得气即泻。可灸七壮，至七七壮即止，唐秦鸣鹤刺微出血，头痛立愈。凡灸头项，不过七七壮，缘头顶皮肤浅薄，灸不宜多。

上脘一穴，在巨阙下一寸，当一寸五分，去蔽骨三寸，任脉、足阳明、手太阳之会。治心中热烦，贲豚气胀不能食，霍乱吐利，身热汗不出，三虫多涎，心风惊悸，心痛不可忍，伏梁气状如覆杯。针入八分，先补后泻之，神验。如风痫热病，宜先泻后补，其疾立愈。灸亦良，日可灸二七壮至一百壮，未愈更倍之。

巨阙一穴，心之募也，在鸠尾下一寸。人有鸠尾短者，少饶分寸，任脉气所发。治心中烦满，热病胸中痰饮，腹胀暴痛，恍惚不知人，息贲时唾血，蛔虫心痛，蛊毒霍乱，发狂不识人，惊悸少气。针入六分，留七呼，得气即泻。灸亦良，可灸七壮，至七七壮止。

《子午流注针经·卷下》

液门为荥次陷中，惊悸痫热共头痛。

天井为合肘外寻，风痹筋挛及骨疼，咳嗽不食并惊悸，心胸气上即时针。

间使心经掌后间，心痛呕逆恶风寒，热时咽痛并惊悸，神针和怦也须安。

《针灸资生经·卷一》

予旧患心气，偶睹阴阳书有云：人身有四穴最急应。四百四病皆能治之。百会盖其一也，因灸此穴而心气愈。后阅《灸经》，此穴果主心烦，惊悸，健忘，无心力。自是间或灸之，百病皆主，不特治此数疾而已也。一名天满。

《针灸资生经·卷三》

蠡沟，治卒疝，小腹肿，时小腹暴痛。小便不利如癃闭，数噫恐悸，少气不足，腹痛，悒悒不乐，咽中闷如有息肉，背拘急不可俯仰。

大钟，治实则小便淋闭，洒洒腰脊强痛，大便秘涩，嗜卧口中热，虚则呕逆多寒，欲闭户而处，少气不足，胸胀喘息，舌干，咽中食噎不得下，善惊恐不乐，喉鸣咳唾血。

蠡沟主数噫，恐悸，气不足。

神门治数噫，恐悸。

《针灸资生经·卷四》

然谷主心如悬，少气不足以息。

通里主卒痛烦心，心中懊侬，数欠频伸，心下悸，悲恐《千》与《铜》同。

外陵治心如悬下痛见腹痛。

郄门治心痛衄血，呕哕，惊恐畏人，神气不足。

心俞、天井、神道《明上下》同治悲愁恍惚《千》见悲愁。狂惊恍惚，灸足阳明。

少冲治悲恐善惊见伤寒。

上管治心风惊悸《明》同，作心忪。

巨阙治惊悸少气见狂。

《明下》云：间使疗惊悸见伤寒无汗。

百会见风痫、神道见头痛、天井见风痹、液门见狂治惊悸。

支正治风虚惊恐狂惕，《明下》云：疗惊恐悲愁。

神庭治惊悸不得安寝《铜》。

脑空治脑风头痛，目瞑心悸。

曲泽、大陵主心下澹澹喜惊《甲》作内关。

通里主心下悸，《明下》云：疗悲恐畏人。

然谷《铜》同、阳陵泉《明》同主心下惕恐，如人将捕之。

少府主数噫，恐悸，气不足。

神门主数噫，恐悸不足。

巨阙主惊悸少气。

风府疗多悲恐惊悸《千》。

鸠尾疗心惊悸，神气耗散。儿睡中惊，目不合，灸屈肘横文中上三分，各一壮。

上管疗惊悸《明》见心烦。

天井疗惊悸《明下》见悲。

彧中等主悸坐不安席《千》见上气。

百会治中风心烦，惊悸健忘《铜》。

心忪少力灸大横五十壮。

予旧患心气，凡思虑过多，心下怔忪，或至自悲感慨，必灸百会。

天井主大风默默，不知所痛，悲伤不乐。《明下》云：疗惊悸悲伤。

通里见心痛主悸悲。

神门治疟，心烦甚，欲得饮冷，恶寒则欲处温中，咽干不嗜食，心痛数噫，恐悸，少气不足，手臂寒，喘逆身热，狂悲哭，呕血遗溺《铜》。

上管疗心风惊悸《铜》同，不能食，心中闷发哕。

曲泽疗心痛出血，则心下澹澹，喜惊，身热烦心，口干，逆气唾血，肘瘛疭，喜摇头，清汗出不过肩《明》。

神庭治惊悸不得安寝《铜》。

神庭疗风痫惊悸，不得安寝《明》见癫痫。

间使治卒强，胸中澹澹，恶风寒，呕吐，怵惕，寒中少气，掌热腋肿，肘挛。《明下》云：疗卒狂惊悸。

巨阙治发狂不识人，惊悸少气。

液门治惊悸妄言。

神庭疗肿气风痫，癫风不识人，羊鸣，角弓反张，披发而上歌下哭，多学人语，惊悸不安寝。

通谷主心中愦愦，数欠，癫，心下悸恐，咽中澹澹。

百会疗风痫，青风心风，角弓反张，羊鸣，多哭，言语不择，发时即死，吐沫心热闷，头风，多睡心烦，惊悸无心力，忘前失后，食无味，头重饮酒而赤鼻塞。《明下》云：疗登高而歌，弃衣而走，角弓反张，羊痫吐舌。

百会治风痫，中风，角弓反张，或多哭，言语不择，发即无时，盛即吐沫，心烦惊悸《铜》。

前顶治小儿惊痫风痫《铜》见癫痫。小儿发逆上，啼笑，面暗色不变，是痫候。或鼻口青时小惊，或目闭青时小惊，或身热头常汗出，或身热吐䐈而喘，或身热目时直视，或卧惕惕而惊，手足振摇，或卧梦笑，手足动摇，或意气下而妄怒，或咽乳不利，或目瞳子卒大黑于常，或喜欠、目上视，或身热小便难，或身热目视不精，或吐痢不止，厥痛时起，或弄舌摇头。诸候二十条，皆痫之初也。见其候，便爪其阳脉所应灸，爪之皆重手，令儿骤啼，及足绝脉，亦依方与汤。

天井治惊悸瘛疭，风痹，臂肘痛，捉物不得《铜》。

百会治风痫，中风，角弓反张，或多哭，言语不择，发即无时，盛即吐沫，心烦惊悸《铜》。

外陵治腹痛心如悬，下引脐腹痛。

《针灸资生经·卷六》

神道治寒《明下》作身热头痛，进退痎疟，恍惚悲愁《明》同，健忘惊悸。

脑空治脑风头痛不可忍，目瞑，心悸，发即为癫，风引目眇。

《针灸资生经·卷七》

通里治热病，卒心中懊恢，数欠频伸，悲恐，目眩头痛，面赤而热，心悸，肘臂臑痛，实则肢肿，虚则不能言，若呕，喉痹少气遗溺《铜》。

少冲治热病烦满，上气心痛，痰冷少气，悲恐善《明》作喜惊，掌热胸痛，口热咽酸，乍寒乍热，手挛不伸，引腋痛《铜》。

甲云：主心澹善惊，身热烦心，口干手清，逆气呕唾，肘瘛，善摇头，颜青，汗出不过眉。

太陵治热病汗不出，臂挛腋肿，善笑不休，心悬若饥，喜悲泣，惊恐，目赤，小便如血，呕逆，狂言不乐。

《扁鹊神应针灸玉龙经·一百二十穴玉龙歌》

连月虚烦面赤妆，心中惊恐亦难当。通里心原真妙穴，神针一刺便安康。

《扁鹊神应针灸玉龙经·天星十一穴歌诀》

通里腕侧后，度量一寸中，善呻并数欠，懊恢及心忪。

《扁鹊神应针灸玉龙经·六十六穴治证》

通里，别走太阳，在腕上后一寸。治心惊怔忡，烦闷，腹胀减食，头面赤，四肢不遂，酸痛，气不和。

支正，别走太阳。在腕后五寸，去养老穴四寸。治五劳七伤，四肢虚乏，惊恐，肘挛指痛。

间使，为经金。在掌后三寸，两筋间陷中。治癫发狂，疟生寒热，心疼惊悸，呕逆胸满，咽痛、臂疼。

曲泽，为合水。在肘内廉陷中，屈肘取之。治心痛呕血，胸满口干，肘臂筋挛。

郄门，手厥阴郄。去腕五寸。治神气不足，惊恐畏人，心痛，呕血，鼻衄。

液门，为荥水。在小指次指间陷中，握拳取。治五痫，惊悸，头痛目赤，齿出血，手臂肿痛。

天井，为合土。在肘后大骨一寸，两筋骨间。叉手按膝上取。治五噎十膈，翻胃吐食，风痹筋挛骨痛，咳嗽上气，心疼惊悸，小腹胀疼及羊痫。

神门，为俞土。在掌后兑骨端。治疟恶寒发热，咽干身热，狂言，胸满腹痛，减食，心惊，少气喘嗽，唾红吐血，遗尿，手臂难举，五痫之疾。

心悸

《扁鹊神应针灸玉龙经·针灸歌》

心悸怔忡多健忘，顶心百会保安康。

《黄帝明堂灸经·卷上》

少冲二穴，在手小指内廉之侧，去爪甲如韭叶。灸三壮。主烦心上气，卒心痛，悲恐畏人，善惊，手拳不得伸，掌中热痛也。

间使二穴，在掌后三寸两筋间陷者中。灸七壮。主卒狂惊悸，臂中肿痛，屈伸难。岐伯云：主鬼神邪也。

上管一穴，在巨阙下一寸，灸三壮。主呕吐，食饮不下，腹胀气满，心忪惊悸，时吐呕血，腹疼刺痛，痰多吐涎也。

鸠尾一穴，在蔽骨下五分陷者中。灸三壮。主心惊悸，神气耗散，癫痫病狂，歌不择言也。

《黄帝明堂灸经·卷中》

京骨二穴，在足外侧大骨下，白肉际陷者中。灸五壮。主寒疟寒热，善惊悸，不欲食，腿膝胫痿，脚挛不得伸，癫病狂走，善自啮，及膝胫寒也。

《西方子明堂灸经·卷一》

神庭，在发际，直鼻上。督脉上一夫发际。灸二七壮至百壮。主肿气，风痫，癫风不识人，羊鸣，角弓反张，披发而上歌下哭，多学人言语，惊悸不得安寝，头痛，喘喝，目不可视，目泣出，鼻清涕出。

彧中二穴，在腧府下一寸六分，陷中。仰卧取之。灸五壮。主胸胁支满，咳逆、喘不能食饮，上气，涎出多唾，呼吸喘悸，坐不安席。

通谷二穴，在幽门下一寸。灸五壮。主头痛寒热，汗出不恶寒。主项如拔，不可左右顾，目䀮䀮不明，风寒。及鼻衄、清涕出。及结积留饮癖囊，胸满饮。主喜呕，及心中愦愦，数欠，癫，心下悸，咽中澹澹恐。主失欠，口喎，食饮善呕，暴哑不能言。

外陵二穴，在天枢下半寸。灸五壮。主腹中尽痛，心如悬下引脐腹痛。

《西方子明堂灸经·卷二》

少府二穴，在手小指大节后，陷者中，直劳宫。原注：大节又作本节。灸十[①]壮。主嗌中有气，如息肉状。主小便不利，癃。主数噫，恐悸，气不足。主阴痛，实时挺长、寒热，阴暴痛，遗尿；偏虚则暴痒，气逆。及主烦满少气，悲恐畏人，掌中热，肘腋挛急，胸中痛，手卷不能伸。

大陵二穴，在掌后两骨间。灸二壮。主喉痹、嗌干。主心痛。主目赤，小便如血，咳逆寒热发。主手掣手挛，及肘挛、腋肿。主风热善怒，心中悲喜思慕，歔欷喜笑不止。主心下澹澹喜惊。主热病烦心，心闷而汗不出，掌中热，头痛，身热如火，浸淫，烦满，舌本痛。主疟，乍寒乍热。主咳喘。主呕血。主胸中痛。主瘈疭。

间使二穴，在掌后三寸，两筋间。灸七壮。主心胸痹，背相引。主心悬如饥。主嗌中如扼。

---

① 十：原作"土"，据明本、当归草堂本改。

主肘内廉痛。主热病烦心，喜哕，胸中澹澹喜动而热，恶风寒，呕吐，怵惕，寒中少气，掌中热，多惊，喑不得语，腋肿肘挛，卒心痛。

曲泽二穴，在肘内廉下陷者中，屈肘得之，灸三壮。主心痛。主逆气呕涎或血。主掣痛，手不可伸。主心下澹澹喜惊。主伤寒温病身热，心口干，肘瘛善摇，头颜清。

少冲二穴，在手小指内廉之端，去爪甲如韭叶。灸三壮。又名经始。主胸痛，口热，咽酸，乍寒乍热。主咽酸。主太息，烦满，痰冷，少气，悲惊。主热病烦心，心闷而汗不出，掌中热。主上气，卒心痛，悲恐畏人，善惊，手拳不得伸，引肘腋痛。

《西方子明堂灸经·卷四》

脑空二穴，在承灵后一寸半侠玉枕旁枕骨下陷中原注：又名颞颥。灸三壮。主鼻管疽发为厉鼻，劳癫疾大瘦，头痛，头目瞑，癫疾。及寒热引项强急，鼻衄不止，耳风鸣聋，脑风，头痛不可忍，心悸目眩，癫疾，羸疾体热，项强不得回顾。魏武患头风，发即心闷乱、目眩，华佗灸而立愈。

神道，在第五椎节下间，俯而取之。灸三壮。主腰脊急强，寒疟恍惚，悲愁健忘，惊悸。主寒热头疼，进退往来，热喘目痛，视物无明。

《西方子明堂灸经·卷六》

通谷二穴，在足小指外侧，本节前陷中。灸三壮。主头重头痛，寒热汗出，不恶寒，项如拔，不可左右顾，目眩，目䀮䀮不明，恶风寒，胸胁支满，心中愦愦，数欠，癫，心下悸，咽中澹澹恐。主结积留饮，癖囊胸满饮，心痛，鼻鼽、清涕出，善惊引，衄血，项痛，胸满，食不化。

京骨二穴，在足外侧大骨下赤白肉际陷中。灸三壮。主目中白翳，目反白，从内眦始，目眩。主头热，鼻衄，鼻不利，涕黄，鼻中衄血不止，淋沥，自啮唇，背恶寒痛，脊、颈项强，难以俯仰，脚挛，足寒，脊痉反折，狂仆；疟、寒热，善惊悸，不欲食，癫病狂走，痰髀枢痛。

《西方子明堂灸经·卷八》

蠡沟二穴，在足内踝上五寸。灸三壮。主卒疝，少腹肿，时少腹暴痛，小便不利如癃闭，数噫，恐悸，少气不足，腹中痛，悒悒不利，咽中闷，如有息肉状，背拘急不可俯仰，女子赤白淫下，时多时少，暴腹痛刺。

行间二穴，在足大指间，动脉应手陷中。灸三壮。主溺难，白浊，寒疝，少腹肿；咳逆呕血，腰痛不可俯仰，腹中胀，心痛，色苍苍如死状，终日不得息，口㖞，四肢逆冷，嗌干、烦渴，瞑不欲视，目中泪出，大息，癫疾，短气；癃闭，茎中痛，面色苍苍黑，短气，呕血，胸背痛，心痛数惊，心悲不乐；妇人月事不利，见赤白而有身反败；阴寒振寒，溲白，尿难、痛。

《医学纲目·卷十四》

狐疝，惊悸少气，巨阙主之。

《勉学堂针灸集成》

肾属病：饥不欲食，面黑如炭色，咳唾有血，喉鸣而喘，坐而欲起，目䀮䀮如无所见，心如悬若饥状，气不足则善恐，心惕惕若人将捕之，是谓骨厥证也。

《灵枢·经脉》

是动则病，洒洒振寒，善伸数欠，颜黑。病至则恶人与火，闻木音则惕然而惊，心欲动，独闭户塞牖而处，甚则欲上高而歌，弃衣而走，贲响腹胀，是谓骭厥。

《子午流注针经》

[心] 灵道为经掌后真，心痛肘挛悲恐惊，暴喑即便难言语，建时到后即宜针。

[水] 液门为荥刺陷中，惊悸痫热共头痛，目赤齿血出不定。三棱针刺即时灵。

[土] 天井为合肘外寻，风痹筋挛及骨疼，咳嗽不食并惊悸，心胸气上即时针。

[金] 间使心经掌后间，心痛呕逆恶风寒，热时咽痛并惊悸，神针和忤也须安。

《普济方·针灸门·卷四百十三》

五里，在肘上三寸。又行向裹大脉中央。灸十壮。主风劳惊恐吐血。肘不能举。风痛。嗜卧。四肢不欲动摇。身黄寒热颈肿。咳逆呼吸。目视䀮䀮。少气疟疾。心下胀满痛。上气。左取右。右取左。

光明，足少阳络。在外踝五寸。灸五壮。主身体寒少热甚。恶心惕然。此与绝骨穴疗病同功。主淋漓胫酸。热病汗不出。狂痛。虚则痿躄。坐不能起。实则厥胫热。膝痛。身体不仁。手足偏小。啮颊。不能俯仰。

少冲，一名经始。在手小指内廉之端。去爪甲如韭叶。灸三壮。主热病烦心。上气心痛而冷。烦满少气。悲恐善惊。掌中热。肘腋胸中痛。口中热。咽喉中酸。乍寒乍热。手卷不伸。掌痛引肘腋。

大陵，在掌后两筋间陷者中。灸三壮。主心痛善悲。厥逆。悬心如饥之状。心澹澹而惊恐。热病烦心。而汗不出。肘挛腋肿。喜笑不休。心中痛。目赤黄。小便如血。欲呕。胸中热。狂言不乐太息。喉痹嗌干。喘逆身热如火。头痛如破。短气胸痛。而手挛不伸及腋。偏枯不仁。手瘛偏小筋急。呕血瘲痒欲呕。耳鸣。

内关，手心主络。在掌后去腕二寸。灸三壮。主面赤皮热。热病汗不出。中风热。目赤黄。肘挛腋肿。实则心暴痛。虚则烦心。惕惕不能动。失智。心澹澹善惊恐。心悲。

间使，在掌后三寸两筋间陷者中。灸三壮。主心痛善悲。厥逆。悬心如饥之状。心澹澹而惊恐。惊狂。面赤目黄。热病烦心。善哕。胸中澹澹善动。与身热风热呕吐。怵惕。寒中少气。掌中热。肘挛腋肿。卒心中痛。瘛疭。互相引肘内廉痛。心熬熬然。胸痹引背时寒。喜惊。暗不能语。咽中哽。头大浸淫。

曲泽，在肘内廉下陷者中。屈肘得之。灸三壮。主心痛。卒咳逆。心下澹然喜惊。身热烦心。口干。手清。逆气呕血。肘瘛。善悲。摇头清汗不出。肘不能过肩。伤寒病温。

然谷，一名龙渊。在足内踝前起大骨下陷者中。灸三壮。主不嗜食。心如悬。哀而善怒。嗌内肿。心惕惕然恐。如人将捕之。多涎出。喘逆少气。呼吸不足以息。心痛如刺。厥心痛。与背相引。善瘛疭如后触其心。伛偻者。肾心痛也。厥心痛。如锥刺其心。心痛甚者。脾心痛也。

胸中寒。脉代时不至。上重下轻。足不能安地。小腹胀上抢心。胸胁支满。咳唾有血。喉痹。癃疝石水。女子不子。阴暴出。淋漏。男子精溢胫酸。不能久立。寒热。消渴。黄瘅。足一寒一热。乱纵烦满。小儿脐风。口不开。善惊。痿厥。癫疾。洞泄。

复溜，一名伏白。一名昌阳。在足内踝上二寸陷者中。灸五壮。主腰痛引脊内廉。嗌干。腹瘟痛。坐而欲起。目晾晾善忘。多言。疟热。少气。足胻寒。不能自温。腹膜切痛引心。心如悬。阴厥。脚腨后廉急不可前却。血淋肠澼。便脓血。足跗上痛。舌卷不能言。喜笑足痿不收履。溺青赤白黄黑。青取井。赤取荣。黄取俞。白取经。黑取合。血痔泄后重。腹痛如淋状。在仆必有所扶持。及大气涎出。鼻孔中痛。腹中雷鸣。骨寒热无所安。汗出不休。心风四肢肿。气在横骨。风逆四肢肿。乳难。

上脘，在巨阙下一寸五分。去蔽骨三寸。足阳明手太阴任脉之会。灸五壮。主寒中伤饱。食饮不化。腹膜胀。心腹痛。胸胁支满。脉虚则生百病。甄权云。主心风。惊悸不能食。心下有膈。呕血。目眩。头悬眩痛。身热汗不出。心痛有三虫。多涎。不得反侧。腹中满。暴痛汗出。

通谷，在足小指外侧本节前陷者中。灸三壮。主身疼痛。喜惊。互引鼻衄癫疾。寒热。目晾晾喜咳。喘逆呕沫。痉善悸。头眩项痛。烦满。振寒。痎疟。

飞阳，一名厥阳。在足外踝上七寸。足太阳络。灸三壮。主身懈寒。少气热甚。恶人声。心惕然。取飞阳。及绝骨附上临泣。及淫泺。胫痛热病汗不出皆主之。下部寒。体重逆气。头眩痛。痉反折。疟。实则腰背痛。虚则鼽衄不止。间日作狂癫疾。体痛颈项痛。历节汗出而步失履。寒腹不仁喘中痛。痔篡痛。

肾俞，在第十四椎下两旁各一寸半。灸三壮。主腰痛不可俯仰反侧。热痉。寒热。身多赢瘦。两胁引痛。心下腹痛。心如悬。下引脐。少腹急痛热。面黑目晾晾。喘咳少气。溺赤骨寒热。溲难。肾胀。头风痛如破。足寒如冰。头重身热振栗。腰中四肢淫泺。欲吐腹鼓。大寒中身。洞泄食不化。骨寒热。引背不得息。

《普济方·针灸门·卷四百十四》

神庭一穴，在鼻直入发际五分。灸二七壮，至七七壮止。岐伯曰，凡欲疗风，勿令灸多，缘风性轻，多即伤。唯宜灸七壮，至三七壮止。禁针，针即发狂。忌生冷鸡猪羊鱼肉酒面动风等物。明堂经云，举火之时，忌热食，不宜热衣，亦云灸三壮。铜人经云，在发际直鼻上，督脉，入发际五分，灸二七壮，至百壮。治肿气，风痫癫风，戴目上不识人，羊鸣吐舌，角弓反张，弃衣而走，披发而行，上歌下哭，多学人言语，惊悸不得安寝，头痛，喘渴，目不可视，目泪出，鼻清涕不止。又云，足太阳阳明三脉之会，主头风目眩。

百会一穴，一名三阳五会。在前顶后一寸半顶中央旋毛中，可容豆。灸七壮，止七七壮。凡灸头顶，不得过七壮。缘头顶皮薄，灸不宜。多针二分，得气即泻。《素问》注云，刺四分。《铜人经》云，督脉足太阳交会于颠，上治大人小儿脱肛久不差，风痫中风角弓反张，羊鸣，或多哭，言语不择，发即无时，发时即死，盛即吐沫，心烦惊悸健忘，心神恍惚，痎疟耳鸣耳聋，鼻塞不闻香臭。又云，疗头风头疼，目眩多睡，无心力，吃食无味，头重，饮酒面赤，如灸数至百五即停。三五日讫。绕四畔，以三棱针刺令出血。以井花水淋之，令气宣通。不得令向火灸，恐拔气上，令人眼暗。忌酒面猪鱼荞麦蒜薹等。

风府一穴，一名舌本。在项后发际上一寸，大筋内宛宛中。疾言其肉立起，言休立下。禁灸，使人失音。针三分。《铜人经》云，一名舌本。督脉阳维之会。治头痛，颈急不得回顾，目眩，鼻衄，喉咽痛，狂走目妄视。又云，主头项急不可倾侧，鼻不得息，嗌痛，足不仁。明堂经云，主暴喑，不得言。多悲恐惊悸，欲自杀，目反视。又云，针四分，留三呼。又云，舌缓，针风府。

神道一穴，在五椎节下间陷中，俯而取之。灸七七壮，止百壮。小儿风痫瘈疭，可灸七壮。明堂经云，针五分，灸三壮。下云，五壮。《铜人经》云，督脉气所发。西方子云，主腰脊急强，瘈疭，恍惚，悲愁，健忘，惊悸。主寒热头疼，进退往来，热喘目痛，视物不明。

《普济方·针灸门·卷四百十五》

彧中二穴，在腧府下一寸六分陷中。仰面取之明堂经云，仰卧取之。针四分，灸五壮。明堂下经云，腧府下一寸。灸三壮。又云，主咳嗽上喘，不能食也。《铜人经》云，足少阳脉气所发。治胸胁支满，咳嗽喘逆不得息，呕吐，上气涎出多，胸满不得食，喘悸，坐不安席又云，足少阴脉气所发。

鸠尾一穴，一名尾翳，一名𩩲骭。在胸前蔽骨下五分，不可灸。灸即令人毕世少心力。此穴大难针，大好手方可下针。不然，取气多，令人夭。针三分，留三呼，泻五吸。肥人倍之。明堂经云，在蔽骨下五分陷者中。灸三壮。主心惊悸，神气耗散，癫痫病狂，不择言也。素问注云，不可灸刺。人无蔽骨者，从歧骨际下行一寸。《铜人经》云，治心风惊痫发癫，状如鸟鸣，破心吐血，心中气闷，不喜闻人语，心腹胀满胸中满，咳逆数噫，喘息，喉痹咽壅，水浆不下。忌如前法。西方子云，禁灸。

巨关一穴，心之募。在鸠尾下一寸。鸠尾巨者。少令强一寸中取穴。针六分，留七呼，得气即泻。可灸七壮，止七七壮。明堂经云，在鸠尾下一寸陷者中。主心痛不可忍，呕血，烦心，膈中不利，胸胁支满，霍乱吐痢不止，困顿不知人。《铜人经》云，任脉气所发，治心中烦满，热病，胸中痰饮，腹胀暴痛，恍惚不知人，息贲时唾血，蛔虫心痛，蛊毒霍乱，发狂不识人，惊悸少气。又云，主热风痫。西方子云，主风癫浪言，或作鸟鸣声，不能食，无心力。凡心痛有数种，冷痛，蛔虫心痛，蛊毒，霍乱不识人，及腹中满暴痛，汗出及手清臂不举。忌同。

上脘一作管一穴，在巨阙下一寸。当一寸五分去蔽骨一寸《明堂经》云去巨骨三寸。针入八分，先补后泻，神验。如风痫热病，宜先泻后补，立愈。日灸二七壮，至百壮。未愈，倍之。忌同。明堂下经云，灸三壮。《铜人经》云，任脉足阳明手太阳之会。治心中热烦，贲豚气胀满不能食，霍乱吐利，身热汗不出，三焦多涎，心常惊悸，心痛不可忍，伏梁气状如覆杯。林又云主霍乱心痛不可眠卧，心中闷发哕。西方子云，去鸠尾三寸。明堂经云，主呕吐食饮不下，胸胀气满，心忪惊悸，时吐呕血，腹内刺痛。

通谷二穴，在幽门下一寸。针五分，灸五壮。明堂经云，夹上脘两旁，相去三寸。下经云，灸三壮。又云，在幽关下一寸陷者中，灸三壮。主失欠口㖞，及呕，暴哑不能言也。西方子云，主头痛寒热。汗出不恶寒。主项如拔不可左右顾。目眊眊不明。风寒及鼻出清涕。结积留饮。痃癖。癖囊胸满支饮。主喜呕。及心中愦愦。数欠。癫痫。心下悸。咽中澹澹恐生食喜呕。《铜人经》云，冲脉足少阴之会。主干呕。又无所出。又治劳食。欲膈结。

外陵二穴，在天枢下一寸。灸五壮。针三分。西方子云，在天枢下半寸。灸五壮。主腹中疼痛。心如悬。下引脐腹痛。《铜人经》云，足阳明脉气所发。

《普济方·针灸门·卷四百十六》

少府二穴，火也。在手小指本节后陷中。直劳宫劳宫在手中针二分。灸七壮。明堂云，三壮。《铜人经》云，手少阴脉之所流也，为荥，治烦满少气，悲恐畏人，臂酸，掌中热，肘腋挛急，胸中痛，手拳不得伸。西方子云，在手小指大节后陷者中，直劳宫，主嗌中，有气如息肉状，主小便不利，便癃，主数噫恐悸，气不足，主阴痛，实时梃长，寒热，阴暴痛，遗尿偏虚则暴痒气逆。明堂云，主痎疟久不愈。

神门二穴，土也。一名兑冲。在掌后兑骨端陷中。灸七壮，炷如小麦。针二分，留七呼。《铜人经》云，手少阴脉之所注也，为腧，治疟心烦甚，欲得饮冷，恶寒则欲处温，咽干不嗜食，心痛数噫恐悸，少气不足，臂寒，喘逆，身热狂悲哭，呕血少气遗溺，大人小儿五痫。西方子云，笑若狂手掣挛挛，主喉痹。

通里二穴，在腕后一寸陷中。针三分。灸三壮。明堂云，灸七壮，主头目眩痛，悲恐畏人，肘腕酸重，及暴喑不能言语。《铜人经》云，主热病，卒心中懊忱，数欠频伸，悲恐，目眩头痛，面赤而热，心悸，肘臑臂痛，实则皮肿，虚则不能言，苦呕喉痹，少气遗溺。西方子云，主热病先不乐数日烦心。

大陵二穴，土也。在掌后两筋间陷中。针五分，灸三壮。《铜人经》云，手厥阴脉之所注也。为腧。治热病汗不出，臂挛腋肿，善笑不休，心悬若饥，喜悲泣惊恐，目赤，小便如血，呕逆狂言不乐，喉痹口干，身热头痛，短气胸胁痛。西方子云，主心痛，咳逆寒热发，手掣手挛，及主风热善怒，心中悲喜，思慕歔欷，喜笑不止。主心下澹澹。主掌中热，身热如火，浸淫烦满。舌本痛。主疟乍寒乍热。主咳喘。主呕血。主胸中痛。主痂疥。

间使二穴，金也。在掌后三寸两筋间陷中。针三分。灸五壮。《明堂下经》云，七壮千金云，腕后三寸。或云掌后陷中。又云，主卒狂惊悸，臂中肿痛，屈伸难。岐伯云，主鬼神邪也。《铜人经》云，手厥阴脉之所行也为经。治心悬如饥，卒狂，胸中澹澹恶风寒，呕吐怵惕，寒中少气，掌中热，腋肿肘挛，卒心痛多惊，喑不得语，咽中如鲠。西方子云，灸七壮。主心胸痹背相引。主嗌中如扼。主肘内廉痛。主热病烦心。喜哕喜动为热。

曲泽二穴，水也。在肘内廉陷中，屈肘取之。灸三壮。针三分。留七呼。《素问》注云，内廉下。《铜人经》云，厥阴心主脉之所入也，为合。治心痛善惊，身热，烦渴口干，逆气呕血，风疹，臂肘手腕善动摇。又云，主心下澹澹，时瘛疭喜摇头，颜清汗出不过肩，伤寒病温温身热。西方子云，主呕涩或血，掣痛手不可伸。

·236·

液门二穴，水也。在手小指次指间陷中。针二分，灸三壮一云握拳取之。《明堂经》云，主肘痛不能上下，痎疟寒热，目涩眩眩，头痛泣出也一作腋门。《铜人经》云，手少阳脉之所流为荥。治惊悸妄言，咽外肿，寒厥手臂痛，不能自上下，痎疟寒热，目眩头痛，暴得耳聋，目赤涩，齿龋痛。西方子云，主呼吸短气，咽如息肉状，面赤热，病先不乐，面热无汗，风寒热，耳痛鸣聋。

天井二穴，土也。在肘外大骨后肘上明堂作后，一寸两筋间陷中，屈肘取之。甄权云，曲肘后一寸。又手按膝头取之两筋骨罅。针三分，灸三壮。忌同。《明堂》云，五壮。素问注，刺一寸。千金云，肘后两筋间。《明堂经》云，主肘痛引肩不可屈伸，颈项及肩背痛，臂痿不仁，惊悸悲伤，痫病羊鸣吐舌也。《铜人经》云，手少阳脉之所入也，为合。治心胸痛，咳嗽上气，唾脓，不嗜食，惊悸瘛疭，风痹，臂肘痛，捉物不得，慎如常法。西方子云，主大风默默不知所痛，悲伤不乐，悲愁恍惚，疟食时发心痛。主癫疾，惊掣羊痫戾颈，肩肉骨麻木。

蠡沟二穴，在足内踝上五寸，别走少阳。针二分，留三呼，灸三壮又云交仪在内踝上五寸陷者中。恐即蠡沟穴。但别出蠡沟。故不同晓。蠡沟亦名交仪。《铜人经》云，足厥阴络，治卒疝少腹肿，时少腹暴痛，小便不利如癃闭，数噫恐悸，少气不足，腹中痛，悒悒不乐，咽中闷如有息肉壮，背拘急不可俯仰。西方子云，主女子赤白淫下，时多时少，腹暴刺痛。明堂云，治卒疝小腹痛，及妇人漏下赤白，月水不调。脐下积气如卵石，足寒胫酸，屈伸难也。又云，灸七壮。

通谷二穴，水也。在足小指外侧，本节前陷中。灸三壮，针二分。《铜人经》云，足太阳脉之所流，为荥。治头重目眩，善惊引鼽衄，颈项痛，目眩眩。甄权云，结积留饮癖，胸满食不化。西方子云，主头痛寒热，汗出不恶寒，项如拔，不可左右顾，目不明，恶风寒，胸胁支满，心中愦愦数欠，癫心下悸，咽中澹澹恐。主心痛鼻衄清涕。

京骨二穴，在足外侧大骨下，赤白肉际陷中，按而得之。针三分，灸三壮。《明堂》云，五壮。《素问》注三壮。《明堂》云，灸五壮。主寒疟苦热，惊悸不欲食，腿膝痿，脚挛不得伸，癫病狂走痰髀枢痛。及胫膝寒也。《铜人经》云，足太阳脉之所过也，为原。治膝痛不得屈伸，目内眦赤烂，发疟寒热，善惊，颈项强，筋挛足胻酸，腰背不可俯仰，鼽衄血不止，目眩。西方子云，主目中白翳。目反白。从内眦始主头热鼻不利涕，黄淋沥，自啮唇，背恶寒痛，脚挛足寒，脊痉反折狂仆。

顶上旋毛中及耳后青络脉。灸各三壮。炷如小麦大。治小儿惊痫。先惊悸啼叫，后乃发也。

《普济方·针灸门·卷四百十七》

治惊悸瘛疭。风痹。臂肘痛。捉物不得。穴天井。

治风痫。青风心风。角弓反张。羊鸣多哭。言语不择。发时即死。吐沫。心热闷。头风多睡。心烦惊悸。无心力。忘前失后。食无味。头重。饮酒面赤。鼻塞。及疗登高而歌。弃衣而走。角弓反张。羊痫吐舌。穴百会。

治风痫。中风角弓反张。或多哭。言语不择。发即无时。盛即吐沫。心烦惊悸。穴百会。

治风痫。热病。心风。惊悸。霍乱吐痢。伏梁。气壮如覆杯。穴上脘一穴，三里二穴。

治肿气风痫癫风。不识人。羊鸣。角弓反张。披发而上歌下哭。多学人语。惊悸不安寝。穴神庭。

治发狂不识人。惊悸少气。穴巨阙。

治惊悸妄言。穴液门。

《普济方·针灸门·卷四百十八》

治热病。卒心中懊侬。数欠频伸。悲恐。目眩头痛。面赤而热。心悸肘臂臑痛。实则支肿。虚者不能言。若咽喉痹。少气遗溺。穴通里。

治热病烦满。上气心痛。痰冷少气。悲恐善—作喜惊及掌热。胸痛。口热咽酸。乍寒乍热。手挛不伸。引眼痛。穴少冲。

治伤寒温病。身热烦心。口干心澹善惊。手清。逆气呕唾。肘瘛善摇。头颜清。汗不过肩。穴曲泽。

治热病汗不出。臂膊腋肿。喜笑不休。心悬若饥。喜悲泣惊恐。目赤。小便如血。呕逆。狂言不乐。穴大陵。

治疟病灸刺法论曰，足太阳疟，令人腰痛头重，寒从背起，先寒后热，热止汗出难已。刺郄中出血。足少阳疟，令人身体解㑊，寒不甚，热不甚恶，恶人见人，心惕惕然，热多汗，刺足少阳，足阳明疟，令人先寒，洒淅寒甚，久乃热，热去汗出，喜见日光火气乃快然，刺足阳明脚跗上。足太阴疟，令人不乐，好太息，不嗜饮食，多寒热，汗出病至，则呕，呕已乃衰。

《普济方·针灸门·卷四百十九》

治寒热头痛，进退痎疟，恍惚悲愁，健忘惊悸。穴神道。

治脑风头痛不可忍，目瞑心悸，发即为癫风，引目眇。穴脑空。

《普济方·针灸门·卷四百二十》

治中风心烦，惊悸健忘。穴百会。

主心悸少力。穴大横。灸五十壮。

治无心力。忘前失后。穴百会。王氏云，予旧患心气，凡思虑过多，心下怔忡，或至自悲感慨，必灸百会。则以百会有治无心力忘前失后证故也兼服镇心丹。

治心如悬，少气不足以息。穴然谷。

治卒痛烦心，心中懊侬，数欠频伸，心下悸悲。穴通理。

治心如悬下痛。穴大陵。

治心风惊悸。穴上脘。

治惊悸少气。穴神门、蠡沟、巨阙。

疗惊悸。穴间使。

治惊恐。穴五里。

治善惊恐。穴京骨、大钟、大陵。

治惊悸。穴百会、神道、天井、液门。

治风虚惊恐狂惕。又疗惊恐悲愁。穴支正。

治惊恐畏人。穴郄门。

治惊悸不得安寝。穴神庭。

治脑风。头疼。目瞑心悸。穴脑空。

主心下澹澹善惊。穴曲泽、大陵。

主心下悸。又疗悲恐畏人。穴通里。

主惊恐畏人。神气不足。穴大钟、郄门。

主善惊妄言面赤。穴液门。

主数噫恐悸。气不足。穴少府。

主数噫。恐悸不足。穴神门。

主惊悸少气。穴巨阙。

主太息烦满。少气悲惊。穴少冲。

治心痛数惊。心悲不乐。穴行间。

主气惊心痛。穴手少阴、阴郄。

疗悲恐。畏人善惊。穴少冲。

疗多悲恐惊悸。穴风府。

疗心惊悸。神气耗散。穴鸠尾。

治惊怖。心忪少力。穴大横。灸五十壮。

治惊悸。穴上脘。

治惊悸。穴天井。

治悸坐不安。穴彧中。

主大风默默不知所痛。悲伤不乐。又疗惊悸悲伤。穴天井。

治悲恐善惊。穴少冲。

疗惊恐悲愁。穴支正。

主悸悲。穴通理。

治泣出而惊。穴后溪。

治心风惊悸。不能食。心中闷。发哕。穴上脘。

治心痛出血。则心下澹澹善惊身热。烦心口干。逆气唾血。肘瘛疭。

主太息烦满。少气悲惊《资生经》。穴少冲。

治惊悸不得安寝《资生经》。穴神庭。

治风痫惊悸。不得安寝。穴神庭。

《普济方·针灸门·卷四百二十一》

治咳逆上气。涎出多唾。呼吸喘悸。坐不中席。穴彧中、云门。

治腹痛心如悬。下引脐腹痛。穴外陵。

治心如悬。下引脐腹痛。穴外陵。

《普济方·针灸门·卷四百二十二》

治胸中痰饮。蛊毒。霍乱。惊悸。腹胀暴痛。恍惚不止。吐逆不食。刺巨阙。用毫针针入六分即止。此穴化气除涎大妙。次针足阳明经三里二穴。应时立愈。

治呕宿食。心下澹澹。穴阳陵泉。

治数噫恐悸。气不足。腹中悒悒《资生经》。穴蠡沟。

治数噫。恐悸。穴神门。

治卒疝。小腹肿。时小腹暴痛。小便不利如癃闭。数噫恐悸。少气不中。腹痛悒悒不乐。咽中闷。如有息肉。背拘急。不可俯仰。穴蠡沟。

《普济方·针灸门·卷四百二十四》

治心下澹澹喜惊。灸曲泽。

治数噫。恐悸少气。灸神门。

治心下悸。灸通里。

治心中澹澹惊恐。灸大陵。

《针灸神书·卷三》

通里二穴治心中恐悸，不能言语，掌中发热。

《针灸大全·卷四》

心疟令人心内怔忡。神门二穴，心俞二穴，百劳一穴即天枢穴。

心中惊悸，言语错乱。少海二穴，少府二穴，心俞二穴，后溪二穴。

心脏诸虚，心怔惊悸。阴郄二穴，心俞二穴，通里二穴。

《针灸问对》

胆病者，善太息，口苦，呕宿汁，心中澹澹，恐人将捕之①，嗌中介介然②，数唾。在足少阳之本末③，亦视其脉之陷下者，灸之，取阳陵泉。

《针灸聚英·卷一·上》

大巨，外陵下一寸，天枢下二寸。《素注》一寸，去中行各二寸。《素注》作一寸半。《铜人》针五分。灸五壮。《素注》针八分。主小腹胀满，烦渴，小便难，㿉疝，偏枯，四肢不收，惊悸不眠。

通里，腕后一寸陷中，手少阴心脉之络，别走太阳小肠经。《铜人》针三分，灸三壮。《明堂》七壮。主目眩头痛热病，先不乐数日，懊憹，数欠，频呻悲，面热无汗，头风，暴喑不言，

---

① 恐人将捕之：《灵枢·邪气脏腑病形》同。按《甲乙》卷九第五此五字作"善恐，如人将捕之"七字。义胜。

② 嗌中介介然：形容咽喉部有物阻塞，咳呛有声的样子。嗌，咽喉。介介，象声词。《灵枢·邪气脏腑病形》作"嗌中吩然"。"(jiè jiè，戒戒）"介介"音义同。

③ 在足少阳之本末：指应在足少阳经脉的循行部位上诊察相应的经络病候。本末，即标本。足少阳本在足窍阴，末在耳前。《灵枢·卫气》："足少阳之本在窍阴之间，标在窗笼之前。窗笼者，耳也。"按《甲乙》卷九第五、《脉经》卷六第二、《太素》卷十一府病合输、《千金要方》卷十二第一"在"字上均有"候"字。应据补。

心
悸

目痛，心悸，肘臂臑痛，苦呕，喉痹，少气，遗溺，妇人经血过多，崩中。实则支满膈肿，泻之，虚则不能言，补之。

神门，一名锐中，一名中都，掌后锐骨端陷中，手少阴心脉所注为俞，土。心实泻之。《铜人》针三分，留七呼，灸七壮。主疟，心烦甚，欲得冷饮，恶寒则欲处温中，咽干不嗜食，心痛数噫，恐悸，少气不足，手臂寒，面赤喜笑，掌中热而哕，目黄胁痛，喘逆身热，狂悲笑，呕血吐血，振寒上气，遗溺，失音，心性痴呆，健忘，心积伏梁，大小人五痫。东垣曰。胃气下溜，五脏气皆乱，其为病互相出见。气在于心者，取之手少阴之俞神门，大陵同精导气，以复其本位。《灵枢经》曰：少阴无俞，心不病乎，其外经病而脏不病，故独取其经，于掌后锐骨之端，心者五脏六腑之大主，精神之所舍，其脏坚固，邪不能容，容邪则身死。故诸邪皆在心之包络，包络者，心主之脉也。

少冲，一名经始，手小指内廉端，去爪甲角如韭叶，手少阴心脉所出为井，木。心虚补之。《铜人》针一分，灸三壮。《明堂》一壮。主热病烦满，上气嗌干渴，目黄，臑臂内后廉痛，厥心痛，痰冷，少气，悲恐善惊，太息，烦满，掌中热，胁痛胸中痛，口中热，咽中酸，乍寒乍热，手挛不伸，引肘腋痛，悲惊。东垣曰：一富者前阴臊臭，求先师张洁古也，治之。曰：夫前阴足厥阴之脉络循阴器，出其挺末。凡臭者，心之所主，散入五方为五臭。入肝为臊，此其一也。当于肝经泻行间，是治其本，后于心经中泻少冲，是治其标。

《针灸聚英·卷一·下》

大陵，掌后骨下，两筋间陷中，手厥阴心包络脉所注为俞，土。心包络实，泻之。《铜人》针五分。《素注》：针六分，留七呼，灸三壮。主热病汗不出，手心热，肘臂挛痛，腋肿，善笑不休，烦心，心悬若饥，心痛掌热，喜悲泣惊恐，目赤目黄，小便如血。呕哕无度，狂言不乐，喉痹口干，身热头痛，短气，胸胁痛，瘑疮疥癣。东垣曰：胃气下溜，五脏气乱，在于心者，取之心主之俞大陵，同精导气，以复其本位。

天井，肘外大骨后，肘上一寸，辅骨上两筋叉骨罅中，屈肘拱胸取之。甄权云：曲肘后一寸，叉手按膝头，取之两筋骨罅中，手少阳三焦脉所入为合土。三焦实，泻之。《素注》：针一寸，留七呼。《铜人》：灸三壮。《明堂》：五壮，针三分。主心胸痛，咳嗽上气，短气不得语，唾脓，不嗜食，寒热凄凄不得卧，惊悸，瘰疬癫疾，羊痫，风痹，耳聋嗌肿，喉痹汗出，目锐眦痛，颊肿痛，耳后臑臂肘痛，捉物不得，嗜卧，扑伤腰髋疼，振寒，颈项痛，大风默默不知所痛，悲伤不乐，脚气上攻。

脑空，一名颞颥，承灵后一寸五分，侠玉枕骨下陷中，足少阳、阳维之会。《素注》：针四分。《铜人》：针五分，得气即泻，灸三壮。主劳疾羸瘦，体热，颈项强不得回顾，头重痛不可忍，目瞑心悸，发即为癫风，引目眇，鼻痛。曹操患头风，发即心乱目眩，华佗针脑空立愈。按：《三国志》曹操患头风，久不愈，后陈琳草檄，操见之喜，顿愈。盖喜则气舒，故头风解也。今医家所载不同，岂佗愈后复发而然欤。

百会一名三阳五会，一名巅上，一名天满，前顶后一寸五分，顶中央旋毛中，可容豆，直两耳尖，性理北溪陈氏曰：略退些子，犹天之枢星居北。手足三阳、督脉之会。《素注》：针三分。《铜人》：灸七壮止七七壮。凡灸头顶，不得过七壮，缘头顶皮薄灸不宜多。针二分，得气即泻。又《素注》：刺四分。主头风中风，言语謇涩，口噤不开，偏风半身不遂，心烦闷，惊悸健忘，忘前失后，心神恍惚，无心力，痎疟，脱肛，风痫，青风，心风，角弓反张，羊鸣，多哭，语言不择，发时即死，吐沫，汗出而呕，饮酒面赤，脑重鼻塞，头痛目眩，食无味，百病皆治。

囟会，上星后一寸陷中。《铜人》：灸二七壮至七七壮，初灸不痛，病去即痛，痛止灸。针二分，留三呼，得气则泻，八岁已下不得针，缘囟门未合，刺之恐伤其骨，令人夭。《素注》：针四分。主脑虚冷，或饮酒过多，脑疼如破，衄血，面赤暴肿，头皮肿，生白屑，风头眩，颜青目眩，鼻塞不闻香臭，惊悸，目戴上不识人。

神庭，主登高而歌，弃衣而走，角弓反张，吐舌，癫疾风痫，戴目上视，不识人，头风目眩，鼻出清涕不止，目泪出，惊悸不得安寝，呕吐烦满，寒热头痛，喘渴。

上脘，一名胃脘，巨阙下一寸，当一寸五分，去蔽骨三寸，脐上五寸。上脘、中脘属胃络脾，足阳明、手太阳、任脉之会。《素注》、《铜人》：针八分。先补后泻；风痫热病，先泻后补，立愈。日灸二七壮至百壮，未愈倍之。《明下》：三壮。主腹中雷鸣相逐，食不化，腹疠刺痛，霍乱，吐利，腹痛身热，汗不出翻胃呕吐，食不下，腹胀气满，心忪惊悸，时呕血，痰多吐涎，奔豚，伏梁，三虫，卒心痛，风痫，热病，马黄黄疸，积聚坚大如盘，虚劳吐血，五毒疰，不能食。

巨阙，鸠尾下一寸。心之募。《铜人》：针六分，留七呼，得气即泻，灸七壮，止七七壮。主上气咳逆，胸满短气，背痛胸痛，痞塞，数种心痛，冷痛，蛔虫痛，虫毒猫鬼，胸中痰饮，先心痛，先吐，霍乱不识人，惊悸，腹胀暴痛，恍惚不止，吐逆不食，伤寒烦心，喜呕发狂，少气腹痛，黄疸，急疸，急疫，咳嗽，狐疝，小腹胀满，烦热，膈中不利，五脏气相干，卒心痛，尸厥。

鸠尾，一名尾翳，一名𩩲骭蔽骨之端，在臆前蔽骨下五分；人无蔽骨者，从歧骨际下行一寸。曰鸠尾者，言其骨垂下如鸠尾形。任脉之别，《铜人》禁灸，灸之令人永世少心力，大妙手方可针；不然，针取气多，令人夭。针三分，留三呼，泻五吸，肥人倍之。《明堂》：灸三壮。《素注》：不可刺灸。主息贲，热病，偏头痛引目外眦，噫喘，喉鸣，胸满咳呕，喉痹咽肿，水浆不下，癫痫狂走，不择言语，心中气闷，不喜闻人语，咳唾血，心惊悸，精神耗散，少年房多，短气少气。

《针灸聚英·卷四·上》

心悸虚烦刺三里。时疫痎疟寻后溪。

惊悸怔忡，取阳交解溪勿误；反张悲哭，仗天冲大横须精。

《针灸聚英·卷四·下》

液门荥水，手臂痛寒厥，妄言惊悸昏，偏头疼目眩，当以液门论。

天井合土，瘰疬并风疹，上气痛冲心，瘿瘀兼惊悸，当于天井寻。

烦渴心热与曲泽，心烦怔忡鱼际穴，卒心疼兮不可忍，吐冷酸水难服药，此患灸足最为良，得效最速不虚谬，大指次指内纹中，各一壮炷如小麦。

《素问吴注·黄帝内经素问·卷四》

阳明终者，口目动作，善惊妄言，色黄，其上下经盛，不仁，则终矣。手阳明之脉挟口交人中，足阳明之脉挟口交承浆，又皆承于两目之下，故其终也。口目动作。阳明病闻木声则惕然而惊，是善惊也。

《针灸大成·卷二》

通里疗心惊而即瘥。

《针灸大成·卷三》

连日虚烦面赤妆，心中惊悸亦难当，若须通里穴寻得，一用金针体便康。

其十一：通里腕侧后，去腕一寸中。欲言声不出，懊恼及怔忡，实则四肢重，头腮面颊红，虚则不能食，暴暗面无容，毫针微微刺，方信有神功针三分，灸三壮。

《针灸大成·卷四》

中冲二穴、百会一穴、大敦二穴，心脏诸虚，心怔惊悸。

《针灸大成·卷五》

少阴心痛并干嗌，渴欲饮兮为臂厥，生病目黄口亦干，胁臂疼兮掌发热，若人欲治勿差求，专在医人心审察，惊悸呕血及怔忡，神门支正何堪缺。

心中惊悸，言语错乱：少海、少府、心俞、后溪。

心脏诸虚，怔忡惊悸：阴郄、心俞、通里。

心疟，令人心内怔忡：神门、心俞、百劳。

《针灸大成·卷六》

大巨：外陵下一寸，去中行各二寸。《铜人》针五分，灸五壮。《素注》针八分。主小腹胀满，烦渴，小便难，㿗疝，偏枯，四肢不收，惊悸不眠。

通里：掌后一寸陷中。手少阴心脉之络，别走太阳小肠经。《铜人》针三分，灸三壮。《明堂》灸七壮。主目眩头痛，热病先不乐，数日懊恼，数欠频呻悲，面热无汗，头风，暴暗不言，目痛心悸，肘臂臑痛，苦呕喉痹，少气遗溺，妇人经血过多崩中。实则支满膈肿，泻之。虚则不能言，补之。

神门一名锐中，一名中都：掌后锐骨端陷中。手少阴心脉所注为俞土。心实泻之。《铜人》针三分，留七呼，灸七壮。主疟心烦，甚欲得冷饮，恶寒则欲处温中。咽干不嗜食，心痛数哕，恐悸，少气不足，手臂寒，面赤喜笑，掌中热而哕，目黄胁痛，喘逆身热，狂悲狂笑，呕血吐血，振寒上气，遗溺失音，心性痴呆，健忘，心积伏梁，大小人五痫。

《针灸大成·卷七》

脑空一名颞颥：承灵后一寸五分，侠玉枕骨下陷中。足少阳、阳维之会。《素注》针四分。《铜人》针五分，得气即泻，灸三壮。主劳疾羸瘦，体热，颈项强不可回顾，头重痛不可忍，目瞑心悸，发即为癫风，引目眇，鼻痛。

液门：手小次指歧骨间陷中，握拳取之。手少阳三焦脉所溜为荥水。《素注》《铜人》针二分，留二呼，灸三壮。主惊悸妄言，咽外肿，寒厥，手臂痛不能自上下，痎疟寒热，目赤涩，头痛，暴得耳聋，齿龈痛。

上脘一名胃脘：巨阙下一寸，脐上五寸。上脘、中脘属胃、络脾。足阳明、手太阳、任脉之会。《素注》《铜人》针八分，先补后泻。风痫热病，先泻后补，立愈。日灸二七壮，至百壮，未愈倍之。《明下》灸三壮。主腹中雷鸣相逐，食不化，腹疠刺痛，霍乱吐利，腹痛身热，汗不出，翻胃呕吐食不下，腹胀气满，心忪惊悸时呕血，痰多吐涎，奔豚，伏梁，二虫[1]，卒心痛，风痫，热病，马黄黄疸，积聚坚大如盘，虚劳吐血，五毒疰[2]不能食。

巨阙：鸠尾下一寸。心之募。《铜人》针六分，留七呼，得气即泻。灸七壮，止七七壮。主上气咳逆，胸满短气，背痛，胸痛痞塞数种心痛，冷痛蛔虫痛，蛊毒猫鬼，胸中痰饮，先心痛，先吐，霍乱不识人，惊悸，腹胀暴痛，恍惚不止，吐逆不食，伤寒烦心，喜呕发狂，少气腹痛。黄疸，急疸，急疫咳嗽，狐疝，小腹胀满[3]，烦热，膈中不利，五脏气相干，卒心痛，尸厥。

鸠尾一名尾翳，一名𩨹骭：在两歧骨下一寸。曰鸠尾者，言其骨垂下如鸠尾形。任[4]脉之别。《铜人》禁灸，灸之令人少心力，大妙手方针，不然针取气多，令人夭。针三分，留三呼，泻五吸，肥人倍之。《明堂》灸三壮。《素注》不可刺灸。主息贲，热病，偏头痛引目外眦，噫喘，喉鸣，胸满咳呕，喉痹咽肿，水浆不下，癫痫狂走，不择言语，心中气闷，不喜闻人语，咳唾血，心惊悸，精神耗散，少年房劳，短气少气。

神道：五椎下，俯而取之。《铜人》灸七七壮，止百壮，禁针。《明下》灸三壮，针五分。《千金》灸五壮。主伤寒发热，头痛，进退往来，痎疟，恍惚，悲愁健忘，惊悸。失欠、牙车蹉，张口不合。小儿风痫[5]，瘛疭，可灸七壮。

百会一名三阳，一名五会，一名颠上，一名天满：前顶后一寸五分，顶中央旋毛中可容豆，直两耳尖。性理北溪陈氏曰：略退些子，犹天之极星居北。手足三阳，督脉之会。《素注》针二分。《铜人》灸七壮，止七七壮。凡灸头顶，不得过七壮，缘头顶皮薄，灸不宜多。针二分，得气即泻。又《素注》针四分。主头风中风，言语謇涩，口噤不开，偏风半身不遂，心烦闷，惊悸健忘，忘前失后，心神恍惚，无心力，痎疟，脱肛，风痫，青风，心风，角弓反张，羊鸣多哭，语言不择，发时即死，吐沫，汗出而呕，饮酒面赤，脑重鼻塞，头痛目眩，食无味，百病皆治。

囟会：上星后一寸陷中。《铜人》灸二七壮，至七七壮。初灸不痛，病去即痛，痛止灸。若是鼻塞，灸至四日渐退，七日顿愈。针二分，留三呼，得气即泻。八岁以下不可针，缘囟门未合，刺之恐伤其骨，令人夭。《素注》针四分。主脑虚冷，或饮酒过多，脑疼如破，衄血，面赤

心悸

---

[1] 二虫：原作"三虫"，据《针灸聚英》卷一改。
[2] 疰：原作"痓"，据《针灸聚英》卷一改。
[3] 满：原作"噎"，据《针灸聚英》卷一改。
[4] 任：原无，据《针灸聚英》卷一补。

[5] 风痫：《针灸聚英》作"风痫"。

·244·

暴肿，头皮肿。生白屑风，头眩，颜青目眩，鼻塞不闻香臭，惊悸目戴上[1]，不识人。

神庭：直鼻上入发际五分。足太阳，督脉之会。《素注》灸三壮。《铜人》灸二七壮，止七七壮。禁针，针则发狂，目失精[2]。主登高而歌，弃衣而走。角弓反张，吐舌，癫疾风痫，目上视[3]不识人，头风目眩，鼻出清涕不止，目泪出，惊悸不得安寝，呕吐烦满，寒热头痛，喘渴。

神门，主惊悸怔忡，呆痴，卒中鬼邪，恍惚振禁，小儿惊痫。

少冲，主心虚胆寒，怔忡癫狂。

《针灸大成·卷十》

弓反外弯向中指。主感寒热邪气，头目皆重，心神惊悸，倦怠，四肢稍冷，小便赤色，咳嗽吐逆。宜发汗逐惊，退心火，推脾摩肺。

《针灸问答·卷上》

曲泽肘内寻动脉，大筋内侧横纹得，三壮三分主何灾，心痛气逆肘臂挚。注：曲泽穴，在肘内廉陷中，大筋内侧横纹中，有动脉，络包合水穴也。三壮，三分。主治心痛善惊，身热烦渴，口干，逆气，呕吐涎沫，身热，风疹，臂肘手腕不时动摇等症。

神门掌后锐骨寻，转手骨开得穴真，七壮三分心输土，主治惊悸与呻吟。注：神门穴，在掌后锐骨端陷中，转手骨开，心输土穴。七壮，三分。主治疟疾，心烦欲得冷饮，恶寒则欲处温中，咽干不嗜食，心痛数噫，恐悸少气，手臂寒，面赤，喜笑，掌中热，而数欠，频呻吟，面热无汗，头风暴暗，目痛，心悸，肘臂疼痛，苦呕，喉痹，少气遗溺，妇人血症。

间使去腕三寸逢，包络经金穴最崇，五壮三分主何治，心悬胸结霍乱通。注：间使穴，在掌后去腕三寸，两筋间陷中，包络经金穴也。五壮，三分。主治伤寒结胸，心悬如饥，卒狂，恶风寒，呕沫少气，掌中热，腋肿肘挛，卒心痛，多惊，中风，气塞涎上，昏危不语，咽中如梗，霍乱干呕，妇人经不调，血结成块，小儿客忤等症。

液门小次歧骨间，荥水之穴分壮三，主治惊悸咽外肿，寒疟臂痛暴耳聋。注：液门穴，在小指次指歧骨间陷中，三焦荥水穴也。三壮，三分。主治惊悸妄言，咽外肿，寒厥，手臂痛，不能自上下，疟疾寒热，目赤涩，头痛，暴暗，耳聋，齿龋等症。

脑空正侠玉枕骨，风池二穴上陷中，二壮五分主何治，目眩心悸及头风。注：脑空穴，在风池二穴之上，侠玉枕骨下陷中。三壮，五分。主治劳疾，羸瘦，体热，颈项强不得回顾，头重痛不可忍，目瞑，心悸，发即为癫风，引目眇，鼻痛。魏武帝患头风，发即心乱目眩，华佗针脑空立愈。

蠡沟踝上五寸据，三壮三分主何治，癃闭气下部㿗，足胫寒酸月经事。注：蠡沟穴，一名交仪，在内踝上五寸。三壮，三分。主治疝气，小腹胀满，暴痛，癃闭，数噫，恐悸，少气，悒悒不乐，咽中闷，如有息肉，背拘急不可俯仰，小腹不利，脐中积气如石，足胫寒酸，屈伸难，女子赤白带下，月事不调等症。

---

[1] "上"原无。据《针灸聚英》补。

[2] "精"原作"睛"。据《针灸聚英》改。

[3] 《针灸聚英》作"戴目上视"。

《针方六集·卷五》

脑空二穴，主脑风头痛，目瞑眩瞑，项强不得回顾，心悸癫风，劳疾羸瘦。

《针方六集·卷一》

是动则病，饥不欲食，面如炭色[①]，咳唾则有血，喝喝而喘，坐而欲起，目𥄒𥄒如无所见，心如悬，若饥状；气不足，则善恐，心惕惕如人将捕之，是为骨厥。

《针方六集·卷二》

心包络手厥阴为病：手心热，臂肘挛痛，腋肿，甚则胸胁支满，心中澹澹大动，面赤目黄，善笑不休。是主心包络所生病：烦心心痛，掌中热。盛者寸口大一倍于人迎，虚者寸口反小于人迎也。补中冲为井、为木、为母，泻大陵为俞、为土、为子。

《针方六集·卷五》

阴郄二穴，主失音不言，洒淅振寒，厥逆心痛，衄血吐血，惊悸，肩臂腕骨冷痛。

百会一穴，主头风中风，言语謇涩，口噤不开，半身不遂，心烦，惊悸健忘，精神恍惚，痎疟，脱肛，风痫，表风心风，身反羊鸣，悲哭妄言，发时即死，汗出，吐沫而呕，面赤脑重，鼻塞，头痛目眩，食无味，百痛绝阳。

神道一穴，主伤寒发热头痛，往来痎疟，恍惚悲愁，健忘惊悸，小儿风痫背反。

巨阙一穴，主胸满气痛痞塞，惊悸恍惚，吐逆不食，喜呕发狂，膈中不利，翻胃，五脏气相干，卒心痛，尸厥。妊娠子上冲心昏闷先刺巨阙，昏闷除；次补合谷，泻三阴交，应针而产矣。

上脘一穴，主九种心痛，风痫惊悸，伏梁痞满，吐泻霍乱，腹痛雷鸣，飧泄，翻胃呕吐，腹胀气满，心忪惊悸，呕血吐涎，黄疸积聚，虚劳吐血，五毒窒塞，不能下食。

大巨二穴，治小腹胀满，烦渴，小便难，癥疝[②]偏坠，四肢不收，惊悸不眠。

郄门二穴，主心痛，衄血，唾血，呕哕，惊悸，神气不足。

液门二穴，主惊悸妄言，咽外肿，臂痛不能自上下，痎疟寒热，目赤涩，头痛，耳暴聋，齿暴痛，五指无力。手背红肿宜此出血；四肢肿满，宜此出水。

天井二穴，主心胸痛，咳嗽上气，短气不得语，唾脓，不嗜食，寒热凄凄不得卧，惊悸，癫痫瘛疭，风痹肘臂痛不能屈伸，耳聋嗌肿，喉痹，目锐眦痛，颊肿，耳后痛，瘰疬肿痛。

蠡沟二穴，主五噎，喉中闭塞如有息肉，肩背拘急不可俯仰，数噫恐悸，少气不足以息，悒悒不乐，小腹胀满，暴痛如有癃闭，脐下积气如石，睾丸卒痛，内引少腹，足胫寒酸，屈伸不便。女子赤白带下，月水不调，阴挺暴痒。

肓俞二穴，主善饥不欲食，心如悬，腹大时切痛，寒疝，大便燥，心下有寒，目赤痛从内眦始。

---

① 炭色：原作"漆柴"，据《针灸节要》改。

② 癥疝偏坠：《针灸大成》作"癥疝，偏枯"

《针方六集·卷六》

百劳止虚汗，通里疗心惊而立愈①。

连月虚烦面赤妆，心中惊惧亦难当，通里奇穴如寻得，金针一试即安康。通里：穴在腕后一寸。针入五分，泻，禁灸。应穴心俞。治惊惧怔忡。

申脉能除寒与热，头风偏正及心惊。

通里腕骨后，一寸五分中，欲言声不出，懊恼及怔忡，实则四肢重，头腮面颊红，虚则不能食，暴喑面无容，毫针微微刺，方信有神功。

《类经·卷二十一》

癫疾始作而引口啼呼喘悸者，候之手阳明、太阳，左强者攻其右，右强者攻其左，血变而止。引口者，牵引歪斜也。或为啼呼，或为喘悸，当候于手阳明太阳二经，察病所在而刺之穴如前。强，坚强也。左右牵引，病多在络，故左强者当攻右，右强者当攻左，必候其血变而止，此缪刺之法也。悸音匮，心动也。

热病嗌干多饮、善惊悸、肢体倦怠、卧不能起者，邪在肤肉，脾经病也。当用第六针曰员利针者，以取五十九穴之肉分也。若目皆青者，正以木气乘土，亦为脾病。脾属土，其合在肉，故但求之于肉，即所以求于脾也。若求脾而不得效者，则当求之于木，木者肝也，补肝筋之气，则木能胜土，而脾热当自平矣。嗌音益。

《类经·卷二十七》

胕肿骨痛阴痹，阴痹者按之不得，腰脊头项痛，时眩，大便难，阴气不用，饥不欲食，咳唾则有血，心如悬，病本于肾，胕肿骨痛等证，皆肾经病也。按《经脉篇》以腰脊头项痛，为足太阳膀胱病，以饥不欲食，咳唾则有血、心如悬，为足少阴肾病。此以肾与膀胱为表里，水为土克，故诸病皆本于肾也。《五邪篇》阴痹，与此略同，详《针刺类》二十五。

《类经图翼·卷六》

阳溪一名中魁，在手腕中上侧，两筋间陷中。手阳明所行为经。刺三分，留七呼，灸三壮。主治狂言喜笑见鬼，热病烦心，掌中热，汗不出，目赤烂翳，厥逆头痛，胸满不得息，寒热痎疟呕沫，喉痹耳鸣齿痛，惊掣肘臂不举，痂疥。席弘赋云：兼二间，治牙疼腰痛喉痹。百证赋云：兼解溪，治惊悸怔忡。

《类经图翼·卷七》

液门，在手小指次指间陷者中。手少阳所溜为荥。刺二分，留二呼，灸三壮。主治惊悸忘言，寒厥，臂痛不得上下，痎疟寒热头痛，目眩赤涩泣出，耳暴聋，咽外肿牙龈痛，若手臂红肿痛楚，泻之出血为妙。

《类经图翼·卷八》

脑空一名颞颥，在承灵后一寸五分，夹玉枕骨下陷中。气府论王氏注曰：夹枕骨后枕骨上。

---

① 立愈:《针灸聚英》作"而即差"。《针灸大成》作"即瘥"。

足少阳阳维之会。刺四分，灸五壮。主治劳瘵身热羸瘦，脑风头痛不可忍，项强不得顾，目瞑鼻衄耳聋，惊悸癫风，引目眇鼻痛。昔魏公苦患头风，发即心乱目眩，华佗刺此立愈。

上脘，在巨阙下一寸五分，去蔽骨三寸，脐上五寸。足阳明手太阳任脉之会。刺八分，留七呼，灸五壮。《千金》云：日灸二七壮至百壮，三报之。孕妇不可灸。主治心中烦热，痛不可忍，腹中雷鸣，饮食不化，霍乱翻胃呕吐，三焦多涎，奔豚伏梁，气胀积聚，黄疸心风，惊悸呕血，身热汗不出。

鸠尾一名䯏骬，一名尾翳在臆前蔽骨下五分。人无蔽骨者，从歧骨际下行一寸。《甲乙经》曰：一寸半。膏之原也。禁刺灸。一云可刺三分，灸三壮。此穴大难下针，非甚妙高手，不可轻刺也。主治心惊悸，神气耗散，癫痫狂病。

风府一名舌本，在项上入发际一寸，大筋内宛宛中。疾言其肉立起，言休其肉立下。督脉阳维之会。《热论》曰：巨阳者，诸阳之属也，其脉连于风府。刺三分，留三呼，禁灸，灸则令人喑。主治中风舌缓，暴喑不语，振寒汗出，身重，偏风半身不遂，伤风头痛项急，不得回顾，目眩反视，鼻衄咽痛，狂走悲恐惊悸欲自杀。一云主泻胸中之热，与大杼、缺盆、中府同。

百会一名三阳五会，一名颠上，一名天满，在前顶后一寸五分，顶中央旋毛心，容豆许，直两耳尖，上对是穴。督脉足太阳之会，手足少阳足厥阴俱会于此。刺二分，灸五壮。《甲乙经》曰：刺三分，灸三壮。一曰灸头顶，不得过七七壮。主治头风头痛，耳聋鼻塞鼻衄，中风言语謇滞，口噤不开，或多悲哭，偏风半身不遂，风痫卒厥，角弓反张，吐沫心神恍惚，惊悸健忘，痃疟，女人血风，胎前产后风疾，小儿风痫惊风，脱肛久不瘥。一曰百病皆治，宜刺此二分，得气即泻。若灸至百壮，停三五日后，远四畔用三棱针出血，以井花水淋之，令气宣通；否则恐火气上壅，令人目暗。一曰治悲笑欲死，四肢冷风欲绝，身口温，可针人中三分，灸百会三壮可苏。

神庭，直鼻上入发际五分，发高者发际是穴，发低者加二三分。督脉足太阳阳明之会。灸三壮，禁刺，刺之令人癫狂目失明。一曰灸七壮至三七壮止。主治发狂登高妄走，风痫癫疾，角弓反张，目上视不识人，头风鼻渊，流涕不止，头痛目泪，烦满喘喝，惊悸不得安寝。

蠡沟一名交仪，在足内踝上五寸。足厥阴络，别走少阳。刺二分，留三呼，灸三壮。主治疝痛，小腹满痛，癃闭脐下积气如石，数噫，恐悸少气，足胫寒酸，屈伸难，腰背拘急，不可俯仰，月经不调，溺下赤白。

胆经有病口作苦，忽听惊响悸必多，妙法推脾清肾水，阴阳穴上要频搓。

《病机沙篆·卷下》

小儿急慢惊痫，切不可执持，其发搐又不可混灸，愚谓风痫可灸，惊热不可灸，风痫之痰，若灸着穴，痰去心清，可渐安矣。每见人无术，辄投艾火，不唯失穴，儿反增悸，且小儿经络脉道未全，戒之。

心中虚惕，神思不安，胆俞、心俞、内关、通里。怔忡健忘不寐，手少阴心虚，内关针五分灸三壮，神门针三分灸二七壮，少海针一分。

《勉学堂针灸集成·卷二》

惊悸不得眠，取阴交。不得卧，取浮郄。《甲乙》

《勉学堂针灸集成·卷三》

阳溪，在手腕横纹上侧两筋间陷中、直合谷。针三分、留七呼，灸三壮。主治狂言喜笑见鬼，热病烦心，掌中热，汗不出，目赤烂翳，厥逆头痛，胸满不得息，寒热痎疟，呕沫，喉痹，耳鸣，齿痛，惊掣，肘臂不举，痂疥。兼二间，治牙疼、腰痛、喉痹。《席弘赋》 兼解溪，治惊悸怔忡；兼肩髃，能消瘾风之热极。《百证赋》

《刺灸心法要诀·卷一》

心包里之原穴大陵，三焦表之络穴外关，二穴应刺之证即面红目赤，好笑不休，心中动悸，内热，手心热，胸胁与臂手疼痛。皆心包络、三焦经病也。

九种心疼病不宁，结胸翻胃食难停，酒食积聚肠鸣见，水食气疾膈脐疼，腹痛胁胀胸膈满，疟疾肠风大便红，胎衣不下血迷心，急刺公孙穴自灵。注：九种心疼者，曰饮、曰食、曰风、曰冷、曰热、曰悸、曰虫、曰注、曰去来痛。结胸者，胸满硬痛也。翻胃者，朝食暮吐，食难停留也。伤酒，伤食，积滞，肠胃雷鸣，水食，气疾，膈间脐腹疼痛，两肋作胀，胸膈满闷，疟疾肠风，大便下血，以及妇人胞衣不下，瘀血上攻迷心，皆宜刺此公孙穴，则立应也。

《刺灸心法要诀·卷七》

胆俞主灸胁满呕，惊悸卧睡不能安，兼灸酒疸目黄色，面发赤斑灸自痊。注：胆俞穴，主治两胁胀满，干呕，惊悸，睡卧不安及酒疸，目睛发黄，面发赤斑等证。灸三壮，禁针。

解溪主治风水气，面腹足肿喘嗽频，气逆发噎头风眩，悲泣癫狂悸与惊。注：解溪穴，主治风气面浮，腹胀，足肿，喘满，咳嗽，气逆发噎，头痛，目眩，悲泣癫狂，惊悸，怔忡等证。针五分，留五呼，灸三壮。

膏肓一穴灸劳伤，百损诸虚无不良，此穴禁针唯宜艾，千金百壮效非常。注：膏肓穴，主治诸虚百损，五劳七伤，身形羸瘦，梦遗失精，上气咳逆，痰火发狂，健忘怔忡，胎前产后，劳瘵传尸等证。灸七七壮至百壮。

《刺灸心法要诀·卷八》

通里腕侧后，去腕一寸中。欲言声不出，懊憹及怔忡，实则四肢重，头腮面颊红，声平仍数欠，喉痹气难通，虚则不能食，暴喑面无容，毫针微微刺，方信有神功。注：通里穴，其穴在腕侧后一寸陷中。主治声哑，心烦极甚，怔忡不宁，四肢重痛，头腮面颊红肿，倦言，数欠，喉咽疼痛，气息不通，虚损不思食，暴喑面无润泽。针三分，灸三壮。

《灵枢悬解·卷九》

悸者，心下动也。癫狂之病，皆生惊悸，胆木失根，惊悸乃作，实则为狂，虚则为癫也。左强攻右，右强攻左，所谓缪刺也。

《针灸易学·卷上》

其十一，通里腕侧后，去腕一寸中。欲言声不出，懊恼及怔忡，实则四肢重，头腮面颊红，虚则不能食，暴暗面无容，毫针微微刺，方信有神功针三分，灸三壮。

《金匮启钥眼科·卷一》

神庭，直鼻上，入发际五分。发高者，发际是穴，发低者加二三分。督脉、足太阳、阳明之会。灸三壮，禁刺，刺之令人癫狂面肿目失明。一曰灸七壮，至三七壮止。主治发狂，登高妄走，风痫癫疾，角弓反张，目上视，不识人，头风鼻渊，流涕不止，头痛目泪，烦满，喘渴，惊悸不得安寝。

《灵素节注类编·卷六》

足少阳之疟，令人身体解㑊[①]，寒不甚，热不甚，恶见人，见人心惕惕然，热多汗出甚，刺足少阳。足少阳胆经之脉也，内通肝经，肝主筋，邪热侵之，筋脉弛纵而解㑊也；邪入近阴分，故发寒热而皆不甚；其邪伤胆则胆怯，故恶见人，见人而心惕然也；人身之阳，初由少阳而升，及其阳升邪发，则热多而汗出甚也。刺法同上。

《灵素节注类编·卷八》

癫疾始作，而引口啼呼，喘悸者，候之手阳明、太阳，左强者，攻其右，右强者，攻其左，血变乃止。此痰闭风动，癫而兼痫者也，故口牵引啼呼而喘悸，其肢体或左或右而强急。候其大肠、小肠两经而针治之，邪在左，则右强，故攻其左，邪在右，则左强，故攻其右，以邪闭经脉，而血气不得流注于无邪之处，故筋脉燥急而强也。

《杂病广要》

又若胸中气散，而心下有脉洪大跳，其数向下分入两髀股内，令人心急怔悸者，宜以手按捻小腹下两傍，接髀大斜文中，有脉跳动，便当文上，灸跳三七炷即定。灸毕皆须灸三里二十炷，以引其气下也。

《灸法秘传》

上脘穴脐上五寸，任脉。凡心腹疼痛，惊悸，痰疾，伏梁，气蛊状如覆盆，风痫等症，针此穴。

《针灸问答·卷上》

太巨外陵下一寸，三分五壮针灸宜，主治腹胀小便涩，㿗疝偏坠惊悸施。

注：大巨穴，在天枢下二寸。五壮，三分。主治小腹胀满，烦渴，小便难，㿗疝偏堕，四肢不收，惊悸不眠等症。

《针灸集成·卷一》

肾属病，饥不欲食，面黑如炭色，咳唾有血，喉鸣而喘，坐而欲起，目眈眈如无所见，心如悬若饥状，气不足则善恐，心惕惕若人将捕之，是谓骨厥证也。口热舌干，咽肿上气，嗌干及痛，烦心心痛，黄疸肠澼，脊、臀、股内后廉痛，痿厥嗜卧，足下热而痛。

_____

① 解㑊：懈弛无力也。

《针灸集成·卷二》

《资》云：心邪实则心中暴痛，虚则心烦惕然失智。心惕惕失智内关、百会、神门。

大概，诸疸口淡、怔忡、耳鸣、脚软、寒热、小便白浊、渴则难治，不渴则可治也。

善恐心惕惕，取然谷、内关、阴陵泉、侠溪、行间。《纲目》

心澹澹大动，取太陵、三里。《纲目》

惊悸不得眠，取阴交。不得卧，取浮郄。《甲乙》

《针灸集成·卷三》

阳溪在手腕横纹上侧两筋间陷中、直合谷。针三分、留七呼。灸三壮。主治狂言喜笑见鬼，热病烦心，掌中热，汗不出，目赤烂翳，厥逆头痛，胸满不得息，寒热疟疟，呕沫，喉痹，耳鸣，齿痛，惊掣，肘臂不举，痂疥。兼二间，治牙疼、腰痛、喉痹。《席弘赋》兼解溪，治惊悸怔忡；兼肩髃，能消瘾风之热极。《百证赋》

大巨在外陵下，去中行二寸，对石门。针五分，灸五壮。《甲乙经》针八分。主治小腹胀满，烦渴，小便难，癫疝，四肢不收，惊悸不眠。

三里在膝眼下三寸，胻骨外廉大筋内宛宛中，坐而竖膝低跗取之。极重按之则跗上动脉止矣。针五分、留七呼，灸三壮。《千金》云：灸二百壮至五百壮。主治胃中寒，心腹胀痛，逆气上攻，脏气虚惫，胃气不足，恶闻食臭，腹痛肠鸣，食不化，大便不通，腰痛膝弱不得俯仰。小肠气。此穴主泻胃中之热，与气冲、巨虚上下廉同。诸病皆治，食气、水气、蛊毒、痃癖、四肢肿满、膝胻酸痛、目不明。秦承祖疗五劳七伤，羸瘦虚乏，瘀血乳痈。华佗人年三十以外，若不灸三里，令气上冲目，使眼无光，盖以三里能下气也。一传：心疼者，灸此穴及承山立愈，以其中有瘀血，故泻此则愈。三里、内庭治肚腹病妙。又身重肿、坐不欲起，风劳脚疼，灸五十壮，针五分补之；邪病大呼骂走，三里主之名鬼邪。《千金》治心腹胀满，胃气不足，饮食不化，痃癖气块，吐血腹内诸疾，五劳七伤，灸七壮。《神农经》兼束骨，针治项强肿痛、体重腰痛。《太乙歌》兼绝骨、三阴交，能治连延脚气，又治心悸虚烦。又兼水分、阴交、蛊胀宜针。又合太冲、中封，治行步艰楚。《玉龙赋》

解溪，在冲阳后一寸五分、足跗上系鞋带处陷中。针五分、留五呼，灸三壮。主治风气面浮，头痛目眩，生翳，厥气上冲，喘咳，腹胀颠疾，烦心悲泣，惊瘈转筋，霍乱大便下重、股膝胻肿。又泻胃热善饥不食，食即支满腹胀，及疗痎疟寒热，须兼针厉兑、三里、解溪、商丘出血。治腹胀，脚跗痛，目眩头疼，可灸七壮。《神农经》兼商丘，丘墟，堪追脚痛。《玉龙赋》兼阳谷，治惊悸怔忡。《百证赋》一传：腹虚肿及足胫虚肿，灸之效；又气逆发噎将死，灸之效。

是动则病洒洒然振寒，善伸数欠颜黑颜即额也，病至，则恶人与火，闻木音则惕然而惊，心动，欲独闭户牖而处，甚则欲上高而歌，弃衣而走，贲响腹胀，是谓骭厥骭即胫之别名。是主血所生病者，狂疟温淫汗出，鼻衄，口喝唇胗，颈肿喉痹，大腹水肿，膝膑肿痛，循膺、乳、气街、股、伏兔、胻外廉，足跗上皆痛，中指不用。气盛则身以前皆热，其有余于胃，则消谷善饥，尿色黄。气不足则身以前皆寒栗，胃中寒则胀满。盛者人迎大三倍于寸口，虚者人迎反小于寸口也。《灵枢》辰时自迎香穴交于承泣穴，上行至头维对人迎，循胸腹下至足指厉兑穴上。《入门》阳明根于厉兑，结于颡大，颡大者钳耳也。《灵枢》

通里，在腕侧后一寸陷中微向外。针三分，灸三壮。主治热病头痛，目眩面热，无汗懊侬，暴喑，心悸，悲恐畏人，喉痹，苦呕，虚损，数欠少气，遗溺，肘臂肿痛，妇人经血过多崩漏。治目眩头痛，可灸七壮。《神农经》疗心惊。《玉龙赋》兼大钟，治倦言嗜卧。《百证赋》治欲言声不出，懊侬及怔忡。实则四肢重，头腮面颊红，声平仍欠，数喉闭气难通；虚则不能食，暴喑面无容，毫针微微针，方信有神功。《马丹阳》

少冲，在手小指内正端。针一分、留一呼，灸一壮。一日三壮。主治热病烦满上气，心火炎上眼赤，血少，呕吐血沫及心痛冷痰，少气，悲恐善惊，口热咽酸，胸胁痛，乍寒乍热，臑臂内后廉痛，手挛不伸。可治心虚热壅。《玉龙赋》兼曲池，治发热。《百证赋》凡初中风，跌倒卒暴、昏沉痰涎壅满、不省人事、牙关紧闭、药水不下，急以三棱针针少商、商阳、中冲、关冲、少泽及此穴，使气血流通，乃起死回生、急救之妙穴。

《针灸集成·卷四》

是动则病饥不欲食，面黑如炭色，咳唾则有血，喉鸣而喘，坐而欲起，目䀮䀮如无所见，心如悬若饥状，气不足则善恐，心惕惕若人将捕之，是谓骨厥；是主肾所生病者，口热舌干，咽肿上气，嗌干及痛，烦心，心痛，黄疸，肠澼，脊股内后廉痛，痿厥，嗜卧，足下热而痛。灸则强食生肉勉强饮食，以生肌肉，缓带披发，大杖重履而步。盛者寸口大再倍于人迎，虚者寸口反小于人迎也。《灵枢》 酉时自至阴与涌泉循膝上行至胸俞府穴止。《入门》 少阴根于涌泉，结于廉泉。《灵枢》

郄门，在掌后去腕五寸。针三分，灸五壮。主治呕吐衄血，心痛呕哕，惊恐神气不足，久痔。

间使，在掌后三寸。针三分，留七呼，灸五壮。主治伤寒结胸，心悬如饥，呕沫少气，中风气塞，昏危不语，卒狂，胸中澹澹，恶风寒，霍乱干呕，腋肿肘挛，卒心痛，多惊，咽中如鲠，妇人月水不调，小儿客忤久疟，可灸鬼邪随年壮。干呕不止，所食即吐不停，灸三十壮。若四肢脉绝不至者，灸之便通，此法能起死人。又，治卒死，灸百息。又，十三鬼穴，云此名鬼路，针百邪癫狂，当在第九次下针。《千金》 治脾寒寒热往来，浑身疮疥，灸七壮。《神农经》兼风池、环跳，治疟疾。又，兼气海、中极、三里，针小腹便溺。《太乙歌》治痎疟。《玉龙赋》兼天鼎，治失音休迟。《百证赋》兼水沟，治邪癫。《灵光赋》治热病频哕。《捷径》

大陵，在掌后正横纹陷中。针三分，留七呼，灸三壮。主治热病汗不出，舌本痛，喘咳呕血，心悬如饥，善笑不休，头痛气短，胸胁痛，惊恐悲泣，呕逆喉痹，口干目赤，肘臂挛痛，小便如血。治胸中疼痛，胸前疮疥，可灸三壮。《神农经》吐血呕逆，灸五十壮。又，凡卒患腰肿、附骨痈疽节肿，游风热毒，此等疾但初觉有异，即急灸之，从手掌后第一横纹后两筋间，灸五壮立愈，患左灸右，患右灸左，当中者，两手俱灸。又，此为鬼心，治百邪癫狂，在第四次下针。《千金》兼劳宫，疗心闷疮痍。又，合人中频泻全去口气。又，合外关、支沟，治肚疼秘结。《玉液门，在手小指、次指间合缝纹头。针二分、留二呼，灸三壮。主治惊悸忘言，寒厥臂痛不得上下，疟疾寒热，头痛目眩，赤涩泣出，耳暴聋，咽外肿，牙龈痛。若手臂红肿痛楚，泻之出血为妙。治耳聋不得眠，针入三分补之。《千金》兼中渚，治手臂红肿。《玉龙赋》兼鱼际，能疗喉痛。《百证赋》

天井，在肘微后些正中陷中。针三分、留七呼，灸三壮。《甲乙经》：针一分。主治咳嗽上气，胸痛不得言，唾脓，不嗜食，寒热凄凄，不得卧，惊悸悲伤，瘰疬癫疾，五痫风痹，头颈肩背痛，耳聋目锐眦痛，颊肿，肘臂痛不得捉物，及泻一切瘰疬疮肿瘾疹。治咳嗽上气，风痹肘疼，可灸七壮。《神农经》

脑空，在悬颅后七分，风池上寸半。针四分，灸五壮。主治劳瘵身热羸瘦，脑风头痛不可忍，项强不得顾，目瞑，鼻衄，耳聋，惊悸，癫风引目眇，鼻痛。

蠡沟，在内踝前上五寸，针二分、留三呼，灸三壮。主治疝痛小腹满痛，癃闭，脐下积气如石，数噫，恐悸，少气，足胫寒酸屈伸难，腰背拘急不可俯仰月经不调，溺下赤白。

上脘，在脐上五寸，巨阙下一寸半，去弊骨三寸。针八分、留七呼，灸五壮。《千金》云：日灸二七壮至百壮三报之，孕妇不可灸。主治心中烦热，痛不可忍，腹中雷鸣，饮食不化，霍乱，翻胃呕吐，三焦多涎，奔豚伏梁，气胀积聚，黄疸，心风惊悸呕血，身热汗不出。治心疼积块，呕吐，可灸十四壮。《神农经》 合中脘，治九种之心疼。《玉龙赋》 兼丰隆，针治心疼呕吐，伤寒吐蛔。《太乙歌》 合神门，治发狂奔走。《百证赋》 治风痫热病，蛔虫心痛。《捷径》

鸠尾，在臆前蔽骨下五分，无蔽骨者，从歧骨际下行一寸。禁针灸。一云：可针三分，灸三壮，此穴大难下针，非甚妙高手，不可轻针也。主治心惊悸、神气耗散，癫痫狂病。鸠尾能治五般痫，若下涌泉人不死。《席弘赋》

神道，在五椎节下间，俯而取之。针五分、留五呼，灸五壮。一曰：可灸七七壮至百壮，禁针。主治伤寒头痛，寒热往来，疟疾，悲愁，健忘，惊悸，牙车急，张口不合，小儿风痫瘛疭，可灸七壮。兼心俞，治风痫常发自宁。《百证赋》

风府，在项入发际一寸大筋内宛宛中。针三分、留三呼，禁灸，灸则令人喑。主治中风舌缓，暴喑不语，振寒汗出，身重偏风、半身不遂，伤风头痛，项急不得回顾，目眩反视，鼻衄咽痛，狂走悲恐惊悸欲自杀。一云主泻胸中之热，与大杼、缺盆、中府同。风府、风池寻得到，伤寒百病一时消；又云阳明二日寻风府；又云从来风府最难寻，须用功夫度浅深，倘若膀胱气未散，更宜三里穴中寻。风伤项急求风府。《通玄赋》一传：治感冒风寒，呕吐不止。邪病卧冥冥不自知，风府主之；又十三鬼穴云：此名鬼枕，治百邪癫狂，当在第六次下针。《千金》云

百会，在前顶后一寸五分顶中央容豆许，直两耳尖。针二分，灸五壮。《甲乙经》曰：针三分，灸三壮。一曰：灸头顶，不得过七七壮。主治头风头痛，耳聋，鼻塞鼻衄，中风言语謇滞，口噤不开，或多悲哭，偏风半身不遂，风痫卒厥，角弓反张吐沫，心神恍惚，惊悸健忘，疟疾，女人血风，胎前产后风疾，小儿风痫，惊风，脱肛久不瘗。一曰：百病皆治，宜针此二分，得气

即泻；若灸至百壮，停三五日后，绕四畔用三棱针出血，以井花水淋之，令气宣通，否则恐火气上壅，令人目暗。一曰：治悲笑欲死、四肢冷、气欲绝、身口温，可针人中三分，灸百会三壮，即苏。扁鹊治虢太子尸厥，针取三阳五会而苏。《史记》载治头风，可灸三壮，小儿脱肛，可灸三壮至五壮，艾炷如小麦。《神农经》兼囟会，治卒暴中风。《玉龙赋》兼龟尾，治痢疾。《灵光赋》小儿脱肛患多时，先灸百会后尾骶；又云：兼太冲、照海、阴交，治咽喉疾。《席弘赋》

神庭，在直鼻上入发际五分，发高者，际边是穴，发低者，高二三分。灸三壮，禁针，针之令人癫狂目失明。一曰灸七壮至三七壮止。主治发狂登高妄走，风痫癫疾，角弓反张，目上视，不识人，头风鼻渊，流涕不止，头痛目泪，烦满喘喝，惊悸不得安寝。专理头风。《玉龙赋》

《百家针灸歌赋》天星十一穴歌诀通里腕侧后，度晕寸中，善呻并数欠，懊恼及心忪，实在四肢肿，喉间气难通，虚则不能语，苦呕痛连胸，肘膊连臑痛，头腮面颊红，针入三分妙，神功甚不穷。

《医学入门·卷一》

通里，掌后一寸。针入三分，灸三壮。主头痛，目眩，面赤，暴哑，肘腕酸重，热病烦心，心悸，遗尿。

少府，手小指本节后直劳宫陷中。针入三分，灸五壮。主嗌中有气如息肉状，掌热，肘腋手挛急，胸痛烦满，恐悸畏人及阴痛阴痒，遗尿。

京骨，足外侧大骨下赤白肉际陷中。针三分，灸三壮。主头热目眩，白翳从内眦始，鼻衄，鼻不利，涕黄，颈项强痛，脊背及脚难以俯仰，痉，疟，癫狂，惊悸，不食，痰注，髀枢痛，淋沥。

通谷，足小指外侧本节前陷中。针二分，灸三壮。主头重头痛，目眩，咽疮，鼻衄清涕，项强痛，胸胁满，心下悸，留饮数欠，热病汗不出。

通谷，幽门下一寸。针五分，灸五壮。主头痛目昏，鼻衄清涕，项强，口㖞，暴暗，咽喉不利，心中愤郁，惊悸，呕吐，胸满留饮，癖积。

彧中，俞府下一寸六分。针四分，灸五壮。主喘悸，余同灵墟。

蠡沟，内踝上五寸。针二分，灸三壮。主卒疝小腹肿，时小腹暴痛，小便癃闭，数噫，恐悸，少气，腹痛，咽如有息肉，背拘急，女子赤白带下，暴腹刺痛。

神道，五节。禁针，灸三壮。主腰脊急强，痎疟，恍惚，悲愁健忘，惊悸，寒热往来，热喘，目昏头痛。

百会，前顶上一寸半，头顶中心旋毛中。针三分，灸百五十壮，即停三五日讫。绕四围以三棱针刺令出血，以井花水淋之，令气宣通。频灸拔气上升，令人眼暗。主脱肛，风痫，青风心风，角弓反张，羊鸣多哭，言语不择，发时即死，吐沫，心中热闷，头风多睡，心烦，惊悸健忘，饮食无味，饮酒面赤，头重鼻塞，目泣出，耳鸣聋。

神庭，额前直鼻入发际五分。禁针，误用令人颠，目暗。灸二七壮，至百壮止。主风痫，癫风羊鸣，角弓反张，披发歌哭，惊悸不得安寝，喘渴，头痛目昏，目泣出，鼻流清涕。

心悸

上脘，鸠尾下二寸。针八分，日灸二七壮，至一百壮止，不瘥更倍之。主心中烦热，胀满不能食，霍乱吐利，心痛不得卧，心风，惊悸，闷哕，伏梁气，奔豚气，风痫，热病身热汗不出，三虫，多涎。

神门，主惊悸，怔忡，呆痴等疾，及卒中鬼邪，恍惚振禁，小儿惊痫。

中渚，主手足麻木，战掉蜷挛，肩臂连背疼痛，手背痈毒。

少冲，主心虚，胆寒，怔忡，癫狂。

外陵，天枢下一寸。针入八分，灸五壮。主腹中尽痛，心如悬，下引脐痛。

评述

心悸包括惊悸与怔忡，病情轻者为惊悸，病情重者为怔忡，指以心中急剧跳动，惊慌不安，甚则不能自主为主要临床表现的一种病证。历代医家对心悸的治疗方法不仅仅局限于内服药物，在外治方面也有诸多探寻。如采用针刺疗法、艾灸疗法、穴位贴敷疗法、耳穴贴压疗法、穴位按摩疗法、五脏导引疗法、调息疗法、服紫霄疗法、拍打疗法、膏滋疗法、酒剂疗法、药粥疗法、药茶疗法等，本部分围绕古今文献中的心悸外治疗法开展论述，并对历代针灸疗法治疗心悸的文献进行辑录。

一、针刺疗法

针刺疗法是指运用不同针具刺激机体某些特定部位，通过经络的作用以调节人体功能，从而防病治病的一种治疗方法。针刺治疗心悸疗效显著，可有效降低药物毒副作用和心悸的复发率，已作为一种安全有效的外治法被广泛应用。采用针刺疗法治疗不同证型的心悸，在主穴选取上具有相同的规律，多取如内关穴、神门穴、郄门穴、间使穴、大陵穴等心经及心包经穴位。除内关、神门这两处穴位外，心悸反射点的俞募穴如心俞穴、膻中穴、百会穴、神道穴和灵台穴等也是治疗心悸的常用主穴。在配穴选择上，常根据心悸的辨证分型采用不同的配穴。如心阳不振型心悸常配以关元、中脘、血海、气海、膻中等穴，以汇聚水谷气之中脘、清气之膻中、元气之气海，三穴合用则五脏安和；心脾两虚型心悸常配以脾俞、公孙、足三里、三阴交等穴位，着重补益脾气，上输于心脉而减轻心悸症状。饥饿、疲劳、醉酒、精神紧张、孕妇以及对针刺疗法恐惧者禁用。

二、艾灸疗法

艾灸疗法是指用纸包裹艾绒卷成圆形的艾卷，一端燃烧，在穴位或患处施灸的一种治疗方法。此方法最早见于明代朱权的《寿阉神方卷·灸阴证》："用纸实卷艾，以纸隔之点穴，于隔纸上用力按之，待腹内觉热，汗出即瘥。"因操作简便，疗效良好，临床上常用此法治疗心悸。具体操作方法包括温和灸、回旋灸、雀啄灸等。温和灸是将艾卷燃着的一端靠近穴位熏烤（一般距皮肤约 3cm），患者有温热舒适感后固定不动，灸至皮肤稍红晕即可，一般可灸 15 分钟左右；回旋灸又称熨热灸，是将点燃的艾卷接近灸的部位平行往复回旋熏灸（一般距皮肤约 3cm），一般可灸 20～30 分钟；雀啄灸是将艾卷燃着的一端对准穴位，类如小雀啄米食一样地忽近忽远地施灸，一般可灸 5 分钟左右。如气血不足引起的心悸，可选取心俞、神门、内关、巨阙，可用回旋灸每日 1～2 次，每穴 5～10 分钟；心脏诸虚引起的怔忡惊悸可取穴内关、阴郄、心俞、通里，采用温和灸的方法施灸 5～10 分钟；空腹、过饱、过度疲劳和对灸法恐惧者应慎用。

三、穴位贴敷疗法

穴位贴敷疗法是以中医经络学说为理论依据，把药物研成细末，用水、醋、酒、蛋清、蜂蜜、植物油、清凉油、药液甚至唾液调成糊状，或用呈凝固状的油脂、黄蜡、米饭、枣泥制成软膏、丸剂或饼剂，或将中药汤剂熬成膏，或将药末散于膏药上，再直接贴敷穴位，用来治疗疾病的一种无创痛穴位疗法。此疗法最早见于《五十二病方》中"蚖……以蓟印其中颠"的记载。穴位贴敷法治疗心悸可选用双侧肺俞穴、心俞穴、膈俞穴、肝俞穴、大肠俞穴、肾俞穴、三焦俞、关元俞穴及气海穴，每次取 14 穴，每日 1 次。贴敷药材为延胡索、醋甘遂、干姜、细辛、白芥子等，根据患者皮肤的耐受情况，每次贴敷时间控制在 4～6 小时，5～8 天为 1 个疗程。颜面部位和过敏性体质者慎用此疗法，糖尿病患者、孕妇、瘢痕体质者以及眼部、口唇、会阴部、小儿脐部禁用；刺激性强、毒性大的药物贴敷腧穴不宜过多，贴敷面积不宜过大；年老体弱久病者贴敷时间不宜过久。

四、耳穴贴压法

耳穴贴压法简称耳压法，是指在耳穴表面用胶布固定贴压药籽的一种方法。选用耳穴诊治疾病，早在两千多年前的《灵枢·五邪》中就有记载："邪在肝，则两胁中痛……取耳间青脉以去其掣。"此法操作简便，药籽刺激持久，无不良反应，对心悸患者更为适宜。具体操作方法是结合临床症状进行辨证选穴后，用 75% 酒精消毒耳郭，选用油菜籽、小米、绿豆、莱菔子、王不留行籽、白芥子等药豆贴紧穴位后用拇指、食指按捏，手法由轻到重，使局部产生胀、痛、酸、麻感，每天自行按压 4～5 次，3～4 分/次，必要时取双耳穴进行贴压。如心脾两虚型心悸常选取心、神门、皮质下、小肠、交感、内分泌等耳穴，3 次为 1 个疗程，每个疗程后休息 1 天。过度饥饿、疲劳、精神高度紧张、年老体弱者及孕妇应用此疗法时按压宜轻，习惯性流产者慎用。

五、穴位按摩疗法

穴位按摩疗法指在掌握了一定按摩手法，熟悉了人体一些基本穴位之后，自行在身体上进行按摩的一种最方便、最简单的方法。中医学认为，穴位按摩具有调和气血、疏通经络、益肾补

心悸

虚、清泄三焦燥热等功效。常见的治疗心悸的按摩手法有按法、点法、揉法、擦法、摩法、捻法等。如瘀血阻络型心悸可选用膻中穴、神封穴调理。可将右手搁在膻中穴，先按顺时针方向轻揉100下，再按逆时针方向轻揉100下；按摩神封穴时将两只手的四指并拢，轻轻按摩两侧胸部边沿的神封穴，一按一放，持续2～3分钟。按揉膻中、神封两穴可加强气血运行，具有理气化瘀、通经活络、镇静止痛之功，对心悸有立竿见影之效。出血性疾病患者、感染发炎患者、皮肤破损患者、皮肤病患者、怀孕3个月以上的孕妇、严重心脑血管疾病患者禁用。

六、五脏导引疗法

五脏导引疗法是一套专门用于治疗五脏疾病的一种运动疗法。原出自唐代胡愔所撰的《黄庭内景五脏六腑补泻图》，明代《遵生八笺》和清代《沈氏尊生书》等相继转载本法，文字上略有出入。此法可用于治疗各种原因引起的心悸，有着很好的疗效。如心血亏虚型心悸可采用脾脏导引法，具体操作方法为采用坐式，一脚前伸，一脚屈曲，同时两手向后拉伸，左右交替各15次。亦可跪坐，两手按地，头部向两侧交替怒目后视各15次。此疗法操作时宜量力而行，动作幅度由小渐大，不可骤然用力，且不宜在饱食之后进行。高血压、青光眼、脑动脉硬化、肝硬化者慎用。

七、调息疗法

调息疗法是一种静功自我疗法，主要通过调整呼吸排除杂念，使元气恢复或增强，从而祛除病邪防治心悸。调息疗法原载于清代著名医家李士材的弟子尤乘编纂的《寿世青编·勿药须知》中，后来汪昂在《医方集解·勿药元诠》中曾予以转录。调息疗法用于心悸可以起到静心安神的疗效。此方法可用于各种原因引起的心悸。具体操作方法为不拘时候，随便而坐，宽衣松带，躯干正直，两手置腿膝或握置小腹前，全身放松。以舌搅口腔数遍，微微呵出浊气数口，以鼻微微纳清气3～5次（呵气和纳气皆不可有声），若口中有津液即咽下。再叩齿数遍，舌抵上颚，两目垂帘，微露一线光，使成朦朦胧胧之状。调整呼吸，可采用数吸气（或呼气）次数的方法，自1～100次反复进行。若意念能集中于数息，则可渐达心息相依之境界，此时气息绵绵微微，杂念全无，则任其自然，维持此种练功状态可达1小时或更长久一些。起坐前，应慢慢放松手足，睁眼。需要注意的是，练功结束时，不可立即起身，须按摩身体各部，从入静状态恢复至正常状态要有一段过渡时间。

八、服紫霄疗法

服紫霄疗法是一种以存想为主的静功自我疗法，主要借助于存想"天边紫霄"自头入腹以安神宁心，培植元气，而获得防治心悸之效。此疗法原出《摄养枕中方》，宋代《云笈七签》卷三十五转载了此疗法。所谓"服"者，并非口服，只是存想"紫霄"（高空紫色的云气）入腹而已。可治疗各种原因引起的心悸，心慌不安，甚至乏力者。具体操作方法为盘坐或平坐于静室内，两手握固，忘却一切。片刻后，观想自身元神从头顶冲出，穿屋顶直上，到达无限遥远的天空，元神吸引了空中紫色云彩，又自上至下，穿屋过头顶，直达腹中。如感觉紫气尚未充满腹中而弥散全身，可连续做数次，直至充满全身，然后再静坐一会，即可坐起活动。每次操练需用时约半小时，每日可做 2～3 次。凡急性病和严重器质性病变须配合其他相关医疗措施，高血压患者慎用此疗法。

九、拍打疗法

拍打疗法是经手法刺激，通过经络的作用，使体内的气血通畅，脏腑功能恢复正常以达到治愈疾病的一种方法，属于传统治法中的点穴疗法范畴。用拍打疗法治疗心悸，具有简便易行，安全有效的特点。治疗各种原因引起的心悸可以采用此疗法拍打胸部、上腹部，每天 2 次，每次 150 下左右。运用拍打疗法要由轻到重，由缓至急，循序渐进。在采用此方法治疗心悸的同时，也可根据病情需要配合其他疗法。

十、膏滋疗法

膏滋是将食物或药物加水煮煎，滤出汁液进行浓缩，加入糖或者蜂蜜熬炼成稠厚的膏药。因此类药膏大多数具有滋补性能，故称为膏滋。膏滋疗法是在中医理论指导下，使用膏滋预防和治疗疾病的一种独特的疗法。如症见心悸易惊，心烦失眠，口干微热可服用玉苓膏。方用龙眼肉 30g、白糖 3g、西洋参 3g，共置碗内，每日于饭锅上蒸之，蒸至多次，每服 1 匙，早晚各 1 次。应用膏滋大多时间较长，应注意保存，防止霉变。

十一、酒剂疗法

酒剂疗法又称药酒疗法，是指以酒作为溶媒浸泡中药材，浸出有效成分而得到澄明液体的制剂。《史记·扁鹊仓公列传》记载了西汉名医淳于意用三石药酒治疗"风厥胸满"病。如心血瘀阻型心悸，症见心悸怔忡，胸痛不舒，心痛时作者可饮用桃红酒。方用桃仁 10g、红花 30g、白酒 500g。制法为将桃仁用开水浸泡，去皮尖，麸炒微黄，捣碎后与红花和酒同浸于干净容器中，封口，煮沸取下，候冷后搅匀。每次饮用 10～20mL，每日 1～2 次。对酒精过敏、胃溃疡、肝肾功能不全、有出血倾向及精神病患者均不宜此疗法，且阴虚火旺者不宜饮用高度酒。

十二、盐热敷疗法

盐热敷疗法是中医热敷疗法的一种，是将食盐爆炒受热后，置于身体的病患部位以祛除病邪的一种疗法。盐热敷疗法历史悠久，可追溯至春秋战国时期。《史记·扁鹊仓公列传》中载："扁鹊，乃使子豹为五分之熨，以八减之齐（剂）和煮之，以更熨两胁下。太子起坐。"盐热敷疗法的具体操作为将生粗盐约 250g 放在铁锅内，用急火爆炒，然后趁热用纸包裹，外面包一层布（或者直接用布包），放在患处。亦可食盐布包，微波炉加热后，放于患处。心脾两虚型心悸可用热盐敷于额部。采用此疗法需注意避免烫伤，且治疗过程中如有不适应立即停止。

十三、鸡敷疗法

鸡敷疗法是用雄鸡加药物外敷以达到治疗目的的一种疗法。此疗法在土家族流传很广，其作用机制是通过雄鸡的温热作用促使药力直达病所而起到治疗作用。具体操作方法为取500g雄鸡1只，剖开腹部去掉内脏，将事先准备好的药粉撒在鸡肚子内，加白酒喷洒趁热贴敷于患者胸部，半小时即可。如病未减轻，过4～8小时再贴1次。此法可治疗各种原因引起的心悸气短，胸闷乏力，心惊不安等症状。方用雄黄10g、冰片10g、石膏50g、金银花30g、麝香1g研细末备用；或者用雄黄6g、皮硝10g、蓖麻3g、冰片1g研细末备用。采用此疗法时，雄鸡最好选用当年的，年老体弱及心衰患者禁用，贴敷2次效果不佳者可改用其他疗法。

十四、香佩疗法

香佩疗法是将芳香性药物装入小布袋或荷包内佩带在身上以防治疾病的一种方法。汉代华佗在《中藏经》中记述了用绛囊盛安息香来防治传尸、肺萎、时气、瘴虐等病，是香佩疗法较早较全面的治例。如治疗各种原因引起的心悸可用川芎、砂仁、细辛、薄荷各等份，研末做成香佩，戴在身上经常闻嗅。对药物气味过敏者不宜应用此法。

十五、药枕疗法

药枕疗法是将药物装入袋内用作枕以治疗疾病的一种方法。晋代葛洪的《肘后备急方》中就有用蒸大豆装枕以治疗失眠的记载。唐代孙思邈《备急千金要方》载有"治头项强不得四顾方，蒸好大豆一斗，令色变，内囊中枕之"。如治疗心阳不振型心悸可用丁香桂心枕，方用公丁香500g、肉桂心500g、大附子200g、麻黄150g、细辛100g。将上述药物分别烘干，碾碎混匀，装入枕芯，制成药枕，令患者枕之。枕前需喝温开水50mL，阴血不足，虚火上炎者禁用。药枕疗法见效较慢，一般需长期坚持使用方可见效。使用药枕，临床上没有禁忌证，无毒副作用，如发现药物过敏者则应停止使用。

十六、冷水疗法

冷水疗法是用冷水冲洗、浸浴、饮用、摩擦、包裹或拍打来治疗疾病的一种疗法。唐代孙思邈的《备急千金要方》中记载的用新汲水和蜜饮之以治心闷汗出就是冷水疗法治疗心悸的病例之一。如症见心悸，失眠健忘，头痛头晕者可采用冷水浸浴的方法，即将身体的全部浸在冷水中10分钟，出冷水后擦干身体，每周2次；或者采用冷水摩擦的方法，即用冷水浸湿毛巾摩擦全身直至皮肤发红为止，擦过之后再用干毛巾拭干身体表面的水分，每周1次。凡虚寒体质禁用此法，年老体弱、妇女月经期、妊娠期、冠心病患者不宜用此法，此法宜夏季使用，冬季可用温水。

心悸病症虽在心，实则与肝、脾、肾及情志因素均有密不可分的关系，随着对心悸病因病机研究的逐渐深入，中医外治法也越来越独特、精细，体系愈加完备，疗效更加显著。在中医基础理论的指导下，外治法治疗心悸大多会依据其辨证进行分型论治。有些方法手法简单，便于操作；有些方法使用极少的药性较为平和药物在正常饮食生活中即可达到去除病痛的效果。在所有外治法中，针灸疗法为心悸的主要外治法之一，可见于历代针灸学著作中，且疗效显著。针灸疗法治疗心悸总体上以安神、定悸、调理心气为主要原则。治疗心悸的穴位相对集中，具有循经取穴为主、辨证取穴为辅，采用远端取穴辅以局部取穴的特点。在腧穴配伍上多选用"原络配伍"，配伍中其他穴位多依据辨证分型作为辅助治疗。原络配穴首见于《针灸大成》，原穴主要针对脏腑相关疾病的治疗，络穴则多用于表里经病症的诊治，原络配穴可以根据病因病机灵活变通，异经原络配穴法使原络配穴法在医学临床研究中得以广泛地应用。值得注意的是，采用外治法治疗心悸需注意其适应证和禁忌证，避免产生不良后果。

心　悸

第七章

预防调护

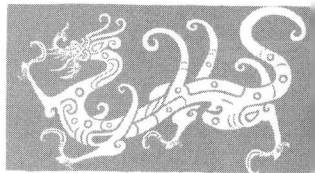

《素问·脏气法时论》：心主夏，手少阴，太阳主治，其日丙丁，心苦缓，急食酸以收之。

心色赤，宜食酸，小豆[①]、犬肉、李、韭皆酸。

《素问·举痛论》：惊则心无所倚，神无所归，虑无所定，故气乱矣。

《素问·五脏生成论》：赤，脉之至也，喘而坚，诊曰有积气在中，时害于食，名曰心痹，得之外疾，思虑而心虚，故邪从之。

《灵枢·五味》：五禁，肝病禁辛，心病禁咸，脾病禁酸，肾病禁甘，肺病禁苦。

《灵枢·口问》：悲哀愁忧则心动，心动则五脏六腑皆摇。

《肘后备急方·卷三》：治惊忧怖迫逐，或惊恐失财，或激愤惆怅，致志气错越，心行违僻不得安定者……又方白雄鸡一头治如食，真珠四两切，薤白四两。以水三升，煮取二升。宿勿食，旦悉食鸡等及饮汁尽。

《诸病源候论·卷之一》：养生方云，精藏于玉房，交接太数，则失精。失精者，令人怅怅，心常惊悸。

《诸病源候论·卷之十五》：养生方导引法云，心脏病者，体有冷热，若冷，呼气出；若热，吹气出。又云，左胁侧卧，口内气，伸臂直脚，以鼻出之，周而复始，除心下不便也。

《外台秘要·卷十五》：《广济》疗热风惊悸，安心，久服长年，镇心丸方。

茯神　人参　龙齿研　升麻　石膏研　黄芩　茯苓　麦门冬八分，去心　银薄二百番研　虎睛一具，炙　枳实炙　白薇　玄参　芍药　葳蕤　甘草炙，各六分　生姜二分

上十七味，捣筛，蜜和丸。每食讫少时，以饮服如梧子大十五丸，日二服，渐渐加至三十丸，不利。忌海藻、菘菜、醋、蒜、面、黏食、陈臭等物。出第一卷中。

深师大定心丸。疗恍惚惊悸，心神不安，或风邪因虚加藏，语言喜忘，胸胁满，不得饮食方。

人参　桂心各三两　白术　防己　茯苓　干姜　防风　大黄　茯神　桔梗　白薇各一两　牛膝十铢　远志二两，去心　银屑六铢

上十四味，捣合下筛，以蜜丸如梧子大。先食服五丸，日三，不知稍稍增之。一方无牛膝，而有茱萸一两，银屑十铢，余悉同。忌生葱、酢物、猪肉、桃李、雀肉等。

又补心汤。疗心气不足，其病苦满，汗出心风，烦闷善恐，独苦多梦，不自觉者，咽喉痛，时时吐血，舌本强，水浆不通，手掌热，心惊悸，吐下血方。

麦门冬三两，去心　紫石英五分　紫菀二两　桂心一尺，一方二两　茯苓四两，一方一两　小豆二十四枚，一方六合　人参半两　大枣二十五枚，擘　甘草五寸炙，一方一两

---

① 小豆：赤小豆。

上九味，切，以水八升，煮取二升四合，羸人分作三服，强人再服，心王之时，有血证可服耳。一方说用药两数不尽同，注之在下，煮取多少服亦同，忌海藻、菘菜、生葱、酢物。并出第十卷中

《千金》疗心虚寒，阴阳寒损，心惊掣悸，语声宽急混濯，口喝冒昧，好自笑，历风伤心，荆沥汤方。

荆沥三升　麻黄去节　白术　芎䓖各四两　防风　桂心　升麻　茯苓　远志去心　人参　羌活　当归各三两　防己　甘草炙，各二两　母姜切，一升，取汁

上十五味，切，以水一斗，先煮麻黄两沸，去沫，次下诸药，煮取三升，绞去滓，下荆沥、姜汁，煎取四升，分为四服，日三夜一。忌海藻、菘菜、酢、生葱、桃李、雀肉等物。

又大镇心丸，疗心虚惊悸，梦寤恐畏方。

紫石英　茯苓　防风　人参　甘草炙　泽泻各八分　秦艽　黄芪　白术　薯蓣　白蔹各六分　麦门冬　当归各五分　桂心　远志去心　柏子仁　石膏　桔梗　大黄　大豆卷各四分熬　椒汗去目　芍药　干姜　细辛各三分

上二十四味，酒服如梧子大十五丸，日再。一方用枣膏丸。忌海藻、菘菜、生葱、猪肉、生菜、桃李、雀肉等。

又小镇心散，疗心气不足，虚悸恐畏，悲思恍惚，心神不定，惕惕而惊方。

人参　远志去心　赤小豆　附子炮　桂心　细辛　干姜　防风　龙齿炙　菖蒲　干地黄各二两　茯苓　白术　黄芪各四两

上十四味，捣筛为散，以酒服两方寸匕，日三。忌羊肉、饧、桃李、雀肉、生葱、生菜、猪肉。并出第十四卷中

崔氏疗热风惊掣，心忪恐悸，风邪狂叫妄走者，服此汤亦差，朱四频用之极效方。

茯神三两　杏仁三两，去皮尖切　升麻　白鲜皮　沙参各二两　龙齿六两，炙　寒水石一斤，碎，绵裹　石膏二十两，碎，绵裹　生麦门冬去心，四两

上九味切，以水一斗二升，煎取三升，去滓，分温为三服，相去十里。若甚者减水三升，内竹沥三升，先用水煮九沸，然后内竹沥，煮取三升，服如上法，忌酢物。出第六卷中

《古今录验》茯神汤，疗风经五脏虚惊悸，安神定志方。

龙骨一两　干姜一两半　细辛一两半　白术一两　茯神三两　人参　远志去心　甘草炙　桂心　独活各二两　酸枣仁一两　防风二两

上十二味切，以水九升，煮取三升，分为三服，忌海藻、菘菜、桃李、雀肉、生葱、生菜、醋物。

又大竹沥汤，疗大虚，风气入腹拘急，心痛烦冤，恍惚迷惑不知人，或惊悸时怖，吸吸口干，涩涩恶寒，时失精明，历节疼痛，或缓或不摄，产妇体虚，受风恶寒，惨惨愦愦，闷心欲绝者。并疗风痉，口噤不开，目视如故，耳亦闻人语，心亦解人语，但口不得开，剧者背强反折，百脉掣动，悉主之方。

心悸

秦艽　防风　茯苓　人参各二两　茵芋　乌头炮　黄芩　干姜　当归　细辛　白术各一两
天雄一枚，炮　甘草三两炙　防已二两

上十四味，切，以竹沥一斗，水五升，煮取四升，分服一升，赢人服五合佳。此汤令人痹，宁少服也。茵芋有毒，令人闷乱目花，虚人可半两良。风轻者，用竹沥三升，水七升。小重者，竹沥五升，水五升。风大剧停水，用竹沥一斗。忌酢、生菜、海藻、菘菜、桃李、雀肉等。并出第一卷中

《外台秘要·卷三十七》：又若饮酒不解，食不得下，乍寒乍热，不洗便热，洗之复寒，甚者数十日，轻者数日，昼夜不得寝寐，愁悲恚怒，自惊跳悸。

《太平圣惠方·卷九十六》：治风邪癫痫，心烦惊悸，宜吃苦竹叶粥方。

苦竹叶二握　粟米二合

上，先以水二大盏半，煮苦竹叶，取汁一盏五分，去滓，用米煮作粥，空腹食之。

治心胸结气，烦闷恐悸，风热惊邪，口干，茯苓粥方。

赤茯苓一两　麦门冬一两，去心　粟米二合

上件药，细锉，先以水二大盏，煮至一盏半，去滓，下米煮作粥，温温食之。

治心胸结气，烦热，或渴，狂言惊悸，茯神粥方。

茯神一两　羚羊角半两　粳米三合

上二味，捣罗为末，与米同煮为粥，食之。

《养老奉亲书》食治老人喘嗽诸方第十：食治老人久病喘息，咳嗽，吐少量清稀痰，动则喘甚，张口抬肩，心悸少寐，虚赢消瘦，舌淡，两寸尺脉弱，炖胎盘方。

胎盘一具，取新鲜者，清水漂净污血，切块　杏仁五钱，去皮尖　百合一两，渍一宿，当白沫出，去其水　胡桃仁净者，一两

上四味，加水四碗，熟炖至两碗，入盐酱等调味品，分两次食之，早晚各服一次。

《圣济总录·卷第九十一》：治虚劳脱营，真气不足，形体毁沮，四肢沉重，咽干口燥，饮食无味，气乏少力。远视眈眈，惊悸不安，五脏虚损，病从内生，大琥珀散方。

琥珀研，二两　干姜炮　石苇去毛　滑石研　牡丹皮　白茯苓去黑皮　芎䓖　石斛去根　续断　当归切，焙　远志去心　人参　牛膝去苗，各三两　桂去粗皮，二两半　肉苁蓉酒浸，去皱皮，焙　松脂炼了者　牡蒙　陈橘皮汤浸去白，焙，各四两　荏子　松实和皮用　柏子仁各三升　车前子　菟丝子酒浸，别捣，焙　菴䕡子　枸杞子　胡麻子　芜菁子　麦门冬去心，焙，各一升　木通十四两　蛇床子炒，半升

上三十味，捣罗为细散。每服三钱匕，以牛乳半盏，水一盏，同煎少时。和滓温热服。如久服此药，令人强盛，轻身益气，消谷能食，耐寒暑，百病不侵，驻颜润肌肤。力倍常人。

《太平惠民和剂局方·卷五》：黄芪六一汤。大治男子、妇人诸虚不足，肢体劳倦，胸中烦悸，时常焦渴，唇口干燥，面色痿黄，不能饮食。或先渴而欲发疮疖，或病痈疽而后渴者，尤宜服此。常服平补气血，安和脏腑。

黄芪去芦，蜜炙，六两　甘草炙，一两

上咬咀。每二钱，水一盏，枣一枚，煎至七分，去滓，温服，不拘时。

大山蓣圆。治诸虚百损，五劳七伤，肢体沉重，骨节酸疼，心中烦悸，唇口干燥，面体少色，情思不乐，咳嗽喘乏，伤血动气，夜多异梦，盗汗失精，腰背强痛，脐腹弦急，嗜卧少起，喜惊多忘，饮食减少，肌肉瘦瘁。又治风虚，头目眩运，心神不宁，及病后气不复常，渐成劳损。久服补诸不足，愈风气百疾。

白术　麦门冬去心　白芍药　杏仁去皮、尖，麸炒黄　防风去芦、叉　芎劳各一两半　大豆黄卷炒　熟干地黄　肉桂去粗皮　曲炒　当归酒浸，各二两半　桔梗　白茯苓去皮　柴胡各一两二钱半　干姜炮，七钱半　甘草炙，七两　大枣一百个，蒸熟，去皮、核　阿胶炒　人参各一两七钱半　白蔹半两　山蓣七两半

上为末，炼蜜与蒸枣同和圆，如弹子大。每服一圆，温酒或米饮化下，嚼服亦得，食前。常服养真气，益精补髓，活血驻颜。

定志圆。治心气不定，五脏不足，恍惚振悸，忧愁悲伤，差错谬忘，梦寐惊魇，恐怖不宁，喜怒无时，朝差暮剧，暮差朝剧，或发狂眩，并宜服之。

远志去苗及心　菖蒲各二两　人参　白茯苓去皮，各三两

上为细末，炼蜜圆，如梧桐子大，朱砂为衣。每服七圆，加至二十圆，温米饮下，食后，临卧，日三服。常服益心强志，令人不忘。

《杨氏家藏方·卷九》：三仁五子圆。治血气耗虚，五脏不足，睡中惊悸，盗汗怔忪，梦遗失精，四肢倦懈，肌肤瘦弱，或发寒热，饮食减少。常服养心益肝，生血补气，润泽肌肤，倍进饮食。妇人亦宜服之。

菟丝子酒浸一宿，别捣，焙干　五味子　枸杞子　覆盆子　车前子　柏子仁　酸枣仁炒　薏苡仁微炒　沉香　鹿茸酥涂炙黄，锉　肉苁蓉酒浸一宿，切，焙　巴戟去心　当归洗，焙　白茯苓去皮　乳香别研　熟干地黄洗，焙

以上一十六味各一两，上件为细末，次入研者药和匀，炼蜜为圆如梧桐子大。每服五十圆，温酒或盐汤送下，空心。

《杨氏家藏方·卷十》：四味补心圆。益血补心，安神定志。治怔忪惊悸，恍惚健忘。

当归酒洗，焙干，二两　朱砂一两，别研　肉苁蓉酒浸一宿，焙干，二两　杏仁一百五十枚，汤泡去皮尖，研成膏

上件为细末，以杏仁膏同和，如干，以浸药酒煮薄糊添和，杵千余下，圆如绿豆大。每服三十圆，用米饮或温酒下，不拘时候。

《传信适用方·卷上》：愈山人镇心丹。

黄芪五两，炙　熟干地黄二两半，洗　五味子二两半，去枝梗　柏子仁二两半，令研　远志二两半，去心秤　白茯神五两，去木　酸枣仁五两，去皮，炒秤　朱砂三两，别研为衣

上为细末，炼蜜为圆如梧桐子大，以朱砂为衣。此药性平凉，无毒，善安镇神脏，补养心

气。专治惊忧思虑过伤，心气不足，怔忡盗汗，乱梦失精，卒暴心痛，中风不语，风痫癫狂，客忤不省，悲哭无常，色脱神瘁，飞尸鬼疰，恍惚惊悸，吐血便血，虚劳羸瘦，病后虚烦，不得眠睡，产前安胎，产后补虚，极有大功，种种心疾悉皆主之……此药神效不可具述，常服安神镇心，益寿延年。

《妇人大全良方·卷九》：紫石英圆又名紫石门冬圆。

紫石英　天门冬各三两　紫葳　牡蒙各二两　粉草一两半　桂心　川芎　卷柏　乌头炮　熟地黄干　辛夷仁　禹余粮煅，醋淬　当归　石斛各三两　乌贼骨　川牛膝　薯蓣各六分　桑寄生　人参　牡丹皮　干姜　厚朴　续断　食茱萸　细辛各五分　柏子仁一两

上为细末，炼蜜圆如梧桐子大。每服三十圆，温酒吞下。渐加至五十圆，慎如药法。

《饮膳正要·卷一》：炙羊心。治心气惊悸，郁结不乐。

羊心一个，带系桶　咱夫兰三钱。

上件用玫瑰水一盏浸，取汁，入盐少许，签子签羊心，于火上炙，将咱夫兰汁徐徐涂之，汁尽为度，食之安宁心气，令人多喜。

《世医得效方·卷十四》：大圣茯苓散。治妊娠气闷，或为喧呼，心忪悸乱，睡里多惊，两胁膨胀，腹满连脐急痛，坐卧不安，气急逼迫，胎惊者。屡效。

白茯苓去皮　川芎各一两　麦门冬去心，一两　黄芪去芦，蜜炙，一两　当归去芦，酒浸，一两木香不见火　条参　甘草各半两

上锉散。每服四钱，水一盏半，生姜五片煎，温服，不拘时候。常服，至分娩亦无恙，安养胎气甚佳。

《饮食须知·卷二》：糯米味甘性温。多食发热，壅经络之气，令身软筋缓。久食发心悸，及痈、疽、疮疖中痛。

《奇效良方·卷之二十二》：人参补虚汤。治虚劳，少气不足，四肢困弱，嗜卧少力，心中悸动，夜多盗汗，常服补诸虚不足，建中进食。

人参　黄芪　陈皮去白　白芍药　当归　官桂去皮　细辛去叶　麦门冬去心　前胡　半夏汤泡甘草炙　白茯苓去皮　熟干地黄以上各二两

上为细末，每服三钱，水一大盏，生姜五片，枣二枚，煎至七分，食前稍热服。

《养生四要·寡欲第一》：酒客病酒，酒停不散。清则成饮，浊则成痰。入于肺则为喘，为咳。入于心则为心痛，为怔忡，为噎。

《景岳全书·怔忡惊恐》：云：诸动气皆不可汗下也，凡此者，即皆怔忡之类。此证唯阴虚劳损之人乃有之，盖阴虚于下，则宗气无根，而气不归源，所以在上则浮撼于胸臆，在下则振动于脐旁。虚微者动亦微，虚甚者动亦甚。凡患此者，速宜节欲节劳，切戒酒色。凡治此者，速宜养气养精，滋培根本，若或误认为痰火而妄施清利，则速其危矣。

《证治汇补·惊悸怔忡》：有膏粱厚味，积成痰饮，口不作干，肌肤润泽如故，忽然惊惕而作悸，其脉弦滑有力者是也。

《灵验良方汇编·卷之上》：归脾汤。治脾经郁火，或失血，盗汗，或惊悸怔忡，或肢体作痛等症。

人参　白术　黄芪　茯苓　当归　远志　龙眼　枣仁　木香　甘草

加柴胡、山栀即加味归脾汤，治失血过多、发热有汗，或怔忡惊悸、妄言妄见、睡卧不安等症。

《寿世传真·修养宜饮食调理第六》：猪心性平，治惊邪虚悸，补心血不足。

《调疾饮食辩·卷三》：薯蓣，一名玉延……性能安心神，健脾胃，强肾阴。凡虚劳羸瘦、盗汗、怔忡等症，宜多食。味甘微涩，凡脾虚久泻、肾虚精滑、便数等症，尤宜多食。

《调疾饮食辩·卷五》：豕《纲目》曰：牡曰豭，牝曰彘……大抵肉能补肉，故丰肌体，泽皮肤，又能润肠胃，生津液……其余，则心补心（主虚汗惊悸，多梦怔忡）。

评述

几千年来，在中医药防治疾病过程中，逐步形成了系统且独特的预防理论和实践体系。心悸预防调护虽未有专书专节论述，但相关内容散在心悸记载的部分古籍中，且中医药"治未病"预防理念，对心悸预防调护同样适用。

一、心悸预防的早期认识

殷商时期甲骨文中已有了"心"的象形文字，"病心"这一病名是中医学对心脏疾病早期认识的集中概况，心悸一病极有可能包含其中。《周礼·天官》记载"以五味、五谷、五药养其病，以五气、五声、五色视其生死"，可知当时对疾病防治方法有"五味、五谷、五药"。

《黄帝内经》对心悸一病已经有较清晰的认识，但是对于其预防调摄还是宏观概括在疾病或心病中，如《素问·刺法论》有"正气存内，邪不可干"，即指提高正气的抗邪能力和防止邪气的侵害是防止其发病的重要基础。《素问·脏气法时论》的"心主夏，手少阴太阳主治，其日丙丁，心苦缓"阐明心主夏火之气，因此夏季宜进食苦味来收敛心火。《灵枢·五味》指明"心病禁咸"，《素问·脏气法时论》的"心色赤，宜食酸，小豆、犬肉、李、韭皆酸"均提出了心悸患者的饮食宜忌，要注意禁咸和适当食酸。

此外，《黄帝内经》中指出惊恐、思虑、愤怒及忧愁等情志是心悸发病的重要因素，因而调畅情志对减少心悸发病尤为重要，如《素问·举痛论》有"惊则心无所倚，神无所归，虑无所定，故气乱矣"。《素问·五脏生成论》有"赤，脉之至也，喘而坚，诊曰有积气在中，时害于食，名曰心痹，得之外疾，思虑而心虚，故邪从之"。《灵枢·口问》指出"悲哀愁忧则心动，心动则五脏六腑皆摇"。

二、心悸预防理论的发展完善

自汉代张仲景对心悸病位、病机及治疗的进一步明晰，历代医家对心悸的预防调摄也有了更深入的认识，进一步提出了预防心悸的劳逸、饮食等相关内容。

湖南长沙马王堆西汉古墓出土的《养生方》，记载"精藏于玉房，交接太数，则失精。失精者，令人怅怅，心常惊悸"，指出房劳损伤肾精可致惊悸。明代徐春甫《古今医统大全·痨瘵门》有"劳于心者，则神耗而血衰，惊悸之疾亦因之而作矣"。明代李中梓在《病机沙篆·虚劳》中提出"曲运神机则心劳，而为虚汗怔忡"。可见，劳心、房劳都可损伤心神、心阴血。明代张景岳在《景岳全书·怔忡惊恐》中指出心悸患者应注意劳逸结合，要节制劳心、劳力、房劳，"凡患此者，速宜节欲节劳，切戒酒色"。

唐代王焘《外台秘要》云："又若饮酒不解，食不得下，乍寒乍热，不洗便热，洗之复寒，甚者数十日，轻者数日，昼夜不得寝寐，愁悲恚怒，自惊跳悸。"明代万全《养生四要·寡欲第一》指出："酒客病酒，酒停不散，清则成饮，浊则成痰。入于肺则为喘，为咳。入于心则为心痛，为怔忡，为噫。"清代李用粹《证治汇补》载有"有膏粱厚味，积成痰饮，口不作干，肌肤润泽如故，忽然惊惕而作悸……"可见，肥甘厚味、醇酒炙煿皆可酿生痰湿，日久化火，痰火扰神而致心悸，合理有节制的饮食、饮酒，可以减少化火、化痰的来源，减少痰火扰心神而发心悸的发病途径。

三、心悸调护方法与手段

随着对心悸预防认识的不断加深，历代医家总结出食疗、导引等调护手段和方法。

在食疗药食方面，东晋葛洪《肘后备急方·治卒得惊邪恍惚方》首次提出了心悸的食疗方法，即"白雄鸡一头治如食，真珠四两切，薤白四两。以水三升，煮取二升。宿勿食，旦悉食鸡等及饮汁尽"。宋代陈直《养老奉亲书》记载老人久病喘息，心悸少寐宜服炖胎盘方。宋代《太平圣惠方·卷第九十六》记载了多个心悸病证的食疗方，如"治风邪癫痫，心烦惊悸，宜吃苦竹叶粥方""治心胸结气，烦闷恐悸，风热惊邪，口干，茯苓粥方"，"治心胸结气，烦热，或渴，狂言惊悸，茯神粥方"等。元代忽思慧《饮膳正要》记载心气郁结者宜服炙羊心。清代章穆《调疾饮食辩》提出心悸宜多食山药，"凡虚劳羸瘦、盗汗、怔忡等症，宜多食"。清代徐文弼《寿世传真》提出心悸宜食猪心，"猪心性平，治惊邪虚悸，补心血不足"。以上各食疗方法材料平实，且制作简单，服用方便，对心悸病的预防能起到很好的辅助作用。

在心悸饮食禁忌方面，历代医家沿袭《内经》养心思想，提出了心悸病的忌食。如唐代王焘《外台秘要·中风惊悸方》所载治疗心悸病证的方剂后均注明饮食宜忌，如镇心丸"忌海藻、落菜、醋、蒜、面、黏食、陈臭等物"，深师大定心丸"忌生葱、醉物、猪肉、桃、李、雀肉等"，荆沥汤"忌海藻、落菜、醉、生葱、桃、李、雀肉等物"等。九首方剂各方煎服法也很讲究，药物用量也根据病情轻重而灵活变通，例如同卷载有大竹沥汤一方，方后云"上十四味切，以竹沥一斗，水五升，煮取四升，分服一升，羸人服五合佳。风轻者用竹沥三升，水七升。小重者竹沥五升，水五升。风大剧停水，用竹沥一斗"。此外还指出该方的副作用："此汤令人痹，宁少服也。"元代贾铭《饮食须知》提出糯米不宜久食，"糯米味甘性温……久食发心悸"。

在导引养生方面，隋代巢元方《诸病源候论·第十五卷》第二候提出心脏的生理特点与季节的对应关系及常见证候，并总结出相关的导引字诀："心脏病者，体有冷热，若冷，呼气出，若热，吹气出"，通过"呼""吹"两个动作来调整心脏的功能，起到预防的作用。除此，还提出了具体的养心导引方法："左胁侧卧，口纳气，申臂直脚，以鼻出之。周而复始，除心下不便也。"南朝陶弘景《养性延命录》载"吹以去热，呼以去风"，进一步明确了吹字诀和呼字诀对心脏功能的调护作用。

心
悸

第八章
医案医话

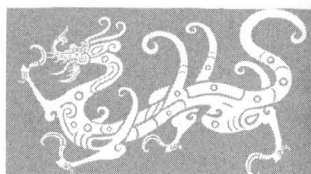

《校注妇人良方·卷三》

一妇人劳则心跳怔忡，寒热往来，用归脾汤为主，佐以八珍汤，诸症渐愈。又用加味逍遥散、宁志丸而安。后复作，服归脾、定志二药即愈。

一妇人患惊悸怔忡，日晡发热，月经过期，饮食少思，用八珍汤加远志、山药、酸枣仁，三十余剂渐愈，佐以归脾汤痊愈。后因劳发热，食少体倦，用补中益气汤。又因怒，适月经去血不止，前症复作，先以加味逍遥散，热退经止，又用养心汤治之而痊。

一妇人惊悸怔忡无寐，自汗盗汗，饮食不甘，怠惰嗜卧，用归脾汤而愈。至年余，怀抱郁结，患前症，兼衄血便血，仍用前汤而愈。

《校注妇人良方·卷十九》

产后心神惊悸恐惧，或目睛不转，口不能言，乃心气虚而六淫内侵。诊其脉动而弱者，惊悸也。动则为惊，弱则为悸矣。一产妇患前症二度，服琥珀地黄丸、《局方》妙香散，随效。再患服之，其症益甚，而脉浮大，按之如无，发热恶寒，此血气俱虚。余用十全大补、加味归脾二汤，各百余剂而愈。后遇惊恐劳怒复作，仍复前药而安。

《石山医案·附录》

一女，年十五。病心悸，常若有人捕之，欲避而无所也。其母抱之于怀，数婢护之于外，犹恐恐然不能安寝。医者以为病心，用安神丸、镇心丸、四物汤不效。居士诊之，脉皆细弱而缓，曰：此胆病也。用温胆汤服之而安。

《保婴撮要·卷十》

一女子素血虚惊悸，出嫁后更怔忡晡热，月经过期。用八珍汤加远志、山药、酸枣仁，三十余剂渐愈，佐以归脾汤痊愈。后因劳怒，适经行不止，前症复作。先用加味逍遥散，热退经止，又用养心汤而痊。

一小儿十五岁，因用心太过，少寐惊悸，怔忡恶寒。先用补中益气汤、茯苓、酸枣仁、远志，恶寒渐止；又用加味归脾汤，惊悸稍安；又用养心汤而愈。

一小儿惊悸，睡卧不安，发热饮冷，用治要茯苓散而愈。又因劳役恚怒，发热吐痰自汗，用温胆汤，二剂而安，又用归脾汤、宁志丸而愈。

一小儿十三岁，善思多忧，体倦发热，心怀畏惧，必多人相伴乃止。用茯神汤，佐以归脾汤，两月余渐愈。毕姻后，前症复作，加寒热头晕。先用前二汤而惊悸愈，后用十全大补汤、补中益气汤，诸症渐愈。后因科举入场劳役，朝寒暮热，自服前二汤各三十余剂，不应。时仲秋，脉虚大，按之微细，面白腹痛，亦用前方，倍加肉桂、干姜，四剂亦不应。遂以八味丸料，煎服四剂，稍缓，又四剂，渐愈，乃用八味丸、十全大补汤而安。

一女子十五岁，性沉静，被盗所恐，遂惊悸，腹胁胀痛，寒热往来，不食无寐，善思恐惧，用酸枣仁丸、归脾汤、加味逍遥散而寻愈。出嫁后，因丧子兼大劳，惊悸无寐，吐痰发热，饮食少思，胸腹膨胀，服化痰药，日吐痰四五碗。时考续至京，请治。余谓脾肺虚寒，不能摄涎化食而为痰也。用六君、干姜六剂，痰益甚，手足并冷；用前药，每加附子一钱，仍不应；乃用人参一两，附子二钱，四剂始稍缓；又二剂，仍用六君加姜、附各五分，数剂后，易桂治之而愈。

一小儿十五岁，彻夜用功记诵，去后少寐，仍不戒劳，患怔忡发热不止，用归脾汤为主，佐以八珍汤，诸症渐愈。后复作，服归脾、定志二药即愈。

《医学入门·卷首》

宁阳侯孙生九月，惊悸、频啼而汗，百方莫效。公命坐儿于地，使掬水为戏，惊啼顿止。人问之，曰：时当季春，儿丰衣帏处不离怀抱，其热郁安所泄耶？使之近水，则火邪杀，得土气则脏平，故不药而愈。吴下小儿医善钱氏云。

治一人因心高志大，所谋不遂，怔忡善忘，口淡舌燥，多汗，四肢疲软，发热，小便白浊。诸医以内伤不足，拟进茸、附。公视其脉，虚大而数，曰：此思虑过度，少阴君火行患耳。夫君火以名，相火以位，相火代君火行事也。相火一扰，能为百病，况少阴乎！用补中益气汤、朱砂安神丸，空心则进坎离丸，月余而愈。

《万病回春·卷六》

一妇人，惊悸怔忡、无寐、自汗盗汗、怠惰嗜卧、饮食不甘。用归脾汤而愈。至年余，怀抱郁结，患前症，兼衄血、便血，仍用前汤而愈。

《女科证治准绳·卷三》

一妇人尿血，因怒气寒热，或头痛，或胁胀，此肝血虚而肝火盛，用加味逍遥散而血胀止，补中益气加蔓荆子而头痛痊。后郁怒腹痛尿血，仍用前散，加龙胆草并归脾汤治之。将愈，又因饮食所伤，复作心忡不宁，彻夜不寐，仍用前汤而痊。

《肯堂医论·卷下》

韩飞霞《医通》有云：黄连、肉桂，能交心肾于顷刻，谓治不寐之灵丹，历验不爽。今特拈出，以启后学之悟。

按：前贤方法固良，要在对病，捷如影响。如上法，余治一妇，惊悸不寐，已延半载，医

心悸

治不效，乞余诊治。尺脉微数，两寸浮洪，显是阳不交阴，卫气仅行于阳而不入于阴，故心肾不交也。即仿前法，用川连二钱，另煎待冷；桂心二钱，另煎待冷；用半夏、秫米各三钱，取甘澜水煎成，加连汁、肉桂汁和匀，乘温徐徐频饮，服后觉倦，至夜安睡甚酣，前患已瘥。稍有惊悸、改用补心丹加减而愈。足见方药对症，如鼓应桴，非虚言也。

《先醒斋医学广笔记·卷二》

王六息乃正，产后惊悸，闻声辄死，非用力抱持，则虚烦欲死，如是累月。仲淳曰：此心脾肝三经俱虚也。用人参、酸枣仁、茯神、远志、芍药、石斛、甘草、麦门冬、五味、丹砂为丸，以龙眼汤吞。弥月而愈。

《医学穷源集·卷四》

姚氏，廿四，小产后，心虚怔忡，发热头运，食减神疲，夜不能寐，医以养心汤及归脾汤治之，反见舌燥唇焦、痰嗽气急之象。脉细数。

案：此系脾经不能摄血，而卫气无所归也。其法当先以养阴为主。服五六剂后，乃用补阳之剂。女子阳藏于内，阴包乎外，阴不固则阳泄而神疲。服此方六剂后，虚象必减，仍用归脾汤可也。

鲜生地钱半　鲜首乌二钱半　白芍钱半　云苓钱半　鲜石斛三钱　炒山栀钱二　木通钱半　知母钱半　砂仁钱半　陈香橼五分。

《折肱漫录·卷一》

予里屠谕德公夫人，患怔忡，闻声即惊怵，服天王补心丹，立效。则知肝王人，此丹原自宜服也。

《医验大成·惊悸》

一人患惊悸三月矣。闻响则惊，遇夜则恐，恐甚即上屋逾墙，旋食旋饥，日啖饭数碗。咸谓心偏神失，用补心汤，病滋甚。一日求诊于余，右关洪数无伦，两尺浮大，按之极濡。此病得之酒，其皆因由肾水枯竭，客热犯胃也。《内经》曰：肾主恐。又曰：胃热亦令人恐。又曰：胃热则消食易饥。又曰：足阳明胃病，闻木音则惕然若惊，病甚则逾垣上屋。汝病在胃与肾，脾合胃，心属火，是脾之母也。补心则胃益实，火盛则水益涸，宜其药之而病反剧也。但汝之本病在肾，标在胃，今以泻黄汤先治其标，后以肾气丸徐治其本。一病而寒热并用，一人而补泻兼施，得毋讶我前后之迥别乎？但服泻黄汤三日，当不饥矣；服肾气丸十日，当不恐矣。已而果然获痊。

《医验大成·虚损章》

一人病怔忡善忘，口淡舌燥，多汗，四肢疲软，发热，小便白浊，脉息虚大而数。此由思虑过度，厥阴之火为患，且养心以宁神，和肝以清热。方：茯神、枣仁、远志、熟地、麦冬、黄柏、杜仲、骨皮、甘草。

《裴子言医·卷二》

惊悸、恍惚、恐怖及怔忡、不得卧诸证，同出而异名者也。不可疑其证之异而治亦与之俱异也。一商，年近五旬，诸证咸集，而于怔忡则尤甚，远近名家，大半以为心血不足，余则有谓胆气弱者，有谓心肾不交者，又有谓痰客胞络，以致神舍不清者。其所用之药，则皆不外当归、地黄、人参、五味、黄连、麦冬、菖蒲、远志、天麻、胆星、茯神、酸枣，以及琥珀、牛黄、丹砂、龙齿之属，逡巡数年，日以增剧，甚至烦躁靡宁，不餐不寝者逾月。余诊之，脉来数且洪，而右关益以滑，此胃中有火有痰之明验也。先投小胃丹五十丸，胸中便有旋转势，而神情亦稍安，即以铁锈水一碗，煎半夏一钱，橘红、茯苓、枳实、黄连、人参、白豆仁各一钱。

服之，遂得安枕通宵，并索食焉。继制礞石滚痰丸，日服三十余颗，未兼旬，而大便续去痰积无计，顿使病者气清神爽，百苦尽脱，快不可言。后以艾火灼其腹之中脘、巨阙，以绝生痰生火之源，更以大补脾丸倍加参术以保胃中元气。证虽有异，而治未尝有以异也。但此病由于七情抑郁，心志不克舒伸而得，终非医药所能疗，必也中怀坦若，不能既往之得失兴废恋其心，庶不更作。商亦颇是有见，家事悉付妻儿，新置一婢，遣之出嫁，日同二三知己饮酒豪游，忘年忘日，逍遥于世外之天，三十年来不唯病不更作，抑身年虽寿而不衰。

《辨证录·卷九》

人有怔忡善忘，口淡舌燥，多汗，四肢疲软，发热，小便白而浊，脉虚大而数，人以为内伤之病也，谁知是由思虑过度而成之者乎？夫君火者，心火也；相火者，膻中之火也。膻中手厥阴之经，性属阴而主热，古人以厥阳名之，以其火起之不可遏也。越人云：忧愁思虑则伤心。心气一伤，心血自耗，心血既耗，心气遂不能自主，每欲寄其权于相火，而相火欺君火之弱，即夺心之权而恣肆矣。治法宜以水济火。然见火势之炽张，用寒凉以济之，则心气益虚，愈激动其焦焚之害矣。宜亟补其心气之虚，大滋其肾水之涸，则心火宁静，相火不安而自安矣。方用坎离两补汤：

人参五钱 熟地一两 菟丝子三钱 生地五钱 麦冬五钱 丹皮二钱 炒枣仁三钱 北五味子一钱 茯苓三钱 桑叶十四片 山药五钱 白术三钱

水煎服。连服数十剂而愈。

此方心肾两补，肾水上济于心，水足而火无亢炎之祸，自然火熄而有滋润之乐也。心中清净而外有转输，则心包何敢窃柄，势必相合而得生也。

此症用镇神汤亦效。

人参 炒枣仁 茯苓 山药各五钱 远志一钱 巴戟天三钱 甘草五分 黄连三分

水煎服。

《灵验良方汇编·卷上》

一妇人气盛血少、火旺痰多，因事不遂意，得怔忡之患，心惕然而惊，时发时止。每服镇心金石之药，愈不安，左手脉弦而大，右手浮滑不匀，此是血少火旺，气盛痰多故也。须用温胆汤加苏子、海粉，数服而安。后用安神丸痊愈。

《静香楼医案·卷上》

惊悸易泄，腰疼足软，有似虚象，而实因痰火。盖脉不弱数，形不枯瘁，未可遽与补也。

心悸

半夏、炙草、秫米、橘红、茯苓、竹茹、远志、石菖蒲。

《不居集·卷二十二》

罗谦甫治一人，患神气不宁，卧则梦飞扬，身虽在床而神魂离体，惊悸多魇，通宵不寐，诸医不效。罗诊视之，问曰：医作何病治之？曰：众皆以为心病。罗曰：以脉言之，肝经受邪，非心病也。以珍珠母为君，龙齿佐之，使以他药，治之而愈。

《类证普济本事方释义·卷八》

乡里有姓京者，以鬻绳为业。子年三十，初得病，身微汗，脉弱恶风。医以麻黄汤与之，汗遂不止，发热，心多惊悸，夜不得眠，谵语，不识人，筋惕肉瞤，振振动摇。医者进惊风药。予曰：此强汗之过也。仲景云：脉微弱，汗出恶风者，不可服青龙汤。服之则筋惕肉瞤。此为逆也，唯真武汤可救。连进三服，继以清心圆，竹叶汤送下。数日遂愈。

《景岳全书发挥·卷二》

双林韩佐相患怔忡病三载不愈，时医俱用景岳之言，而用参芪地黄群补之药，日甚一日，就医于余。余用豁痰降火之药一剂，是夜即大减，后以温胆汤加山栀、黄连、石膏、胆星、枣仁，丸服，不一月而痊愈。照此书而执用补剂，必致误人。

《临证指南医案·卷九》

余，产后不复，心悸欲呕，遇寒腹痛。先议进和营卫，继当补摄。归桂枝汤加茯苓。

《徐批叶天士晚年方案真本·卷下》

周，情志易生嗔怒，肝胆木火上攻，胃脘心悸忽嘈，手抚动跃。夫动皆阳化，沉香、肉桂辛热，肝有摧捍恶燥之累，非入理也。柏子仁、归须、桃仁、大麻仁、南楂肉。

陈，心虚怔悸，君相多升。生地、天冬、茯神、柏子仁、枣仁、炙甘草。

《洄溪医案·怔忡》

淮安巨商程某，母患怔忡，日服参、术峻补，病益甚，闻声即晕，持厚聘邀余。余以老母有恙，坚持不往，不得已，来就医，诊视见二女仆从背后抱持，二女仆遍体敲摩，呼太太无恐，吾侪俱在也，犹惊惕不已。余以消痰之药去其涎，以安神之药养其血，以重坠补精之药纳其气，稍得寝。半月余，惊恐全失，开船放炮，亦不为动，船挤喧嚷，欢然不厌。盖心为火脏，肾为水脏，肾气夹痰以冲心，水能克火，则心振荡不能自主，使各安其位，则不但不相克，而且相济，自然之理也。

《洄溪医案·失魂》

长兴赵某，以经营过劳其心，患怔忡证，医者议论不一，远来就余。余以消痰补心之品治其上，滋肾纳气之药治其下，数日而安。此与程母病同，而法稍异。一则气体多痰，误服补剂，水溢而火受克之证；一则心血虚耗，相火不宁，侵犯天君之证，不得混淆之也。

《续名医类案·卷二》

冯楚瞻治张铨部，先年以焦劳，遂得怔忡耳鸣诸症。医以痰治，涌出痰涎斗许，复用滚痰丸，痰势虽清，精神内夺，初秋卒倒僵仆，痰涌鼻鼾，目窜口开，手足强直，自汗如雨，危甚。

脉之，六部皆豁大无伦，其候欲脱，刻不容缓矣。乃用人参三两，白术二两，附子五钱，浓煎灌之。日三剂，按时而进。

服后，脉势渐敛，身热渐和，溃汗渐收。次日，仍用前方，日二服，夜一服。

至三日，诸症渐减，僵仆不省如故，此工夫未到，故标症稍平，而元神未复也。仍照前服，服后必灌浓米汁半钟，以保胃气，助药力。

或有劝入风药者，曰：保之不暇，敢散之乎？有劝加痰药者，曰：保之实难，敢消之乎？有劝入清火者，曰：尤误矣。元阳欲脱，挽之犹恐不及，敢清之乎？余之重用白术、附子者，既壮人参培元之力，而消痰去风息火之义已在其中。若稍涉标治，则虚证蜂起，势益难矣。违众勿用。

三日所用人参计三十五两，附子六两，白术二十四两。至晚间，忽能言语，稍省人事，进粥半碗而睡，其鼻鼾目窜诸症仍在。蚤间①阳分，用大补心脾气血之药，如枣仁、当归、白术、白芍、茯神、远志、人参、桂圆、五味子之类。下午阴分②，用八味汤冲人参浓汁。服之六七日后，诸症渐平。

每日人参尚用四五两，后蚤间，以生脉饮送八味丸，加牛膝、杜仲、鹿茸、五味子四五钱。日中，加减归脾与八味汤，照前煎服。日渐轻强，饮食倍进，一月而起。大凡治危笃症候，全在根本调理得力，自然邪无容地。

先哲云：识得标，只取本，治千人，无一损也。

《续名医类案·卷四》

万密斋治县丞李天泉，六月中暑腹痛。渠有婢妾，医谓病寒，进理中汤，一剂痛止。乃发热，一身骨节尽痛，又进十神汤发汗，热退身不痛矣。万候之，李称病愈，观其面色带赤，知病未解。请脉之，洪滑而数色脉相对。经曰：大则病进。今汗后脉犹洪数，病方进也，而彼自称愈。万未去，食顷而病作矣。满腹急痛，状如奔豚，上下左右，举手按摩。亟延万至，曰：汝先诊脉，不言而去，知我病也，幸急救我。万曰：无伤。乃进建中汤，一服而痛定。次日，有省祭官万朴来问疾。朴善医，诊之，且骇且顾，李亦疑惧。万诊之，谓朴曰：汝怪其脉之促止乎？盖心下怔忡，故脉如是耳。李即应曰：我心下跳乱不宁。即命取药，方用人参、麦冬、甘草、白芍、生地、五味，獖猪心煮汤煎，一服心跳止，脉不促矣。盖心恶热，用热治热，向服理中、十神，俱犯禁，故病复作也。

《续名医类案·卷八》

易思兰治省亭殿下，七月病痢。始服通利，次行和解，又次滋补。月余转甚，每日行数次，肚腹绞痛，但泄气而便不多，起则腰痛屈曲难伸，胸膈胀满，若有物碍，嗳气连声，四肢厥逆，喘息不定。诊之，两寸沉大，右寸更有力，右关沉紧，左关弦长而洪。喜两尺沉微，来去一样，曰：此神劳气滞之病也。以畅中汤进之，制香附八分，苍术一钱，神曲三钱五分，抚芎七分，黄

---

① 蚤间：早上。
② 阴分：晚上。

芩八分，枳壳三分，苏梗五分，甘草三分，姜一片，枣二个。服后兀兀欲吐，冷气上升，嗳气数十口，即大便去秽污颇多，胸次舒畅，腹中觉饥，自午至酉，止去一次，四肢不厥，肩背轻快，六脉平复。但心内怔忡，头目昏眩，饮食无味，用六君子汤加香附、砂仁二剂，胃气渐平，眩晕怔忡，乍止乍作。又以补中益气汤加蔓荆子、茯神、枣仁、黄柏，半月乃痊愈。此证脉两寸俱沉，左寸沉者，心火郁于下，乃神劳也。右寸沉而有力者，肺主气，与大肠为表里，七月肺金当令之时，脉宜浮短，今不浮而沉。因思则气结，不得循环，失其升降之常，唯走大肠，顺逆气滞而下陷，故作里急后重，有似于痢，实非痢也。医或谓四肢厥逆，大肠久滑，当用附子温之，或谓内有宿积作痛，当用硝、黄下之，皆非治法。夫肺脉不浮而沉，是金不得令也。金不得令，则不能制木，故肝脉不弦细而弦洪。不当旺而反旺，木来侮土，脾气转结于内不能运，故四肢逆而厥冷，所谓热深厥亦深也。热厥者，上不过肘，下不过膝，脉伏有力可验也。即热厥热，岂可复用附子大热之剂？经曰：心藏神，多念则神劳；脾藏意，多思则气结。气结故腹痛下痢，若复加以寒凉之剂，其结愈甚。所以硝、黄亦不可用，唯以辛凉之剂散之。有香附辛温以快肺气，苏梗疏通诸窍，神曲舒脾气而化脾积，苍术燥湿，引脾气散于四肢，抚芎畅达肝气，黄芩、枳壳荡涤大肠，加甘草以和中，使气升而循环经络，积去而大肠通快，又何腹痛之不减，而厥逆之不除哉？

《续名医类案·卷二十一》

老僧悟庵心悸善恐，遍服补心养血之药不应，天王补心丹，服过数斤，惊悸转增，面目四肢微有浮肿之状。求张治，察其形肥白不坚，诊其脉濡弱而滑。此气虚痰饮，浸渍于膈上也。以导痰汤，稍加参、桂通其阳气，数服而悸恐悉除。更以六君子加桂，水泛作丸，调补中气而安。

雄按：此证最多，世皆误治。

吴孚先治王兵宪，患惊悸，时或烦躁，夜更靡宁，右关虚弱，右寸尤甚，与加味归脾二十剂而痊愈。

龚子才治一童子，因用心过度，少寐惊悸，怔忡恶寒，先用补中益气汤加茯苓、枣仁、远志，恶寒渐止。又用加味归脾汤，惊悸稍安，再用养心汤而安。

马元仪治一人，患心悸症，肢体倦怠，或以阴虚治之不效。诊其脉浮虚无力，盖得之焦劳思虑伤心也。《内经》云：心痹者，脉不通，烦则心下鼓。又《原病式》云：水衰火旺，心胸躁动。其言脉不通者，正以焦劳太过，心脏之脉郁而不通也。郁则伤血而动君火，故悸动不宁也。心之下脾位，脾受心病，郁而生涎，精液不生，清阳不布，故四肢无气以动而倦怠也。法宜大补心脾，乃与归脾汤二十剂，即以此方作丸，服之痊愈。

章氏妇因失恃于归，劳心悒郁，形志倍伤，遂心悸恍惚，身体如在舟车云雾中，或与降气理痰之剂不应。诊之，两脉虚微，尺脉倍弱，曰：忧劳过度则脾损，脾虚必盗母气以自救，故心虚而悸。心藏神，为十二官之主，虚则无所听命而恍惚不安也。宜大培土气，则脾自复，不仰给于心，而心亦安，神亦宁矣。与人参附子理中汤，一剂而安，四剂神气大复，脉和而愈。

李季虬庶母，因儿痘惊苦积劳，虚烦不得卧，心胆虚怯，触事惊悸，百药不效。家弟长文偶于友人处，闻兴化陈丹崖疗一女人甚奇，其症与母类。叩其方，乃温胆汤也，试之数剂而效。

半夏七钱　竹茹、枳实各三钱　陈皮四钱半　茯苓、甘草各二钱二分半

分二剂，姜枣煎服，外加枣仁五钱，后因虚极加人参二钱。

质之仲淳，曰：此必有痰而善饮者也。果然。

《续名医类案·卷二十五》

薛立斋治一产妇，患颠狂，或用大泽兰汤而愈。后又怔忡妄言，其痰甚多，用茯神散，补其心虚，顿愈。又用八珍散加远志、茯神养其气，遂瘥。

高鼓峰治用晦室人，患产后惊悸。初起时，见筐中棉絮，念将所生儿入棉絮中，不几闷死，遂作惊恐忧患之状。后凡有所触，意中以为不耐，即忧患不止。或一端执想，数日才已，饮食不进，面少精采，服诸补心养血药无一效。高脉之曰：孩时得毋因齿病致大惊否？用晦向室人问之。曰：十岁时，果曾病齿，治齿者用刀钳之，几受惊而死，子何能识之也？解曰：脉法当如是耳，不精于象数钤法之学者，不能也。此语不必。少时以惊受损，伤其君火，心包气散，痰得留之。今产后火虚，痰因虚动，疾端见矣。夫心为君主，主明则下安，国乃大昌。故凡七情，皆由心起。今心虚甚，痰邪侵扰，思虑亦因之多变。况喜乐气之阳也，忧患惊恐气之阴也，阳虚则阴得乘之。又儿为其所爱，气虚痰入，则爱不得正，因爱而过为防护之唯恐不至，遂因而生忧矣。今先用归脾、养荣、八味等类，五十大剂，待其气血完备，然后攻之，病可得而去，而病不再发矣。先补后攻法。如言治之果愈。

施笠泽治庠友唐仲宣乃正，产后惊悸恍惚，语言错乱。此产后心虚，败血停积，上干包络，致病若此。先用佛手散加石菖蒲、五灵脂、刘寄奴、姜黄等药，以除败血，后以归脾调理而愈。至明年五月复产，复病前症，遍延诸医，施仍书前方。一医讶曰：寄奴、蒲黄等药，从何来邪？仲宣疑不复用。至是冬，施偶同李士材过大洪桥，忽遇仲宣，喜而迎曰：内人自乳子后，或歌曲嗔笑，狂妄不常，向服安神清心之剂不效，夜来几自缢矣，今偶值二子，岂天赐邪，幸为诊之。遂偕往诊之，六脉沉涩，曰：瘀血夹痰，久且益坚，非前药所能疗。用归尾、桃仁煎汤，下滚痰丸二服，每服三钱，下去恶物，复用镇惊镇肝调理而愈。

《缪松心医案·中风》

郭，悸动健忘，汗易泄，手振少寐，症由烦劳过度，心血渐衰，类中可虑。宜防患于未萌。党参、黄芪、当归、麦冬、紫石英、枣仁、茯神、柏仁、五味、淮麦、南枣，另服天王补心丹。

《松心医案笔记·卷上》

余数年来忽得怔忡病，耳中时闻风雨声，夜间更甚，后竟一无所闻。此劳心太过所致也。病在上者，当取之下，遂制此方服，未及半料而耳已聪，心亦宁矣。遂名之曰磁朱七味都气丸。

熟地酒拌，蒸晒加砂仁八钱，八两　怀山药炒，四两　山萸肉炒，四两　丹皮三两　泽泻盐炒，三两　茯苓三两　北五味盐水炒，三两　桂心八钱　鱼胶蛤粉炒成珠，四两　灵磁石煅醋淬九次，一两　朱砂水飞为衣，一两

炼蜜丸。

《奇症汇·卷四》

学士卢抱经，为侍读时，每寤心必惊惕。医用安神补血之剂，数年不效。时值乾隆戊寅，予至燕京，与公同寓，初寓之日，公即问予曰：此症何故使然？予视其脉，独左关弦数。予曰：《内经》云卧而惊者属肝，卧则血归于肝。今血不静，血不归肝，故惊悸于卧也。《三因》用羌活胜湿汤加柴胡，治卧而多惊悸多魇溲者，为风寒在少阳厥阴也，非风药行经不可。今切肝脉弦数，此风热内侵肝脏，正经所谓血不静，血不归肝故也。当用加味逍遥散凉血舒肝，更加防风以祛其风，使风散热解，血自归经矣。公从之，服数剂而愈。

《金匮启钥（妇科）·卷二》

一妇病心悸，其夫自配天王补心丹，煎犹未服，请予治。切其脉细而数，六七至无伦，知是欲脱之脉，土败水刑心悸，所煎之药，阻断不可服。予欲用真武汤，有畏附子之燥者，予曰：人生肾水居中，赖中州土制之庶不上刑。初用附子二钱，一剂悸静，次日舌中润黑，始见水刑心火，倍用附子数剂愈。

一妇心悸，恐惧如人将捕，以大补元煎，加附子、炮姜、远志、柏子仁，服至百剂，方愈。

一妇心悸，未服药，继发狂，目赤面红，切脉平静，知其假热症，以大剂归脾汤，重加附子二剂愈。

《程杏轩医案·续录》

芄兄恙抱怔忡，久而不愈，每发心旌摇摇，头晕神倦，辗转不安。予诊之曰：此烦劳郁伤，心脾肝三经病也。方定黑归脾汤，去木香，加白芍、柴胡，合逍遥散，间参以麦冬、五味、柏子仁、丹参、牡蛎之属。疾发虽轻，然犹未断，芄兄忧之。予曰：神者伸也，人之神好伸而恶郁，郁则伤神。孔圣二论，首揭说乐，佛家《般若经》，首称自在。庄生著《南华》，首标逍遥游。情志中病，未可全凭药力，务须屏烦颐养，方能除根。如言闲散半载，服煎药两百剂，至今疾不复发。

《友渔斋医话·第四种》

僧达禅，病发热，胸烦呕吐，背痛不恶风，脉来弦而有力。症俱温疟，用小柴胡去参，加竹茹、栝蒌皮，以除胸中烦热。一服不应，呕逆转甚，加石膏五钱。一服亦无进退，怔忡复发，心摇不已。即构思一方，以怔忡为君，事主昏乱。由于包络少外护之能，邪热乘虚，侵犯城郭，主亦为之动摇，岂可投补，但宜泻其丁火。

川连八分　小生地三钱　木通一钱　甘草梢四分　连翘一钱五分　山栀一钱五分
服下心病渐安。

《王九峰医案·下卷》

心为一身之主宰，所藏者神。曲运神机，劳伤乎心，心神过用，暗吸肾阴，木失敷荣，肝胆自怯，神不安舍，舍空则痰居之，心悸多疑，情志不适，腹中澎湃如潮，嚏则稍爽，心病波及肝胆，天王补心丹、酸枣仁汤，皆是法程。拟阿胶鸡子黄汤加味。然否清政。

阿胶　姜夏　桔红　枳实　鸡子黄　竹茹　茯苓　炙草

服秘传酸枣仁汤，竟得酣寐，连霄达旦。前议专补精血，不寻痰火，已合病机。第病两月之久，阴已亏耗，以致惊悸、怔忡等，未能悉退，宜加补三阴之品。

洋参　冬术　熟地　枸玄　黄肉　黄芪　归身　淮药　远志　枣仁　炙草　茯苓神

《叶天士曹仁伯何元长医案·何元长医案》

头晕心悸，六脉不静。虚风内动也。

大熟地　茯神　麦冬　柏子仁　蒺藜　归身　枣仁　甘菊　桑叶　石决明

心烦不寐，惊悸神呆。肝郁生风。

川连　半夏　枣仁　龙齿　橘叶　麦冬　茯神　郁金　柏子仁　竹茹　丹参

心悸遗精，脉虚无力。由阴不恋阳所致。唯清心固肾，俾得水火交合，病当渐减。

熟地　枣仁　麦冬　远志　杞子　茯神　五味　芡实　金樱子　桂圆肉　湘莲

痰火内扰，心悸不安。治以清热疏郁，佐以涤痰。

川连　陈皮　枣仁　石菖蒲　郁金　枳实　麦冬　石决明　半夏　茯苓

夜不能寐，时成惊悸。由深思郁结，阳不恋阴也。治以苦泄，佐用安神。

炒川连　枣仁　半夏　煅龙齿　麦冬　茯神　陈皮　柏子仁　郁金　菖蒲

经漏后，脉络空虚，以致心悸头晕，筋骨酸软，及足跗浮肿。非轻候也。必须进补。

熟地　茯神　杜仲　白术　归身　狗脊　枣仁　白芍　香白薇

血症频发，延至心悸不安，遍体作痛。乃气不摄血，营络空虚。劳怯之基，急宜进补。

党参　枣仁　麦冬　阿胶　白芍　橘白　牛膝　杞子　茯神

又方：去白芍、党参、橘白、杞子，加熟地、人参、女贞、炙草。

另煎并入。

《吴门治验录》

袁，左寸虚滑，右关沉弱。此由惊恐思虑，三阴俱伤，痰火郁结，故神情恍惚不能自主，不知饥饱，已渐成怔忡健忘重症。急宜静养少言，再服心脾两调之剂可愈。

朱拌茯神三钱　远志肉一钱五分，甘草水浸　石菖蒲三分，朱拌　炒丹参二钱　陈皮一钱　制半夏一钱五分　真琥珀五分　煅龙齿二钱　生甘草五分　合欢皮五钱

煎汤代水。

又：昨用心脾两调之法，右关稍起，左寸微平，舌苔虽减，尚嫌白腻，中宫痰火，郁结未开，再照昨法加减。

瓜蒌皮三钱　薤白酒洗，一钱　朱拌茯神四钱　远志肉甘草水浸，一钱五分　石菖蒲朱拌，三分　制半夏一钱五分　陈皮一钱　生甘草七分　石决明五钱　合欢皮五钱

煎汤代水。

又：脉象舌苔俱渐有退意，自觉膈中不能开爽，膈中为心包地步，《内经》所谓膻中为好乐之官是也。痰火为惊气所结，自应宣豁为治，务须寻乐散心，服药方能速效。

郁金七分　连翘鸭血拌，一钱　朱拌茯神四钱　瓜蒌皮三钱　川贝母二钱　草决明一钱五分　石

菖蒲五分　青花龙骨三钱　生甘草五分　建兰叶二片　合欢皮五钱

又：脉象渐松，舌苔稍清，唯心中仍未能开豁，自述大便带血，色见红紫，此心包郁积少通，趁此再为清疏咸降，倘能从此泻去，最是捷径，总宜宽心调摄为妙。

大生地三钱　朱拌茯神五钱　连翘鸭血拌，一钱五分　旋覆花蜜拌，一钱五分　紫降香磨汁，三分　生甘草五分　川贝母二钱　瓜蒌皮三钱　金针菜五钱　合欢皮五钱

煎汤代水。

又：诸象渐减，病势已有转机，唯心神恍惚不能自主，一时火升，便觉坐卧不宁，皆属神志之病，心相二火，时升时降，再照前方加减。

原生地五钱　粉丹皮一钱五分　朱拌茯神三钱　连翘鸭血拌，一钱五分　陈胆星三分　石菖蒲朱拌，三分　泽泻一钱五分　瓜蒌皮四钱　合欢皮五钱　金萱花五钱　生甘草五分　飞金五张

丸方：茯神一两　麦冬肉一两　远志甘草水浸，五钱　陈皮三钱　大枣煮烂，二两　磁石煅，一钱

上药为末，枣肉同捣为丸，如龙眼核大，朱砂为衣，不时口嚼一丸，开水下。

又：脉象颇平，舌苔渐化，病已减去六分，唯心包痰火未清，胃气未复，又不能在苏静养，计唯定方常服，附以加减进退之法，再将前制丸药不时含化，可保无虞。

大生地五钱　粉丹皮一钱五分　朱拌茯神三钱　制半夏一钱五分　陈皮一钱　石菖蒲朱拌，二分　生甘草五分　砂仁五分　焦术炭一钱　合欢皮五钱　金萱花五钱　连翘鸭血拌，一钱　飞金五张

加减进退法：

倘有外感风寒，照方去生地、连翘壳，加姜三片、枣二枚。

风热，加薄荷五分、桑叶一钱。

气恼，照方去焦术，加龙骨二钱、陈胆星五分。

劳瘁，照方去生地，加熟地四钱、砂仁炒松，四钱、西党参四钱。

饮食饥饱伤，照方加神曲二钱、焦谷芽二钱。

问此证颇类失荣，闻已药投百剂，攻补温凉，如水泼石，今独宣郁安神，病已减半，又预为进退加减，俾得安然办公，岂前此之药，均未中病耶？曰：病起七情，不比外感易治，此证似虚非虚，似实非实，补之则痰火愈结，攻之则气血益亏，用温恐虚火易升，用凉防胃肠更败，计唯宣郁安神，庶几无弊，遇此等证，不求有功，先求无过，无过则功自至矣。

《类证治裁·卷一》

房师午园张公，高年上盛下虚，案牍劳神，冬春不寐，感温呛咳，晕仆，两寸脉洪大。由平昔阳不交阴，内风上冒，兼引温邪，表里煽动。症见眩仆，喉痛声哑，舌如煤熏。夫心为君主，义不受邪，因春温伤肺，逆传心包，神明俱为震动，且素饵桂附，致炎阳独亢，营液内劫，此怔忡无寐根由。师言昔病足痹，徽医用祛风药兼桂附得效，近三年矣。愚谓风药多燥，况桂附乎？以脉症参时令，宜辛凉轻剂，于息风润燥中，佐以滋阴安神。不过一剂，当夜自能成寐，再剂呛嗽除，悸眩止矣。初剂：

鲜生地三钱　沙参、麦冬、淡竹叶、栝蒌仁、甘菊炒、山栀、茯神各二钱　贝母、甜杏仁炒研，各钱半　枣仁八分　蔗汁一杯

诸品清轻凉润，能除上焦弥漫之邪、兼入空窍息风火，除悸眩，清音平嗽，若重浊便无效。

再剂：前方加天冬、玉竹、百合，减蒌仁，六七服诸症平，舌色复故。

后用膏方：三才膏加五味、核桃、牛膝、茯神、枣仁、柏子仁、白芍、玉竹、杞子熬膏，白蜜收，白汤化服。

诸品能交心肾，安神志，利腰膝，兼使金水相涵，阴阳和平，自无上盛下虚之患矣。

《类证治裁·卷四》

贡氏，惊悸恍惚，不饥不食不寐，脉虚促。病因怒恐而得，胆火上冒则头眩心忡，胸脘刺痛，气结，呵欠怯冷，倏烦热多惊，皆阳越失镇，服药鲜效，总由治失其要。先镇浮阳，再议和阴。

牡蛎、龙骨俱煅研，二钱　磁石一钱　柏子仁、连翘心各五分　茯神、生枣仁各二钱

三服症象大减，改用：

羚羊角六分　嫩桑叶三钱　熟地、枣仁、茯神、白芍各二钱　小麦一合　麦冬、半夏各钱半

数服能寐思食矣。

汪氏，病久失调，延成虚损，怔忡汗出，手足心热，坐起眩晕，善饥无寐。诊左寸虚散，右寸关虚弦，两尺稍大。此阴亏火炎之渐，唯营虚生内热，故手足如烙，癗烦神失安，故汗液自泄。虚阳夹风上蒙清窍，故头目眩晕，肝阳肆横，阳明当其冲，风火消铄，故善饥。滋液息风，全用柔剂，归脾汤去芪、术、木香、归、姜，加白芍、丹皮、熟地、甘菊炒，六服渐安。去丹皮、甘菊，再加山药、柏子仁，晚服六味丸痊愈。

《类证治裁·卷八》

吴氏，胎漏半产已匝月，崩带未止。用补气摄血之剂，犹淋沥不断，延至怔忡不安，腰腿酸痛，《脉诀》所谓崩中日久为白带，漏下多时骨髓枯也。急须摄固奇经，仿徐之才涩以止脱意，用金锁匙丹。

龙骨煅研　牡蛎醋煅研　茯神、远志炒　赤石脂研　杞子酒焙　加杜仲、枣仁俱炒　乌梅

一服漏止，怔忡亦减。又加减前方而安。

《回春录·内科》

太仓陆竹琴之令正陡患心悸，肢冷如冰。其子惶惶，浼吴江程勉耘恳援于孟英。察其脉浮弦而数，视其舌尖赤无苔，乃阴虚阳越，煎厥根萌。予元参、二至、三甲、龙齿、石英、生地、牛膝、茯神、莲子心而愈。

王雪山令媳，患心悸眩晕，广服补剂，初若甚效，继乃日剧，时时出汗，肢冷息微，气逆欲脱。灌以参汤，稍有把握，延逾半载，大费不赀。庄芝阶舍人令延孟英诊视。脉沉弦且滑，舌绛而有黄腻之苔，口苦溲热，汛事仍行，病属痰热缪辖，误补则气机壅塞。与大剂清热涤痰药，吞当归龙荟丸，服之渐以向安。仲夏即受孕，次年二月诞一子。惜其娠后停药，去疾未尽，娩后

复患悸晕不眠，气短不饥。或作产后血虚治，不效。仍请孟英视之，脉极滑数，曰：病根未刈也。与蠲痰清气法，果应。

康康侯司马令郎尔九，在玉环署中，患心忡自汗，气短面赤，霎时溲溺数十次，澄澈如水。医佥谓虚，补之日剧，乃来省就孟英诊焉。左寸关数，右弦滑，心下似阻，因作痰火阻气、心热移肺治，用蛤壳、黄连、枳实、楝实、旋覆、花粉、橘红、杏仁、百合、丝瓜络、冬瓜子、海蜇、荸荠、竹茹、竹沥、梨汁等出入为方，服之良愈。

孟英治其令弟季杰之箧室，因夜间未寐，侵晨饮酒解寒，适见人争谇，即觉心跳欲吐，家人疑其醉也；而欲吐不出，气即逆奔如喘，且肢麻手握，语言难出，又疑为急痧而欲刺之。孟英闻而视之，脉象弦驶，曰：夜坐阳升，饮醇则肝阳益浮，见人争谇，是惊则气更上逆，不可刺也。灌以苏合香丸一颗，下咽即瘥。

《验方新编·卷二十二》

记异症方案一条：靖江刘姓，年四旬，遇疫遭数丧自外归，母病旋卒，遂成惊悸不寐，略睡去即叫跳，其心如荡如撞，服天王补心丹之类半月不效。予用奇方制就琥珀丸，三服遂定每服三分三厘，共钱。又变怪症，饮食如故，忽然目翻涎流，喊如羊，其头侧过左肩，手亦向左反张，突起旋走，面如土色，食顷稍苏，日夜百番，或曰羊痫、曰痉病。然痫症当见怪脉，今无脉，非五痫可知；若作痉治，用麻黄发汗，续命祛风，恐立毙耳。予书原载角弓痧，症略相似，即投炼石丹一服，日夜各减半，二服日中不发，晚止数次，三服痉愈。但面色不正，另立丸方调理而痊。

真琥珀同灯心研，四钱　辰砂研细，取猪心血和，仍放入心内，湿纸包煨，心熟为度，取出晒干，五钱整大半夏两，洗净同姜汁半盏、牙皂、白矾各三钱，煮透心极熟，晒干用，八钱　胆星六钱　石菖蒲、炙草各五钱　枣仁二两　远志肉、白茯神、橘红、归身、柏子仁、山药、麦冬各两

煮枣肉丸梧子大，金箔为衣。每服三十丸，临卧圆眼、灯心汤下。此丸兼治怔忡、健忘、惊悸、癫痫等症。

《沈俞医案合钞·疟》

疟后心中冲悸，脉象左大右小。此元气阴不足，阴为火扰，宜补中寓清。

参须　元生地　茯神　小草　丹参　柏子仁　紫石英　枣仁　加辰砂三分，以红绢包悬药中煎

《沈俞医案合钞·忡悸》

惊悸恐怕，心肾两虚也。自述火升背热，头重带摇，此痰火上冒清阳之位，恐延癫痫痼疾，不可遽补，且进清理为妥。

生地　小川连　钩钩　青黛一钱　连翘　橘红　丹皮　胆星　甘草　辰砂

嘈杂心悸，见人则畏，夜梦纷纷，皆心神受病。脉沉弦，兼痰滞胆经也。

茯神　法夏　龙骨　远志　柏子仁　枣仁　石菖蒲　丹金器一件　同煎。

神气模糊，夜不能寐，心忡，腰痛，舌苔黄垢，脉象左弦细右滑大。此心肾两虚，痰涎沃胆之候，宜先清后补。

陈胆星　茯神　远志　半夏　丹参　杜仲　海浮石　橘红　加姜皮

又：先服暂服方。

茯神　法半夏　熟石膏　白福花　枳实　橘红　石菖蒲　甘草

又：心忡稍缓，心膈仍热，脊腰时痛，夜寐未安，脉之滑大虽减，犹带数象。此水衰不能制火，肝胆厥阳上冒，宜去痰药，佐以潜降品。

虎膝骨　牡蛎　元生地　茯神　川石斛　杜仲　淮牛膝　小叶沉香汁二分

又：《经》云肾开窍于二阴，从二便不爽，必努挣而出，及脊腰下部作痛。原有肾亏，无以上交于心，致忡悸恍惚，夜不安卧，自用潜阳方法，颇有功验，但纳谷难化，腹胀肢浮，此固中气馁乏，亦缘肾不纳气，则气填于上中二焦。盖肾为胃关也，足膝麻冷其明征矣。所嫌左寸关浮滑大，兼之精滑舌苔，难投温药导阳耳。

虎膝骨　牡蛎　元生地　茯神　杜仲　芡实　川石斛　湘莲　小叶沉香汁

《邵氏方案·卷之射》

气逆耳鸣，不寐神呆，此怔忡之渐也。现在舌苔黄厚，尚有湿热。

枣仁　竹茹　半夏　磁石　石决明　川连　茯神　秫米　胆星　紫贝齿

不寐神烦，久延恐成怔忡。但现在舌苔白厚，脉象濡弦，尚有湿阻。先从标治。

半夏　枣茯　茅术　石决明　秫米　青陈　米仁　沉香曲

《杂病广要·身体类》

一妇惊悸，触事有所大惊，且眩晕不安。予曰：此名曰心惊胆寒，病在心胆经。诊脉大动如豆粒，厥厥动摇如无头尾也。此宜镇定，乃用黄连安神丸，用温胆汤加茯神、当归、菖蒲、远志、龙眼肉，水煎温服，旬月愈。

《古今医案按选·卷三》

高果斋治铁塞庵，怔忡不寐，心脉独虚，肝脉独旺。因述上年驿路还乡，寇盗充斥，风声鹤唳，日夜惊惧而致。遂用生地、麦冬、元参各五钱，人参三钱，龙眼肉十五枚。服数剂，又用夏枯草、羚羊角、远志、茯神、甘草、人参大效，仍以补心丹常服痊愈。

《王氏医案三编·卷一》

李健伯夫人因伤情志而患心跳，服药数月，大解渐溏，气逆不眠，面红易汗，卧榻不起，势已濒危。其次婿余朗斋浼孟英诊之，坚辞不治。其长婿瞿彝斋力恳设法，且云妇翁游楚，须春节旋里，纵使不治，亦须妙药稽延时日。孟英曰：是则可也。立案云：此本郁痰证，缘谋虑伤肝，营阴久耗，风阳独炽，烁液成痰。痰因火动，跳跃如春。若心为君主之官，苟一跳动，即无生理，焉能淹缠至此乎？但郁痰之病，人多不识，广服温补，阴液将枯。脉至右寸关虽滑，而别部虚弦软数，指下无情。养液开痰，不过暂作缓兵之计。一交春令，更将何物以奉其生？莫谓赠言之不详，姑顺人情而予药。方用西洋参、贝母、竹茹、麦冬、茯神、丹参、苁蓉、薏苡、紫石英、蛤壳等。服之痰果渐吐，火降汗收，纳谷能眠，胸次舒适，而舌色光绛，津液毫无。改授集灵膏法，扶至健伯归。因谓其两婿曰：我辈之心尽矣，春节后终虞痉厥之变也。已而果然。

心悸

《王氏医案三编·卷二》

钱氏妇，患嗽数月，多医莫治，渐至废寝忘餐，凛寒乍热，经停形瘦，心悸耳鸣，滋补填阴，转兼便泄。孟英视脉，虚弦缓大，而气短懒言，卧榻不支，动即自汗。曰：固虚也，然非滋阴药所宜。予参、芪、龙、牡、桂、苓、甘、芍、冬虫夏草、饴糖，大剂服旬日而安。继去龙、牡，加归、杞服二十剂，汛至而康。病者欲常服补药，孟英止之，曰：病瘥体健，何以药为？吾先慈尝云：人如敧器，虚则敧，中则正，满则覆。世之过服补剂，致招盈满之灾者比比焉，可不鉴哉？

《归砚录·卷四》

梅溪蒋君宝斋令堂，自上年夏秋间患痢之后，神疲少寐，不能起床，医谓其虚，率投补药，驯致惊疑善悸，烦躁呓语，胁痛颠疼，耳鸣咽痛，凛寒暮热，大汗如淋，晕厥时形，愈补愈殆。李君苍雨，邀余诊之，脉弦滑而数，白睛微红，而眼眶如墨，舌绛无苔。因问胸闷乎？曰闷甚。便秘乎？曰秘甚。溺热乎？曰热甚。岂非气郁而痰凝，痰阻而气痹，肺胃无以肃降，肝胆并力上升，浊不下行，风自火出？虽年逾五旬，阴血不足，而上中窒塞，首要通阳。为处小陷胸加菖、薤、旋、茹、苓、枳、郁李仁，群医谓是猛剂，无不咋舌。

《冷庐医话·卷四》

表兄周乙藜学博士照，于道光壬寅年患腿热，而按之不热，行步无力，不痛不肿，延医诊治，谓是湿热，重用防己，服之忽心悸不寐，别招医治，谓是阴虚，用熟地等药，心悸仍然，腿患益甚，腿肉日削，食少神惫，势就危殆，时乙藜家质库中友朱光甫能医，乃令治之，曰：此痿病也。诚然是湿热，诚然是阴虚，然专治一端则误矣。投以清燥汤，病日减，继用虎潜丸法，出入增损，至三百剂始复原。乙藜因是潜玩医书，深究脉学，为人治病屡奏效。

《临症经应录·卷四》

某，半产十数日，恶露涌行，乃瘀血未尽，新血未生，是以心悸头眩，饮食减少，阴虚不寐，阳虚汗多，脉象弦细。法宜黑神散进退，虽补阴理阳，最怕虚脱之变。

金按：丹溪先生云，产后禁芍，恐酸寒伐生生之气。此语几误苍生，总而言之非定法也，临症见机而作可也。

炒当归　炒赤芍　炒枣仁　黄芪皮　阿胶　浮麦　炙草　柏子仁　朱茯神　熟地炭　桂圆壳　秋荷叶蒂饭上蒸

《得心集医案·卷四》

屡接来书，颇为病累，急欲图治，以保天年。弟于手录中查阅甲辰秋有来书，偶因醉酒激怒，心悸难支，服参数钱，遂好如故。自后每逢喧闹之地则惕然而惊，至幽静之处方渐安适。连年所服之药，无非养心生血。近月以来，怔忡尤甚，动静无分，所幸时惊时止，故不服药尚可耐过。唯虑作文之时心悸，难以完卷，现在精神似实为惊所困，时爽时滞，难以名状，望为斟酌云云。余思兄之旧病根源，良由将息失宜，耽酒多怒，扰动五志之阳，下元水亏，风木内震，肝肾阴耗，故多怔忡。连年所进汤丸，悉责心虚为患，是故终难杜绝耳。弟于时惊时止之情悟出肝风内震之旨，仿叶氏养肝育阴方法，佐以潜阳为治，服之已获大效，奈停药半载，心悸虽觉如失，而气痛之累渐至矣。

《王旭高临证医案·卷二》

吴，气血两虚，心跳头眩。肝郁不舒，胸中痞胀。用景岳逍遥饮，参入丹溪左金丸。

大熟地　香附　当归　陈皮　白芍　茯神　枣仁　砂仁　白术　吴萸炒川连

赵，血不养心，则心悸少寐。胃有寒饮，则呕吐清水。虚火燥金，则咽痛。肝木乘中，则腹胀。此时调剂，最难熨贴。盖补养心血之药，多嫌其滞；清降虚火之药，又恐其滋。欲除胃寒，虑其温燥劫液；欲平肝木，恐其克伐耗气。今仿胡洽居士法，专治其胃。以胃为气血之乡，土为万物之母，一举而三善备焉。请试服之。

党参　冬术　茯苓　半夏　枣仁　扁豆　陈皮　怀山药　秫米

李，病将半载，寒热淹缠。前方补营，兼以疏郁，心悸腹胀仍然。兹更便溏足肿，是脾气虚弱也。脉缓无力，当补其脾，进归脾加减法。

防风根　党参　黄芪　冬术　茯苓　大腹皮　归身　白芍　枣仁　木香　荷叶蒂

倪，据述有时惊悸，有时肌肉顽木，或一日溏泄数次，或数日一大便，坚干难出，唯小便常红。此心气郁结，脾气失运。失运则生湿，郁结则聚火。火则耗精，湿则阻气而气机不利矣。拟荆公妙香散加味，补益心脾，通达气机立法。

西洋参　黄芪　茯神　桔梗　远志　怀山药　麝香调服　辰砂　木香　川连盐水炒　炙甘草　麦冬元米炒

共为末，藿香、陈皮汤泛丸。每朝三钱，开水送下。

《王旭高临证医案·卷三》

孙，水停心下则悸，气郁胸中则痛，痛甚则痞塞而吐白沫，得食则宽。此中虚夹痰饮为患也。

六君子汤加川朴、干姜、桂木、沉香。

徐，昔立斋治病，每定一方，令人服数十剂，非心精识果，乌能如此！然非病家信之真，任之专，亦乌能如此！林也不才，何敢妄希前哲。然审病既的，药当不谬。从此加鞭，以图进益。

天冬　麦冬　生地　熟地　怀山药　沙参　茯神　枣仁　牡蛎　白芍　洋参　阿胶　红枣　浮麦

此妇年三十四五，从未生育，因惊恐患怔忡头昏，耳鸣，火升，发热汗出，食少便坚，将及百日。服此方三十帖，见效。即将此方加重，煎膏常服，几及一年，痊愈。后生一子。

《环溪草堂医案·卷三》

赵，病后小产，产后感邪咳嗽，寒热似疟。服解散疏和药五六剂，邪退未尽，夜犹微热。然头晕心跳，寐则惊惕，虚象见矣。拟养营化邪法。

四物汤合二贤，加苏子、苏梗、苏叶、川贝、杏仁、枳壳、茯苓、款冬花。

心
悸

用三苏、二贤、四物，意在泄血分之风，和血中之气。加化痰止咳药，佐使之耳。

《凌临灵方·心悸怔忡》

某，心体不足，心用有余，肝为心母，操用神机，肝木与心火相为煽动，肝阳浮越不潜，彻夜不寐，心悸怔忡，有不能支持之候。脉弦滑数，左寸关长直。治宜清心和胃，佐以平肝。

紫丹参猪心血拌炒　广陈皮　朱茯神　川郁金　卷心竹叶　元参　宋半夏　苍龙齿　石菖蒲　猪胆汁　炒枣仁　石决明　玳瑁边如无，以元武板　鲜竹茹

《校注医醇賸义·卷一》

常州丁姓女，患惊悸气促，喉舌作痛，予制驯龙驭虎汤，连服数十剂而愈。驯龙驭虎汤自制：

龙齿二钱　琥珀一钱　真珠母八钱　生地六钱　玉竹四钱　栝蒌皮三钱　石斛三钱　柏子霜二钱　白芍一钱五分　薄荷一钱　莲子二十粒，打碎，勿去心　沉香四分，人乳磨冲

《王乐亭指要·卷二》

章左，思虑太过，心神不安，时而震动，譬之鱼失水即跃。心无血养，焉得宁静，此即怔忡惊悸之渐也。

桂圆制洋参三钱　枣仁炒，八钱　茯神辰砂拌，三钱　丹参二钱　柏子仁去油，一钱　紫石英三钱　红枣五个　淮小麦一撮　猪心一个，煮烂一碗去油煎药

《蠢子集·卷一》

有一幼妇六脉毫不动，唯有心脉往上冲。中指根节动。知是经脉结下焦，心颤心悸兼心疼。经脉结住，必上窜胞络为祟。我用风药带金丹，肉肉桂附附子吴萸往下通。连吃两付病皆愈，六脉皆动，病自安矣。再用蜡丸细细攻。用黄蜡溶化，入金丹搅匀为丸，日食数丸，不久痊愈。

《慎五堂治验录·卷十》

陆星农孙女。武叔卿曰：血闭于阴经，营卫行之不通则发热。脉始由足少阴肾，生于足阳明胃，主于手少阴心。少阴之气不与阳明交合，阳明之气不与少阴相合，上下不交，血液不生，经脉不通，是心悸脉代，经来身热，治以炙甘草汤。

《慎五堂治验录·卷十一》

杨宗保，乙酉七月，西石牌泾。因惊疑致心悸，甚至呕吐痰涎，肢瘈不寐，一遇逆境其症愈剧，脉细兼滑。心胆不足，邪附痰涎为患。先予清镇化痰，后用丸药善后，俾不成痼症为吉。

竹沥制半夏二钱　青龙齿三钱　甘草四分　云南白茯神三钱　广郁金白矾炒，一钱半　辰砂五分　生左顾牡蛎五钱　淮小麦三钱　天竺黄一钱

素体心怯，近得惑疾，凡遇声响人众则惕然而惊，心声疑惧，不知所从，饮食渐减，四肢萎软，投剂似合病机，依原进步可也。

制半夏三钱　龙骨三钱　紫石英三钱　桃枝五枝　北秫米三钱　牡蛎五钱　生香附一钱半　历日烧灰，一部　炒枣仁三钱　雷丸七分　白茯神三钱

又：得效，用十四友丸合龙虎镇心丹、敛神散为丸，一料痊愈。

《王应震要诀·王震云先生诊视脉案》

江桥镇金思荣。失血之后，时有怔忡，甚则眩晕，闻人声则惊恐而悸，四肢厥冷，小腹微满，此系咯血后恐怖伤其神志。细审六脉虚软带急，心肾不足，气血不充，明有验矣。其咳呛无定者，亦因君相之火上炎烁肺，故宁静则嗽亦稍安，恼怒则惊恐怔忡更甚。当以上下分治，拟血肉有情之品填补虚处，不致酿成损症。

河车胶　元武胶　真阿胶　大熟地　芡实肉　建莲肉　云茯神　淡秋石　怀山药

共为末，猪脊筋蒸熟和丸，参须汤送下。

晚服丸方：参须　人参　白茯神

为末，捣蜜丸，米饮汤送下。

《马培之医案·怔忡惊悸》

常州，郁左，肾水不足，不能涵木。君相之火上升，心神不安，惊惕，卧不成寐，头眩肉瞤，胸闷作恶，舌苔灰黑。浊痰在胃，胃失下降。养阴和中，以安君相。

南沙参　麦冬　黄连酒炒　石斛　玄参　竹茹　石决　茯神　枇杷叶　合欢皮　青果　丹皮

二诊：惊惕稍定，君相之火稍平，舌苔灰黑未化，胸咽不舒，肺胃之气不展，浊痰不清，溺后浑浊，澄澈有底。此败精宿于精关，变而为浊。养阴清肝，兼舒肺胃。

南沙参　麦冬　黄连　丹皮　石决　石斛　枳壳　甘草　枇杷叶　竹茹　山栀鸡子黄炒

三诊：脉数较缓，阴火较平，肝部犹弦，厥气未和，上干心胃，则心胸烦闷，肉瞤筋惕。舌苔前半已化，后灰黑而腻，阳明浊痰未清，吞吐黏痰酸水。阴分虽亏，未便滋补，还宜养阴、清肝、和胃。

南北沙参　茯苓神　天麦冬　西血珀　甘草　枳壳　川贝　石决　丹皮　山栀　竹茹　龙齿　鸡子黄

河、井水各半煎。

郑，恙由惊恐而起，旋即不寐，心胸热辣，咽嗌气痹，呃逆，甚则昏厥。《内经》云：惊者，心与肝胃病也。心气强则触之不动，心气虚则触之易惊。肝属木属风，风木震动，故病发惊骇。胃为多气多血之经，胃气壅则生热，故恶人与火，闻声则惊。心主藏神，惊则神恐，阳明痰热内踞心包，神不归舍，故见症如是。拟养心、和胃、平肝，以安神志。

北沙参　法半夏　茯神　丹参　远志　当归　佛手　柏子仁　龙齿　竹茹　合欢皮　白蒺藜　鸡子黄

某，季胁之旁，是虚里穴，跳跃如梭，阳明络空也。身前冲气欲动，胀痛一无形象，冷汗跗寒，食入恶心。仲景于动气篇中，都属阳微，仿以为法。

人参　熟附子　桂枝　茯苓　杜仲　小茴香　真艾　紫石英

某，思虑过度，心脾受亏，脾郁生痰，木郁化火，胸腹不舒，肉瞤心悸，左乳根动跃，食不甘味，痰涎如沫，梦泄耳鸣，心脾、肾三脏皆亏。拟养心脾以和肝胃。

当归　紫丹参　法半夏　茯神　远志肉　北沙参　枣仁　陈皮　合欢皮　山药　木香

秫米

某，肝肾阴亏，心气不宜，头眩、腰酸、足乏，心神惊悸。育阴调荣，兼养心气。

归身　生地炙　枣仁　白芍　川断　茯神　丹参　怀牛膝　参须　金毛脊　柏子仁　夜交藤
红枣

《张聿青医案·卷四》

顾右，心悸，肢节作痛，皮寒骨热，脉象细弦。营血亏损，遂致营卫失和，营血不能濡养
经络，宜养血和营。

全当归三钱　黑草炙，五分　柏子霜三钱　甘杞子三钱　龙眼肉五枚　白芍酒炒，二钱　茯神三
钱　枣仁炒，二钱　阿胶珠二钱　大南枣四枚

二诊：心悸稍定，胃纳如常。的是营血不足，心阳不能下降。效方扩充。

大生地四钱　辰麦冬三钱　枣仁二钱　白归身一钱五分　阿胶二钱　白芍酒炒，一钱五分　辰茯
神三钱　柏子霜三钱　龙眼肉四枚　天王补心丹三钱，清晨先服

又膏方：营阴亏损，营血不足，不克与卫俱行，遂致营卫不和，皮寒骨热。血不养经，则
肢节作痛。血不养肝，风阳上旋，则头痛耳鸣心悸。滋水以涵肝木，育阴而和营血，一定之理。

大生地六两　池菊花一两　杭白芍酒炒，三两　柏子仁二两　川断二两　大熟地四两　白归身酒
炒，三两　厚杜仲三两　奎党参四两　茯神二两　西洋参一两　女贞子酒蒸，二两　天麦冬辰砂拌，各
一两五钱　黑豆衣二两　白薇炒，二两　生、熟甘草各五钱　肥玉竹二两　泽泻一两　杞子二两　怀
牛膝酒炒，三两　青蒿一两五钱　枣仁炒，二两　炒于术乳蒸，一两　萸肉炒，一两　木瓜炒，一两
石决明四两　阿胶三两　龟胶二两　鹿胶一两

溶化收膏。

《张聿青医案·卷七》

钟左，心下虚悸，脉细濡而右关滑。此由痰水聚于胸中，阴湿弥漫于下，则心阳浮越于上，
长沙独得其旨，故《玉函经》中一则曰心下悸者为有水气，再则曰水停心下则心下悸。近医每以
心营不足目之，未知圣训耳。

制半夏一钱五分　炒杏仁三钱　云茯苓四钱　橘皮一钱五分　薤白头三钱　栝蒌仁炒，研，三钱
生姜汁二匙，冲

《张聿青医案·卷八》

王右，向有痰饮，兹则心悸不宁，遍身筋脉动跃，背脊寒冷，渐即汗出。脉象弦滑，舌胖
苔腻。此肝阴不足，脾胃湿痰悉随肝阳鼓舞，君火为水气所干，以致摇撼震动。无性命之忧，有
频年之累。

茯苓神　石菖蒲　制半夏　广橘红　真武丸　远志肉　块辰砂　煨天麻　指迷茯苓丸

吴左，惊动胆木，木火蒸痰，窒碍灵府。怔忡不宁，神情呆钝。化痰宣窍，参以镇坠。

制半夏一钱五分　广橘红一钱　广玉金一钱五分　块辰砂三钱，包　陈胆星五分　白茯苓三钱
远志肉五分　炒枣仁二钱，打　九节菖蒲二分　金器一件，悬煎

《张聿青医案·卷九》

某右，头痛偏右，痰时带红。二者今虽暂安，然眩晕心悸，火从上逆，脉弦带滑。无非肝肾之阴精不足，而脾胃之痰湿有余，胆胃之气，不克下降，则肝脏之阳，上升太过。拟息肝和阳。

白蒺藜　黄芩　青防风　炒枣仁　石决明　朱茯神　羌活　白归身　稽豆衣　制半夏

《张聿青医案·卷十四》

王左，阴虚夹痰，胆胃失降，肝阳暗动。每至将寐，辄作惊惕。拟介类以镇肝潜阳。

炙龟板五钱　煅磁石三钱　茯神三钱　酒炒杭白芍一钱五分　生牡蛎四钱　煅龙齿三钱　黑豆衣三钱　薄橘红一钱　金器一件，悬煎

某，上年眩晕心跳，甚至心气昏糊，经壮水涵木而化肝热，诸恙较前大退。唯心悸仍未霍全，时觉胆怯。肝胆皆木也，肝木上升，胆木下降，是为和平。唯肝升太过，则胆降不及，胆木漂拔，自然气馁，胆病实肝病也。经云，虚则补其母。木之母，水也，所以降胆必先息肝，息肝必先滋肾。

炙龟板十二两　炒枣仁三两　朱茯神三两　丹皮二两　石决明五两　女贞子酒蒸，三两　潼沙苑酒炒，三两　白归身酒炒，二两　炒萸肉一两五钱　炙鳖甲十两　生山药三两　柏子霜三两　奎党参五两　远志肉六钱　大生地六两　熟地二两　煅磁石四两　肥玉竹三两　杭白芍酒炒，三两　生于术一两五钱，木香二钱煎汁收入　辰天冬二两　辰麦冬三两　杜仲三两　西洋参一两　生甘草七钱　干橘叶一两　龙眼肉三两

以清阿胶四两酒化收膏，每晨服一调羹，开水冲化。

杨媪，心悸跳荡，时为不寐，偏左头痛，腰股作酸，脉弦尺涩。阳升不息，拟息肝宁神。

朱茯神三钱　煅龙齿三钱　酒炒杭白芍一钱五分　黑豆衣三钱　炒枣仁二钱　夜交藤三钱　柏子霜三钱　滁菊花三钱　天王补心丹三钱，先服，另五钱包煎

严右，风阳不平，心悸多恐，乙木过升，甲木不降也。

阿胶珠二钱　辰麦冬三钱　炒枣仁二钱　酒炒杭白芍一钱五分　女贞子三钱，酒蒸　钩藤三钱　辰茯神三钱　黑豆衣三钱　柏子霜三钱

某，脉症相安，然阳气仍复上升，皆由木失滋涵。再滋肾养肝，宁神息木。

阿胶二钱　夜交藤四钱　黑豆衣三钱　炒枣仁二钱　煅龙齿三钱　酒炒女贞子三钱　酒炒杭白芍一钱五分　滁菊花一钱五分　海蛤粉三钱　淮小麦五钱　糯稻根五钱　天王补心丹三钱，晨服四钱，包煎

二诊：寐得稍安，饮食如常。育阴息肝，再望应手。

阿胶珠三钱　朱茯神三钱　夜交藤三钱　酒炒杭白芍一钱五分　酒炒女贞子三钱　炒枣仁二钱　煅青龙齿三钱　柏子霜三钱　淮小麦五钱　金器一件

三诊：腰为肾府，腿股为奇脉所辖，腰股作酸，肾虚已著。厥阴之脉，上额交颠，肝用在左而主血，偏左头痛，血虚木旺，亦属显然。心悸跳荡，时为不寐，水亏风阳撼扰，所谓曲直动

摇，风之象也。滋肾水以息风，治之定理。

生熟地　粉归身　滁菊花　肥玉竹　奎党参　酒炒杭白芍　潼沙苑盐水炒　泽泻　柏子霜　辰麦冬　生于术　生甘草　黑豆衣　西洋参　朱茯神　川石斛　炒枣仁　煅龙齿　夜交藤　厚杜仲　甘杞子　生山药　煅磁石　粉丹皮　石决明　酒炒女贞子　菟丝子盐水炒　清阿胶四两　龟板胶三两　鹿角胶一两

以三胶溶化收膏，每晨服七八钱，开水化服。

《张聿青医案·卷十七》

某右，经至如崩，腹胀已舒，心悸头晕。统藏失职。再益心脾。

炙黄芪二钱　野于术一钱五分　血余炭一钱　阿胶珠三钱　党参三钱　炒枣仁三钱　乌贼骨三钱　蒲黄炭八分　朱茯神三钱　龙眼肉三枚

《贯唯集·不寐》

据述病起多年，心悸不寐，或止或发，时轻时重，所进药饵颇多，未能全好。刻诊脉弦数而滑，其为痰火阻络可知。拟进《三因》温胆法加味治之。

半夏梨汁炒　橘红　枳实　茯苓　炙草　李仁猪胆汁拌炒　元参　丹参　焦栀　秫米　竹二青

《临诊医案·正文》

顾咸坤，奚家木桥一元鞋子店。年已七旬有余，劳神太过，肝风震动，患久湿痰，心肝血少，思虑伤脾，怔忡惊悸。此系思虑太过，伤神气营卫，拟调养安神定悸法。

炒黑远志六分　川郁金六分　紫丹参一钱五分　柏子仁三钱　炒白芍一钱五分　川石斛四钱　制半夏一钱五分　云苓二钱　加嫩钩钩三钱，后下　玫瑰花二朵

大东门外郎家桥，福康水先生。劳神太过，心血内亏，而成怔忡、健忘、惊悸之症。

经霜桑叶一钱五分　柏子霜包，三钱　生枣仁二钱　女贞子三钱　霍石斛三钱　炒黑远志六分　紫丹参一钱五分　加抱茯神三钱　嫩钩钩三钱，后入　灯心二十寸，辰拌

《旌孝堂医案·湿痰》

肝旺胆虚，湿痰入络，虚阳上升，于是心悸头眩耳鸣，懊侬难名，间有呛咳，惊悸麻痹，善怯多疑，脉息弦滑，右脉反关，左脉独见。拟方善图，方可渐入佳境。

煅磁石　瓜蒌霜　半夏粉　木防己　九制于术　木茯神　白蒺藜　广橘皮络　荷筋　瓦楞子　路路通　八楞麻　苦竹根　络石藤　首乌藤

《医学衷中参西录·医方》

一媪，年近六旬。资禀素弱，又兼家务劳心，遂致心中怔忡，肝气郁结，胸腹胀满，不能饮食，舌有黑苔，大便燥结，十数日一行。广延医者为治，半载无效，而羸弱支离，病势转增。后愚诊视，脉细如丝，微有弦意，幸至数如常，知犹可治。遂投以升降汤，为舌黑便结，加鲜地骨皮一两，数剂后，舌黑与便结渐愈，而地骨皮亦渐减。至十剂病愈强半，共服百剂，病愈而体转健。升降汤：

野台参二钱　生黄芪二钱　白术二钱　广陈皮二钱　川厚朴二钱　生鸡内金捣细，二钱　知母三

钱　生杭芍三钱　桂枝尖一钱　川芎一钱　生姜二钱

　　一人，年四十七。咳嗽短气，大汗如洗昼夜不止，心中怔忡，病势危急。遣人询方，俾先用山萸肉去净核二两煎服，以止其汗。翌日迎愚诊视，其脉微弱欲无，呼吸略似迫促。自言大汗虽止，而仍有出汗之时，怔忡见轻，仍觉短气。知其确系大气下陷，遂投以升陷汤，为其有汗，加龙骨、牡蛎皆不用煅各五钱，三剂而愈。

　　《医学衷中参西录·药物》

　　沧州董氏女，年二十余。胸胁满闷，心中怔忡，动则自汗，其脉沉迟微弱，右部尤甚，为其脉迟，疑是心肺阳虚，询之不觉寒凉，知其为胸中大气下陷也。其家适有预购黄芪一包，俾用一两煎汤服之。其族兄在座，其人颇知医学，疑药不对证。愚曰：勿多疑，倘有差错，余职其咎。服后，果诸病皆愈。其族兄疑而问曰：《神农本草经》黄芪原主大风，有透表之力，生用则透表之力益大，与自汗证不宜，其性升而能补，有膨胀之力，与满闷证不宜，今单用生黄芪两许，而两证皆愈，并心中怔忡亦愈，其义何居？答曰：黄芪诚有透表之力，气虚不能逐邪外出者，用于发表药中，即能得汗，若其阳强阴虚者，误用之则大汗如雨不可遏抑。唯胸中大气下陷，致外卫之气无所统摄而自汗者，投以黄芪则其效如神。至于证兼满闷而亦用之者，确知其为大气下陷，呼吸不利而作闷，非气郁而作闷也。至于心与肺同悬胸中，皆大气之所包举，大气升则心有所依，故怔忡自止也。继加桔梗二钱，知母三钱，又服两剂以善其后。

　　《医学衷中参西录·医案》

　　表兄赵文林之妻，年近三旬，得不寐证，兼心中恒惊悸。

　　病因：因家中诸事皆其自理，劳心过度，因得不寐兼惊悸病。

　　证候：初苦不寐时，不过数日偶然，其过半夜犹能睡，继则常常如此，又继则彻夜不寐。一连七八日困顿已极，仿佛若睡，陡觉心中怦怦而动，即蓦然惊醒，醒后心犹怔忡，移时始定。心常发热，呼吸似觉短气，懒于饮食，大便燥结，四五日始一行。其脉左部弦硬，右部近滑，重诊不实，一息数近六至。

　　诊断：此因用心过度，心热耗血，更因热生痰之证也。为其血液因热暗耗，阴虚不能潜阳，是以不寐，痰停心下，火畏水刑心属火痰属水，是以惊悸。其呼吸觉短气者，上焦凝滞之痰碍气之升降也。其大便燥结者，火盛血虚，肠中津液短也。此宜治以利痰、滋阴、降胃、柔肝之剂，再以养心安神之品辅之。

　　处方：生赭石轧细，八钱　大甘枸杞八钱　生怀地黄八钱　生怀山药六钱　栝蒌仁炒捣，六钱　天冬六钱　生杭芍五钱　清半夏四钱　枣仁炒捣，四钱　生远志二钱　茵陈钱半　甘草钱半　朱砂研细，二分

　　药共十三味，将前十二味煎汤一大盅，送服朱砂末。

　　复诊：将药连服四剂，心中已不觉热，夜间可睡两点钟，惊悸已愈十之七八，气息亦较前调顺，大便之燥结亦见愈，脉象左部稍见柔和，右部仍有滑象，至数稍缓，遂即原方略为加减俾再服之。

处方：生赭石轧细，八钱　大甘枸杞八钱　生怀地黄八钱　生怀山药六钱　龙眼肉五钱　栝蒌仁炒捣，五钱　玄参五钱　生杭芍五钱　枣仁炒捣，四钱　生远志二钱　甘草二钱

共煎汤一大盅，温服。

效果：将药连服六剂，彻夜安睡，诸病皆愈。

《邵兰荪医案·卷二》

遗风徐，血后阴耗，脉濡数，舌黄滑，湿火未清，心悸健忘，仍遵前法再进。

生地四钱　焦山栀三钱　黄草石斛三钱　夜交藤三钱　麦冬三钱　茯神四钱　远志肉八分　白薇钱半　丹参三钱　元参钱半　炒条芩钱半　淡竹叶钱半　灯心七支　四帖。

介按：阳明湿热未清，再以劳神动肝，以致咳血而暗吸肾阴，肾液既虚，未能上承于心，则心悸健忘，滋液清热，安神养胃。治法极为周到。

《竹亭医案·卷三》

苏府任太守恭人风火内郁，怔忡、眩晕治验。苏州太守任蓝轩先生恭人，嘉庆三年七月二十一日延诊。案云：始而火为风搏，风乃外来之风；既而风自火出，火乃内郁之火。火得风而摇动，风得火而熏蒸。痰因火起，悸由痰成，此怔忡、眩晕、汗多之所由来也，为之养阴清火，而风痰不致为累。

制首乌三钱　炙鳖甲五钱　归身二钱　白芍炒，二钱　粉丹皮一钱半　半夏曲一钱半　茯神二钱　陈皮一钱半　远志肉炒，一钱半　酸枣仁炒，一钱半

用旧铁器两许烧红，淬药汤即取出，候温服，三剂而愈。

《竹亭医案·卷四》

海盐上舍张铁珊由怔忡症兼脐上胀痛，肝胃气阻，宜先治标之验。上舍张铁珊，道光元年六月十四。病原：气出于中焦而行于遍体，贯注百脉，往来不息。近缘怔忡时发，心荣不足，胃土失养，肺气因而不充，肝木乘之。以故三日间，每至四鼓气由脐而上达于胸，并紧不舒，且胀且疼，必得手捺重按而后渐散。种种情事，合之脉象之浮而不沉，似与病象不符。唯两关细小兼弦，又未尝不关乎肝胃，而其源实由于心荣之不足，中气之有亏也。《经》云：缓治其本，急治其标。宜乎先治其标，再为探本穷源之法。

盐水炒香附二钱　盐水炒青皮一钱　麦冬一钱半，内填朱砂二分，线扎　泡淡吴茱萸二分　广藿香梗一钱半　沉香五分

加代赭石五钱，煅红，米醋淬三次。

上方如法煎服一剂，至四鼓气不上并，不胀不疼。

次日复诊：据述口苦舌干，却不多饮。原方去青皮、茱萸，加茯神、黑山栀、盐水炒乌药等，痊愈。

《竹亭医案·卷四》

鲍氏价人怔忡治验。鲍氏价者，怔忡有年，心荡无时。迩来胸膺气筑，不食少缓，食稍增则肚脐收缩吊紧，背曲，两乳下有似筋抽难状之势。头眩足浮，脉象细小。进后方六帖，心荡大

减，食后脐腹之收缩顿平，背曲、头眩俱缓。方附下：

丹参四钱　茯神二钱　远志一钱，去心炒　沉香五分　柏子仁三钱　归身一钱半　木瓜一钱半

元参三钱

加白檀香一钱五分同煎。

复诊：仍以原方加西党参二钱，煎服数剂而痊。

《剑慧草堂医案·卷中》

惊怖动心，心悸目直，脉迟弦。是心肝神魂不藏，防成怔忡。

饭蒸菖蒲　紫丹参猪心血拌　礞石　远志　桑叶　郁金　牡蛎　杏仁　酸枣仁　柏子仁　胆

星　茯神　白芍　枳壳　龙骨　知母

品珠诊：血虚木旺，心肾失交，头眩心悸，瘕疝怵惕，症属怔忡。怡养为宜。

紫丹参猪心血拌　茯神　柏子仁　半夏　胆星　牡蛎　鸡血藤　饭蒸菖蒲　远志　酸枣仁

秫米　石决　龙齿　夜交藤

又初诊：无痰不作眩，眩旋心悸，脉濡弦。以桑麻温胆汤。

桑叶　半夏　胆星　饭蒸菖蒲　远志　牡蛎　枳壳　天麻　橘红　茯神　真滁菊　石决

龙齿　竹茹玫瑰花制

《剑慧草堂医案·卷下》

惊怖动心，心悸眩旋，得食则胀，脘痛彻背，脉左弦。是心肝之阳偏亢也，切宜怡养。

紫桴丹参猪心血拌　茯神　桑叶　珍珠母　牡蛎　香附　白芍　熟枣仁　远志　滁菊　青陈

皮　龙齿　川郁金　菟丝　吴萸川连拌

血不养肝，气火风阳上僭，以致眩旋心悸，脘满辄胀，舌糙，脉右弦。当养血润肝，兼和
营卫。

银胡　当归　熟枣仁川连拌　远志甘草水浸　香附四制　广木香　合欢　白芍　桑叶　紫丹参

茯神　砂仁　川郁金　川斛

《孤鹤医案·痰》

痰火内忧，心悸不宁。治以清热疏郁，佐以涤痰。

川连五分　辰砂拌麦冬二钱　炒枣仁三钱　茯神三钱　橘红一钱　半夏一钱半　孔石菖蒲一钱

炒枳实一钱　郁金一钱

加九孔石决明五钱。

《孤鹤医案·杂证案例》

营亏火升。营液内亏，肝脾失养，木火上升，心跳时眩，筋脉不舒，脉数略弦。拟用柔剂。

潞党参三钱　炒丹皮二钱　炒黑归身二钱　炒杜仲二钱　焦白芍一钱半　化入阿胶二钱　炒枣

仁三钱　新会皮一钱　炒远志八分　黑山栀一钱半　茯神三钱

《江泽之医案·痰饮》

水饮凌心则心悸，蔓延阳明则虚里穴动。胆热则怯甚，入经络则筋惕肉瞤。善怯多疑，善虑

多思，皆胆虚痰多之幻境也。前经调治，渐次向愈，水到渠成，勿过虑也。

茯苓神　於术散　石决明　夜合花　瓜蒌霜　防己　络石藤　粉丹皮　半夏曲　秫米　橘皮、络　首乌藤　鲜竹茹

《江泽之医案·症》

操劳郁怒，肝叶迫肺膈，震动心君，致成怔忡。拟镇肝养营为治，戒怒安闲为要。

白芍　牡蛎　丹参　酸枣仁　朱茯神　木瓜　远志　归身　柏子霜　桂圆肉

复诊：加冬术一两四钱、生地、西洋参

同前为末，桂圆肉杵膏和蜜成丸。

《王仲奇医案·正文》

潘，爱多亚路。脉来弦搏刚劲，左寸滑而濡，右尤粗大，心悸不得卧，咳出之物非血非痰，有如肺体，心肺之伤久矣。唯近来益甚，气逆不舒，少腹作痛，面黄暗不泽，舌黄白而腻，肠胃又连带为病，难以图治。

法半夏一钱五分　丝瓜络带子，三钱　炙远志一钱　光杏仁三钱　生苡仁三钱　旋覆花一钱五分　赖橘红一钱　御米壳一钱五分　白茯苓三钱　预知子三钱　伽楠香一分，锉研细末，冲

《曹沧洲医案·风温湿热》

右，向病风湿骨痛，至今不净，胸闷，心悸，寐不安，脉细数。宜宽中宁神，宣通经脉为法。

瓜蒌皮四钱　朱茯神一钱五分　竹茹三钱　川石斛四钱　枳壳三钱　北秫米四钱　紫贝齿生杵，一两　朱连翘三钱　广郁金三钱五分　盐半夏三钱　首乌藤三钱　陈佛手三钱五分

《曹沧洲医案·肝脾门》

右，心悸不得寐，腰痛，胃纳式微，脉软弦。本虚为病，须逐渐调养。

上川连四分，盐水炒　首乌藤三钱　杜仲三钱　川断三钱　沙苑子三钱，三味盐水同炒　川石斛三钱　全瓜蒌五钱，切　炒香枣仁三钱　石决明一两生，先煎　盐半夏三钱　抱木茯神五钱，朱砂拌　竹茹二钱　鲜稻叶三钱

《费绳甫医案》

崇明钱仰翁，心悸气急，内热头眩，肾阴久虚，水不涵木。肝阳升腾无制，销灼胃阴，心营宣布无权，脉来细弦而数。治宜益肾清肝，养心和胃。

冬青子四钱　柏子仁三钱　北沙参四钱　大白芍一钱五分　云茯神二钱　钩藤钩一钱五分　生甘草五分　象贝母三钱　瓜蒌皮二钱　生熟谷芽各四钱　肥知母一钱　生杜仲三钱　内金炙，三钱　川石斛二钱　灯心二尺

广东李茂堂，心悸不寐，右足趾作痛，牵引足跗，鼻塞涕多。此中虚血亏，湿痰入络而兼感冒也。须补散兼行，化痰通络，方合法度。

吉林参须五分　嫩苏梗一钱　陈广皮一钱　制半夏一钱五分　象贝母三钱　苡仁四钱　左秦艽一钱　杏仁三钱　瓜蒌三钱　地肤子三钱　五加皮二钱　甜瓜子三钱　北秫米三钱　嫩桑枝二钱

连进三剂，鼻通涕少，右足趾作痛已止，夜寐亦酣。外邪清而湿痰化，足筋自舒。

别直参一钱　全当归二钱　陈广皮一钱　制半夏一钱五分　象贝母三钱　柏子仁二钱　云茯神二钱　北秫米三钱　龙眼肉五枚

服六剂而愈。

广东姚仁峰，心悸不寐，肢麻怯冷，食入作吐。余诊其脉，左弦右缓，中气久虚，湿痰阻胃。

高丽参一钱　茯神二钱　白术一钱　当归二钱　枣仁一钱五分　远志八分　广皮一钱　半夏一钱五分　茅术一钱　木香五分　砂仁一钱　姜炮，八分　龙眼肉三枚　连服十剂而愈。

《陈莲舫医案·卷下》

左，心阴不足，肝阳有余，两耳发鸣，头蒙肢麻，多梦少寐，心悸肉瞤，证属怔忡。脉偏弦细，右滑。从中积痰蓄饮，拟以镇养。

洋参　木神　胆星　潼、白蒺藜　半夏　贝齿　夜交藤　丹参　秫米　珠母粉　白芍　新会　玫炒竹茹

左，彻夜不寐，将成怔忡，属操劳过度，肝阳内扰，以致神不守舍，痰热内蒙。脉见细弦，拟以镇养。

洋参　木神　胆星　丹参　半夏　远志　柏子仁　白芍　秫米　龙齿　夜交藤　会皮　龙眼肉　竹茹

《顾氏医案·肝火、肝风门》

恍惚惊悸，眩晕怔忡，脉芤涩，形疲，色不华。皆由心阴过亏，暗吸肾真，水不涵木，则无风而自动矣。

熟地　白芍　淮麦　茯神　山药　甘草　南枣　牡蛎

《经方实验录·第一集中卷》

姚建，律师，现住小西门外大兴街，尝来请诊，眠食无恙，按其脉结代，约十余至一停，或二三十至一停不等，又以事繁，心常跳跃不宁，此仲师所谓"心动悸，脉结代，炙甘草汤主之"之证是也，因书经方与之，服十余剂而瘥。

甘草炙，四钱　生姜三钱　桂枝三钱　潞党参二钱　生地一两　真阿胶二钱　麦冬烊冲，四钱　麻仁四钱　大枣四枚

唐左，初诊：脉结代，心动悸，炙甘草汤主之，此仲景先师之法，不可更变者也。

甘草炙，四钱　川桂枝三钱　潞党参三钱　阿胶珠二钱　大麻仁一两　大麦冬八钱　大生地一两　生姜五片　红枣十枚

二诊：二进炙甘草汤，胃纳较增，唯口中燥而气短，左脉结代渐减，右脉尚未尽和，仍宜前法加减，加制军者，因大便少也。

甘草炙，五钱　川桂枝四钱　潞党参五钱　阿胶珠二钱　大熟地一两　大麻仁一两　麦冬四钱　紫苏叶五钱　天花粉一两　生姜三片　红枣七枚　制军三钱

心悸

误治案

《先醒斋医学广笔记·卷二》

太学朱方仲内人，禀赋极弱，兼之作劳善怒，内热怔忡，胆虚气怯，已三四年矣。壬申夏，忽发厥冒，痰气上升，则两目上窜，手足发搐，不省人事。初时一日一发，三四日后，则连发不止，日夜几百次，牛黄、竹沥，遍尝不效。予计已穷，意欲用参、附峻补，因其时常口渴，大便不通，不敢轻投。适一友至，极其赞决，谓非附不可。强用附子二钱，人参六钱，作一剂投下。午后进药，黄昏发大热，烦躁渴甚，不两日毙矣。此固非因附子而然，第证候决不宜用。侥幸之愈念漫试也。

《素灵微蕴·卷三》

陈梦周，患作酸嗳气，头晕耳鸣，春季膈热，火升头痛，手麻惊悸，不寐善忘，左乳下跳动不息。每午后膝冷病作，鸡鸣膝温而轻，平旦膝暖而差。服燥土疏木之药，饱食甘寝，但胸有火块，游移上下左右，时时冲击微痛，心跳未已。初秋膝冷又发，项脊两肩作痛，面颧浮肿，喷嚏时来，四肢拘急，心跳连脐，遍身筋脉亦动。八月后睡醒口苦，舌根干燥，每夜鸡鸣，膝冷病作，午后膝温而轻，日夕膝暖而差。病来计粒而食，饮啖稍过，胀闷不消，滞气后泄，略啖瓜果，便觉腹痛，食粥则吐稀痰，晚食更多。

此缘土湿不运，阳气莫藏。心藏神，肾藏精，人之虚灵善悟者，神之发也，睹记不忘者，精之藏也。而精交于神，神归于精，则火不上炎，水不下润，是谓既济。精不交神，则心神飞越，不能知来，神不归精，则肾精驰走，不能藏往，此善忘之由也。精根于神，及其右降而为金，则魄具而精生；神根于精，及其左升而为木，则魂成而神化，《日华子》所谓精秉于金火而气谐于水木也。今火炎于上，则金被其克而不降，水润于下，则木失其政而不升矣……悸者，乙木之郁冲，惊者，甲木之浮宕，乙木之枝叶敷舒于上，甲木之根本栽培于下，则惊悸不生。乙木不能直升，枝叶上郁，肝气振摇则善悸，甲木不能顺降，根本下拔，胆气虚飘则善惊……治法唯宜燥土。土居二气之中，以治四维，在阴而阴，在阳而阳，随四季而递变。土旺则上清下温，升左降右，稍助其推迁，而南北互位，东西贸区，静与阴同闭，动与阳俱开，成然寐，蘧^①然觉，经目而讽于口，过耳而识于心，泰山崩而色不变，迅雷震而心不摇，神宇泰定，诸病俱消矣。惊悸之证，阳败土湿，后世庸工以为阴亏，归脾、补心诸方谬妄极矣。梦周平日强记善睡，涉秋病作，服归脾、六味诸药，大损眠食，惕然惊悸，通夜不寐。年逾六十，中气衰弱，而常服滋润，伐其微阳，神思荒浪，欲作阜落国^②人，其老矣，何以堪此哉！

《回春录·内科》

比丘尼心能，体厚蹒跚，偶患眩悸。医以为虚，久服温补，渐至发肿不饥。仲夏延孟英视之，脉甚弦滑，舌色光绛。主清痰热，尽撤补药。彼不之信，仍服八味等方。至季夏再屈孟英诊之，脉数七至，眠食尽废，不可救药矣。果及秋而荼毗^③。

评述

历代医家实践证明，中医对心悸的治疗从整体出发，辨证施治，有着简、便、验、廉等明显优势，因而日益受到了人们重视。从先秦到清末两千多年间，历代医家在长期临床实践中积累了丰富的心悸病证诊疗经验，并留下了大量的文献资料，这些丰富的理论、经验、学术思想更具实用性与鲜活性，通过系统整理、总结，对今人的研究具有宝贵的借鉴价值和指导意义。通过对先贤留下的诸多医案进行梳理，可以看出心悸或外感所致、或气血两虚、或痰饮为病、或痰火相兼、或气血虚伴有痰饮、或病及五脏。实践经验表明，心悸的辨证论治应当首先考量其病源与成因，对心悸的形成机理、人群、治疗过程进行贯通性研究，这是治疗心悸的基本方法。通过这一研究方法既可证实中医在疗效方面的独特优势，又可以洞见历代心悸病证辨证论治成果，做到理论研究与经验研究的有机统一，明晰心悸学术研究的源流与演变，在知识积累的基础上，推动研究的深化与完善。

一、审证求因，辨证论治

心悸的形成常与心神不宁、心虚胆怯、心气不足、心血不足、心阳不振、水饮凌心、肝肾阴虚、痰饮内停、瘀血阻络等因素有关。《杂病源流犀烛·怔忡》谓："悸者……非缘外有所触，自然跳动不宁，其原由水衰火旺，故心胸躁动……或水停心下，心为火而恶水，故筑筑跳动不安……或汗吐下后正气虚而悸不得卧……此皆悸病之由也。"又曰："怔忡，心血不足病也……心血消亡，神气内守，则心中空虚，快快动摇不得安宁，无时不作，故曰怔忡；或由阳气内虚，

① 蘧（qú 渠）：惊喜貌。
② 阜落国：传说古国名，《列子·周穆王》："东极之北隅，有国曰阜落之国……其民常觉而不眠。"此处指患者陈梦周不眠之病症。
③ 荼毗（tú pí）：佛教用语，指僧人死后火化。

或由阴血内耗，或由水停心下，水气乘心……或事故烦冗，用心太劳……或由气郁不宣而致心动……以上皆怔忡所致之由也。"

凡外感、内伤诸病中均可出现惊悸、怔忡之因，其因甚多，但以惊恐伤人为最。临证宜"伏其所主，而先其所因"。故益气养血、滋阴温阳、行气化瘀、化痰涤饮以及养心安神、重镇安神等为历代医家诊治心悸的治疗大法。虚当补之，实当泻之。

二、误治传变，谨防危候

由于其他疾病迁延不愈或失治误治，致使正气受损，或邪气乘之，亦可导致心悸。《伤寒论》中即有太阳病发汗太过或误用下法、少阳病误用汗吐下皆可导致心悸的记载。至于他病传变致悸，《内经》中即指出痹证迁延不愈，内舍于心，可致心悸；《诸病源候论》中提出金疮可致惊悸，并对脚气风经五脏惊悸、虚劳惊悸的病机进行了初步论述；唐代孙思邈在《备急千金要方》中指出风癫、风眩两病常伴心悸；《太平圣惠方》提出"伤寒后心虚惊悸"；北宋年间的《圣济总录》提出"痈内虚"导致惊悸及肾虚致悸，并对《诸病源候论》中关于脚气风经五脏惊悸、虚劳惊悸的内容进一步发挥。

在历代古籍医案中，伤寒过汗、肝风误治及温病误治致惊悸；久疟、吐血、崩漏、胸痹、痹病、痰饮、暑湿、咳久、肺胀、喘病、产后致心悸；癫狂、虚损、痫后、不寐致怔忡等，不胜枚举。故久病虚实夹杂，病机复杂者则宜标本兼顾，攻补兼施。谨防出现心阳暴脱的厥脱、抽搐等危候。

三、特殊发病人群

通过梳理医案不难发现，心悸多见于小儿、妇人。《保婴撮要》《先醒斋医学广笔记》《医学穷源集》《灵验良方汇编》《临证指南医案》《万病回春》《女科证治准绳》《续名医类案》等有诸多医案记载。妇人产后心悸尤为多发，知晓诱发因素可提前进行调摄防护。

四、医家临证特色

自明清已降，论述更为精要，对本病认识已臻于完善。虞抟在《医学正传·惊悸怔忡健忘证》中对惊悸、怔忡的区别与联系有详尽的描述；龚居中在其著作中也有相关命题的论述；张介宾认为"阴虚"是心悸形成的根本；《景岳全书·怔忡惊悸》指出"怔忡之病，心胸筑筑振动，惶惶惕惕，无时得宁者是也……此证唯阴虚劳损之人乃有之"。至清乾隆年间，政府组织编纂的大型综合性医书《医宗金鉴》将心悸总结为"筑筑惕惕心动悸，怔怔忡忡不自安，饮多尿少为停水，厥冷汗后是虚寒"。百家争鸣，各有发挥，推动了心悸病诊疗实践的发展。

（一）明代龚延贤——养血清火，清痰补虚，益气安神

龚氏在《万病回春》中将怔忡与惊悸分别分为三型进行论治。具言之，怔忡，"若思虑即心

跳者，是血虚也"，治以四物安神汤兼辰砂安神丸；"心若时跳时止者，是痰因火动也"，治以二陈汤加枳实、麦冬、黄连、山栀、人参、白术、当归、辰砂等；"心慌神乱者，血虚火动也"，治以朱砂安神丸。惊悸，"属血虚火动者，宜养血以清火也"，治以养血安神汤；"属痰火而气虚者，宜清痰火以补虚也"，治以金箔镇心丸；"属心虚气虚而兼有痰者，宜安神补虚化痰也"，治以益气安神汤。

（二）明代张介宾——益气养心，精气互根，治不离本

张氏深谙精气互根之理，强调治病求本，善于把握病机本质。《景岳全书·怔忡惊恐论治》云："凡治怔忡惊恐者，虽有心脾肝肾之分，然阳统乎阴，心本乎肾。所以上不宁者，未有不由乎下，心气虚者，未有不因乎精。此心肝脾肾之气，名虽有异，而治有不可离者，亦以精气互根之宜然而君相相资之全力也。"提纲挈领地对心悸病证的施治进行论述。

在具体治疗上，张介宾圆通活法，随病情灵活应变："然或宜先气而后精，或宜先精而后气，或兼热者之宜清，或兼寒者之宜暖，此又当因其病情而酌用之，故用方者宜圆不宜凿也。"后世许多医家从中深受启发，如清代罗国纲《罗氏会约医镜》引用了张介宾的论述并加以发挥，提出"治者，或先养心，或先补肾，或早夜补肾，中时补心"的具体治法。

（三）清代叶天士——益气宁心，温化痰饮，补肾清心

叶氏治疗心悸未单独列门类，从气血阴阳，或夹痰、饮、瘀综合进行辨证调理，主张"治法宜唯理偏"。用药首选补虚药、安神药，其次为清热药、利水渗湿药。近贤程门雪评："不用金石重镇药，见地极高。重镇则悸反甚，余屡试之，方治心悸络动最好。"

（四）清代王九峰——培养心脾，兼滋肝肾，燮理阴阳

王氏在《王九峰医案》中将诊治怔忡总结曰："《经》以喜怒伤气，寒暑伤形，冲脉起于肾下，出于气街，挟脐上行，至胸而散。冲脉动，则诸脉皆动。少腹属厥阴，厥阴肝也。气从少腹蠕动，逆冲于上。心慌意乱，虚里穴跳如跃梭。肾不养肝，气失摄纳，皆根蒂之亏。寡欲固是良谋，更宜恬淡虚无为妙，否则尽恃草木功能，一曝十寒，亦无益也。"

其师从温补派医家张介宾，治疗注重补肾，认为"心为致病之标，肾为致病之本，不必治心，当专补肾"。具体诊治中，心肾交亏者治以养心汤，真阴不足者治以当归六黄法等。

（五）清代林珮琴——据证虚实，或补或攻，亦或兼施

林氏在《类证治裁·怔忡惊恐论治》中对惊悸证治做了比较全面的概括，"心脾气血本虚，而致怔忡惊恐，或因大惊猝恐，神志昏乱"者宜七福饮甚或大补元煎；"肾水亏，真阴不足致怔忡"者宜左归饮；"命门衰，真阳不足致怔忡"者宜右归饮；"三阴精血亏损，阴中之阳不足，而致怔忡惊恐"者宜大营煎或理阴煎；"水亏火盛，烦躁热渴而为怔忡惊悸"者宜二阴煎或加减一阴煎；"思虑郁损心营，而为怔忡惊悸"者宜逍遥散或益营煎；"痰火盛，心下怔忡"者宜温胆汤加

味；"寒痰停蓄心下而怔忡"者宜姜术汤；"痰迷心窍惊悸"者宜温胆汤甚者朱砂消痰饮。

（六）清代张聿青——息肝宁神，化痰宣窍，养血和营

张氏在《张聿青医案》中记录诊治心悸过程完整、清晰。心悸兼有痹证者，滋水以涵肝木，育阴而和营血；兼有头痛者，息肝和阳；眩晕心跳者，息肝宁神。肝胆皆木也，肝木上升，胆木下降，是为和平。唯肝升太过，则胆降不及，胆木漂拔，自然气馁，胆病，实肝病也。经云，虚则补其母。木之母，水也，所以降胆必先息肝，息肝必先滋肾。剂型方面不独用汤剂，而常用膏剂开水化服，久病服用方便效佳。

（七）清代沈金鳌——交通心肾，温阳化饮，益气养心

沈氏在《杂病源流犀烛》中以心伤火动、火郁生痰概括悸之病由。水衰火旺者，治以天王补心丹；水停心下者，治以茯苓饮子、半夏麻黄汤；汗吐下后正气虚者，治以温胆汤。怔忡则分二十二型论治，尤为详尽，对怔忡的证治做了更为全面的总结。

（八）清代费绳甫——和胃清肝，补益心脾，交济水火

费氏是孟河医派名家费伯雄之孙，深得家学真传，擅治内科杂病，对心悸治疗深有心得。其提出心悸有肝阳激越、血不养心、元阳散越、心火外浮的分型，并提出相应的治则治法、用药规律。细言之，肝阳激越，心悸头眩，治宜养阴清肝；血不养心，心悸自觉下坠，治宜培补心血；心阳散越，心悸惊恐，治宜益气镇心，载神返宅；烦恼太过，心火外浮，心悸懊恢，内热舌绛，治宜养心清火。

（九）民国曹沧洲——清心化痰，柔肝益肾，重以去怯

曹氏治疗心悸总不离心肝二脏，肝失条达、痰火扰心为其总机。然血不养肝，或水不涵木，皆可使肝失疏泄；或化气火升腾，或成虚阳上扰。但木盛势必克土，土运失司则痰从中生。故治疗养血柔肝、益肾平肝同时，化痰助运自在情理之中。心主神明，惊悸总属心神受扰，标实多为痰火，故清心化痰安神掺杂其中，为标本兼顾之举。此正与清代吴澄《不居集·怔忡惊悸健忘善恐不眠》所谓"心者，身之主，神之舍也。心血不足，或为痰火扰动"相合。

（十）民国张锡纯——益元养血，兼化痰瘀

张氏首次提出胸中大气下陷而致怔忡的新观点，病因、病机、证候和治疗等均有独创性阐发，创制的升陷汤疗效确切，《医学衷中参西录》中记载了多则以升陷汤治疗怔忡验案。张氏在治疗心悸病处方用药中，善用对药，配伍精当，喜用龙骨、牡蛎、山茱萸、山药、黄芪、知母等。剂型的选择上，也体现张氏灵活多变的用药风格，不拘泥于汤剂，而是与粥、饼、茶以及单味药等巧妙运用。

整体来看，历代医家思辨的主流将心悸病分为"惊悸"和"怔忡"。二者病因病机相似，轻

重程度有别，"惊悸"日久不愈可转为重证"怔忡"，可视为同一疾病过程的两个不同阶段，现代中医将其统称为"心悸"病。现代中医学者普遍认为，心悸病相当于西医内科的心律失常、心功能不全、神经官能症等具有心悸临床表现的疾病。随着中医学对心悸病证认识的不断深入发展与积累，心悸病命名趋于统一、概念内涵逐渐明晰、疗效愈加明确。

心悸

附录一

心悸中医古籍方药证据的评价与推荐

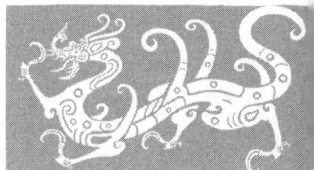

中医古籍是中医学术的重要载体，其蕴含着丰富的理论知识、实践经验与思维方法，是中医药薪火传承的重要资源。随着循证医学在中医药领域发展，证据在中医临床实践中越来越重要，中医古籍证据作为中医药知识的重要组成部分，理应成为证据体中不可或缺的一部分。课题组前期应用充分的文献调研法与多轮德尔菲法研制了《中医古籍防治证据评价分级量表》，旨在建立较为客观的评价指标的基础上对中医古籍证据质量进行评价与分级，并结合多种可能的影响因素综合分析，参与中医临床实践指南的制定，为中医临床实践提供科学有效的中医古籍证据。

本部分内容拟对本书方剂及医案部分内容进行整理，制定针对心悸的《中医古籍防治证据评价分级量表》，进而对其相关古籍证据进行评价及推荐。

1. 纳入与排除标准

1.1 纳入标准

（1）1911 年（包括 1911 年）以前的中医古籍方药证据。

（2）有具体方名的证据。

（3）同名异方的证据以其中描述的症状较为全面或出现年代较早者纳入。

1.2 排除标准

（1）特定人群或特殊原因引起的心悸的相关治疗证据。

（2）有关针灸、养生功法等其他方面的古籍证据。

2. 证据评价与推荐

2.1 完善证据评价工具

本研究选用的中医古籍证据评价工具为《中医古籍防治证据评价分级量表》[1-2]，该量表是课题组前期在充分的文献调研基础上，应用德尔菲法等研制的用于评价中医古籍防治证据的工具，其将中医古籍防治证据分为知识类证据与案例类证据，各类证据下又分别从对证据所来源古籍与证据内容两个方面进行评价。最终形成包含 12 个评价指标的评价分级量表，量表包括各评价指标的具体量化分值、权重赋值及分级标准，同时在整个量表后附有对量表各评分标准的详细说明。

为适应不同疾病相关中医古籍内容的具体情况，本研究应用目前收集的待评价的心悸中医古籍证据作为参考值设置的数据来源，以数据四分之一位数、中位数及四分之三位数作为量化分界值，对各评价指标的参考值重新设置见表 1，完整的《中医古籍防治证据评价分级量表》（心悸）见附录二。

表 1　完善后的证据评价量表

分类	条目	分值	权重
一、证据所来源古籍的评价指标	1. 被引量	根据检索的条数所在范围赋予分值 247 以上：5 分；69～247：3 分；17～69：1 分	3.5
	2. 版本量	根据查到的版本数所在范围赋予分值 15 以上：5 分；6～15：3 分；2～6：1 分	3
	3. 古籍知名度	①官修文献及经典类著作：计 5 分； ②某学派或学科的代表著作：计 4 分； ③中医学教材中介绍的著作（上述除外）：计 3 分； ④某一学派或学科的其他著作（上述除外）：计 2 分； ⑤一般中医学著作：计 1 分	3.5
二、知识类证据内容的评价指标	1. 对疾病防治相关内容叙述是否全面	全面计 5 分；基本全面计 3 分；不全面计 1 分	2.5
	2. 其他知识类古籍对该证据的研究情况	根据检索的条数所在范围赋予分值 196 以上：5 分；40～196：3 分；6～40：1 分	2.5
	3. 案例类古籍对该证据的应用情况	根据检索的条数所在范围赋予分值 7 以上：5 分；1～7：3 分；　0～1：0 分	2.5
	4. 现代文献对该证据的研究情况	根据检索的条数所在范围赋予分值 117 以上：5 分；9～117：3 分；0～9：1 分	2.5

2.2 证据评价与推荐

2.2.1 收集各评价指标所需数据

（1）在对证据所来源古籍评价方面

"古籍被引用量"，是将古籍名称为检索词在《中华医典》中进行检索，对于较著名的古医籍，如《金匮要略》，除古籍名称作为检索词外，另检"仲景"等词，将最终检索结果加和并排除原著中出现的条数后记录为本古籍的被引用量。

"版本量"的确定是以《新编中国中医古籍总目》为依据进行各古医籍版本量的确定。

"古籍知名度"符合量表中所设置的条件及参考材料进行判定。

（2）对知识类证据本身内容的评价

"对疾病防治相关内容叙述是否全面"是指待评价的古籍内容是否完整而全面地论述了对疾病治疗的整体思路与措施，判定条件分为"全面""基本全面"与"不全面"，根据古籍内容进行具体评判。

"其他知识类古籍对该证据的研究情况"是指评价时以方剂名（包括别名）为检索词，在《中华医典》中进行检索，排除原著作中出现的条数及在医案类古籍中出现的条数后记录数据。

"案例类古籍对该证据的应用情况"是指评价时以方剂名（包括别名）为检索词，在《中华医典》中进行检索，排除原著中出现的条数及在知识类古籍中出现的条数后记录数据。

心悸

"现代文献对该证据的研究情况"是指评价时以方剂名（包括别名）为检索词，在中国知网、万方中文数据库和 PubMed 英文数据库进行检索，检索到的数据汇总后记录。

2.2.2 证据的评分

根据本次研究完善后的评价量表对各指标收集的数据进行评分，并赋以相应的权重系数得出各证据最终评分。

2.2.3 证据的分级

根据量表分级标准"35 分及以上为高等级证据；20 分及以上为中等级证据；20 分以下为低等级证据"对所有证据进行分级。

2.2.4 证据推荐标准

现代循证医学证据在推荐强度方面包括了患者、临床医生和政策制定者 3 个方面[3]，强推荐对患者而言是指在这种情况下，多数患者会采纳推荐方案，只有少数不会；对临床医生而言是指多数患者应该接受该推荐方案；对政策制定者而言则是指该推荐多数会被政策制定者采纳。弱推荐对患者而言是指在这种情况下，绝大多数患者会采纳推荐方案，但仍有患者不采用；对临床医生而言，则应该认识到不同患者有各自适合的方案，并帮助每位患者制定出能体现其价值观和意愿的决定；对政策制定者而言，则表明制定政策需要实质性的讨论，并需要众多利益相关者参与。

中医古籍证据是我国古代医家经过历代的临床实践总结的宝贵经验，沿用至今的古籍证据应该是被推荐使用的临床证据。本研究拟制定以下标准来评判古籍证据是否被推荐。

（1）强推荐证据：强推荐证据应同时满足以下条件

①经《中医古籍防治证据评价分级量表》评价为高等级的古籍证据。

②现代中医学教材或工具书或中医临床诊疗指南或专家共识中记载该证据内容治疗心悸或入选古代经典名方目录（第一批）或国医大师现代临床应用。

③证据来源具有可靠的中医理论基础。

（2）弱推荐证据：符合以下情况者为弱推荐

①经《中医古籍防治证据评价分级量表》评价为高等级证据，但无现代中医学教材或工具书、中医临床诊疗指南或专家共识中记载该证据内容治疗心悸和（或）未被选入经典名方目录（第一批）和（或）无国医大师现代临床应用和（或）无相关中医基础理论支撑。

②经《中医古籍防治证据评价分级量表》评价为中等级证据，同时在现代中医学教材或工具书或中医临床诊疗指南或专家共识中记载该证据内容治疗心悸，且有国医大师现代临床应用，且证据来源具有可靠的中医理论基础。

（3）暂不推荐证据

①经《中医古籍证据评价分级量表》评价为中等或低等级的证据。

②不能确定证据的真实性者。

3. 证据评价及推荐结果

对纳入的 395 条治疗心悸的中医古籍证据（知识类证据 347 条，案例类证据 26 条，同时为两类证据 22 条）按照《中医古籍防治证据评价分级量表》的内容进行逐项评价、评分及分级，最终有 75 个证据被评价为高等级证据，134 个证据被评为中等级证据，186 个证据被评为低等级证据。强推荐证据 4 个，分别为定志丸、天王补心丹、归脾汤及温胆汤；弱推荐证据 71 个；暂不推荐证据 320 个。下表 2 列出全部结果。

表 2　心悸中医古籍证据评价及推荐结果

序号	方剂名称	分级	出处	评价得分	推荐结果	备注
1	导赤散	I	《幼科证治准绳·集之三》	47.9	弱推荐	
2	定志丸	I	《太平惠民和剂局方·卷之五》	47.9	强推荐	教材、诊疗指南中应用"安神定志丸"
3	茯苓甘草汤	I	《伤寒论·辨厥阴病脉证并治》	46.5	弱推荐	
4	柴胡汤	I	《圣济总录·卷第三十二》	44.7	弱推荐	
5	黄芪汤	I	《圣济总录·卷第八十七》	44.7	弱推荐	
6	二陈汤	I	《太平惠民和剂局方·卷之四》	44.4	弱推荐	
7	解毒丸	I	《普济方·卷二百八十六》	44.3	弱推荐	
8	酸枣仁汤	I	《普济方·卷二百二十七》	44.3	弱推荐	
9	吴茱萸汤	I	《普济方·卷二百四十八》	44.3	弱推荐	
10	麻黄汤	I	《外台秘要·卷第三十七》	43.4	弱推荐	
11	理中丸	I	《伤寒论·辨霍乱病脉证并治》	43	弱推荐	
12	五苓散	I	《伤寒论·辨霍乱病脉证并治》	43	弱推荐	
13	补心汤	I	《千金翼方·卷第十六》	42.3	弱推荐	
14	阳旦汤	I	《备急千金要方·卷九》	42.3	弱推荐	
15	桂枝附子汤	I	《仁斋直指方论（附补遗）·卷之三》	42.2	弱推荐	
16	养荣汤	I	《杨氏家藏方·卷第十五》	42.2	弱推荐	
17	独参汤	I	《伤寒绪论·卷下》	41.6	弱推荐	
18	犀角地黄汤	I	《伤寒绪论·卷下》	41.6	弱推荐	
19	炙甘草汤	I	《脉因证治·卷一》	41.6	弱推荐	既为知识类，又为案例类证据
20	小柴胡汤	I	《金匮玉函经·卷第二》	41.3	弱推荐	
21	真武汤	I	《金匮玉函经·卷第二》	41.3	弱推荐	既为知识类，又为案例类证据

序号	方剂名称	分级	出处	评价得分	推荐结果	备注
22	独活汤	I	《圣济总录·卷第五》	41.2	弱推荐	
23	麦门冬汤	I	《圣济总录·卷第三十一》	41.2	弱推荐	
24	清心丸	I	《圣济总录·卷第一百八十五》	41.2	弱推荐	
25	柏皮汤	I	《证治准绳·类方》	40.9	弱推荐	
26	导痰汤	I	《证治准绳·杂病》	40.9	弱推荐	
27	黄芪建中汤	I	《太平惠民和剂局方（附：指南总论）·卷下》	40.9	弱推荐	
28	术附汤	I	《太平惠民和剂局方（附：指南总论）·卷下》	40.9	弱推荐	
29	右归丸	I	《景岳全书·卷之五十一德集》	40.9	弱推荐	
30	鹿茸丸	I	《普济方·卷二百二十八》	40.8	弱推荐	
31	双补丸	I	《普济方·卷二百二十七》	40.8	弱推荐	
32	羊肉汤	I	《产孕集·下篇》	40.55	弱推荐	
33	甘草附子汤	I	《伤寒总病论·卷第三》	40.2	弱推荐	
34	妙香散	I	《医学入门·外集》	39.9	弱推荐	
35	生姜汤	I	《幼幼新书·卷第十三》	39.9	弱推荐	
36	四七汤	I	《医学入门·外集》	39.9	弱推荐	
37	大建中汤	I	《严氏济生方·诸虚门》	39.8	弱推荐	
38	四物汤	I	《苍生司命·卷七（贞集）》	39.8	弱推荐	
39	天王补心丹	I	《苍生司命·卷七（贞集）》	39.8	强推荐	既为知识类，又为案例类证据；教材、诊疗指南中应用
40	理中汤	I	《小品方·卷第四》	38.8	弱推荐	
41	镇心丸	I	《备急千金要方·卷十四》	38.8	弱推荐	
42	佛手散	I	《竹林女科证治·卷三》	38.75	弱推荐	既为知识类，又为案例类证据
43	八味汤	I	《续名医类案·卷二》	38.5	弱推荐	
44	八味丸	I	《续名医类案·卷二》	38.5	弱推荐	
45	滚痰丸	I	《续名医类案·卷二》	38.5	弱推荐	
46	朱砂安神丸	I	《脉因证治·卷二》	38.1	弱推荐	既为知识类，又为案例类证据

序号	方剂名称	分级	出处	评价得分	推荐结果	备注
47	补中益气汤	I	《明医指掌·卷四》	38	弱推荐	既为知识类，又为案例类证据
48	四君子汤	I	《明医指掌·卷四》	38	弱推荐	
49	桂枝甘草汤	I	《金匮玉函经·卷第二》	37.8	弱推荐	
50	升麻葛根汤	I	《经验良方全集·卷四》	37.8	弱推荐	
51	小建中汤	I	《金匮玉函经·卷第二》	37.8	弱推荐	
52	白术丸	I	《圣济总录·卷第七十三》	37.7	弱推荐	
53	茴香汤	I	《普济方·卷二百二十七》	37.3	弱推荐	
54	禹余粮丸	I	《普济方·卷三百三十一》	37.3	弱推荐	
55	归脾汤	I	《校注妇人良方·卷二十四》	37.1	强推荐	既为知识类，又为案例类证据；教材、诊疗指南中应用
56	温胆汤	I	《校注妇人良方·卷三》	37.1	强推荐	既为知识类，又为案例类证据；教材、诊疗指南中应用"黄连温胆汤"
57	十全大补汤	I	《履霜集·卷二》	36.95	弱推荐	既为知识类，又为案例类证据
58	茵陈汤	I	《外台秘要·卷第四》	36.4	弱推荐	
59	礞石滚痰丸	I	《裴子言医·卷之二》	36.25	弱推荐	
60	十味温胆汤	I	《世医得效方·卷第八》	36.25	弱推荐	
61	竹叶石膏汤	I	《仁术便览·卷一》	36.05	弱推荐	
62	都气丸	I	《医述·卷十》	35.7	弱推荐	
63	肾气丸	I	《医验大成·眩晕章》	35.35	弱推荐	
64	琥珀散	I	《济阴纲目·卷之十二》	35.3	弱推荐	
65	大半夏汤	I	《仁斋直指方论（附补遗）·卷之七》	35.2	弱推荐	
66	加味归脾汤	I	《保婴撮要·卷十三》	34.9	弱推荐	既为知识类，又为案例类证据
67	养心汤	I	《校注妇人良方·卷三》	33.6	弱推荐	既为知识类，又为案例类证据

心悸

序号	方剂名称	分级	出处	评价得分	推荐结果	备注
68	生脉散	I	《广瘟疫论·卷之三》	33.55	弱推荐	既为知识类，又为案例类证据
69	八珍汤	I	《婴儿论·辨疳病脉证并治第五》	32.55	弱推荐	既为知识类，又为案例类证据
70	茯神汤	I	《备急千金要方·卷三》	31.8	弱推荐	既为知识类，又为案例类证据
71	茯苓散	I	《妇人大全良方·卷之十九》	30.65	弱推荐	既为知识类，又为案例类证据
72	升陷汤	I	《医学衷中参西录·一医方》	29.65	弱推荐	既为知识类，又为案例类证据
73	安神丸	I	《原幼心法·中卷》	29.05	弱推荐	既为知识类，又为案例类证据
74	酸枣仁丸	I	《校注妇人良方·卷三》	21.35	弱推荐	既为知识类，又为案例类证据
75	黄连安神丸	I	《保婴撮要·卷十三》	20.9	弱推荐	既为知识类，又为案例类证据
76	六味地黄丸	II	《保婴金镜录·面部见色主症》	34.9	暂不推荐	
77	人参养荣汤	II	《保婴撮要·卷十》	34.9	暂不推荐	
78	天麻丸	II	《本草单方·卷七》	34.5	暂不推荐	
79	小半夏汤	II	《御药院方·卷五》	34.3	暂不推荐	
80	前胡汤	II	《圣济总录·卷第三十一》	34.2	暂不推荐	
81	加味逍遥散	II	《保婴撮要·卷十》	34.2	暂不推荐	
82	牡蛎散	II	《太平惠民和剂局方（附：指南总论）·卷下》	33.9	暂不推荐	
83	宁志膏	II	《太平惠民和剂局方·卷之五》	33.9	暂不推荐	
84	平补镇心丹	II	《太平惠民和剂局方·卷之五》	33.9	暂不推荐	
85	清气汤	II	《女科证治准绳·卷之二》	33.9	暂不推荐	
86	沉香汤	II	《普济方·卷二百二十七》	33.8	暂不推荐	
87	茯苓汤	II	《备急千金要方·卷三》	33.55	暂不推荐	
88	人参白术散	II	《黄帝素问宣明论方·卷十一》	33.55	暂不推荐	
89	人参丸	II	《备急千金要方·卷三》	33.55	暂不推荐	
90	紫苏饮	II	《良朋汇集经验神方·卷之六（太平部）》	33.55	暂不推荐	

序号	方剂名称	分级	出处	评价得分	推荐结果	备注
91	理阴煎	II	《不居集·上集卷之二十八》	33.45	暂不推荐	
92	小胃丹	II	《裴子言医·卷之二》	33.45	暂不推荐	
93	麻黄散	II	《奇效良方·卷之一》	33.1	暂不推荐	
94	补气汤	II	《瑞竹堂经验方·七羡补门》	32.8	暂不推荐	
95	加味四物汤	II	《疹科类编·方》	32.55	暂不推荐	
96	泻黄汤	II	《医验大成·眩晕章》	32.55	暂不推荐	
97	枸杞汤	II	《圣济总录·卷第九十一》	32.45	暂不推荐	
98	十一味木香散	II	《医方考·卷六》	31.8	暂不推荐	
99	竹沥汤	II	《备急千金要方·卷十三》	31.8	暂不推荐	
100	加减四物汤	II	《万氏家抄济世良方·卷二》	31.75	暂不推荐	
101	保命丹	II	《仁斋直指方论（附补遗）·卷之三》	31.7	暂不推荐	
102	薯蓣丸	II	《医学纲目·卷之十一》	31.7	暂不推荐	
103	苏合香丸	II	《仁斋直指方论（附补遗）·卷之十一》	31.7	暂不推荐	
104	养心丸	II	《杨氏家藏方·卷第十》	31.7	暂不推荐	
105	镇心丹	II	《医学纲目·卷之二十五》	31.7	暂不推荐	
106	伏龙肝散	II	《女科经纶·卷七》	31.4	暂不推荐	
107	益黄散	II	《保婴撮要·卷二》	31.4	暂不推荐	
108	鳖甲饮	II	《圣济总录·卷第八十七》	30.7	暂不推荐	
109	大补脾丸	II	《裴子言医·卷之二》	30.65	暂不推荐	
110	防风丸	II	《幼科证治准绳·集之二》	30.4	暂不推荐	
111	羌活膏	II	《幼科证治准绳·集之二》	30.4	暂不推荐	
112	车前子汤	II	《普济方·卷二百二十七》	30.3	暂不推荐	
113	竹叶汤	II	《备急千金要方·卷三》	30.05	暂不推荐	
114	牡蛎散	II	《奇效良方·卷之十》	29.6	暂不推荐	
115	调中汤	II	《奇效良方·卷之二十六》	29.6	暂不推荐	
116	羌活胜湿汤	II	《奇症汇·卷之四》	29.25	暂不推荐	
117	当归补血汤	II	《济阳纲目·卷十六》	29.05	暂不推荐	
118	二陈汤	II	《脉症治方·卷之四》	29.05	暂不推荐	
119	人参附子理中汤	II	《续名医类案·卷二十一》	28.7	暂不推荐	
120	枸杞汤	II	《普济方·卷二百二十八》	28.55	暂不推荐	

心悸

序号	方剂名称	分级	出处	评价得分	推荐结果	备注
121	麻黄丸	II	《普济方·卷一百一》	28.55	暂不推荐	
122	益智汤	II	《普济方·卷二百二十七》	28.55	暂不推荐	
123	安心汤	II	《备急千金要方·卷三》	28.3	暂不推荐	
124	内补黄芪汤	II	《备急千金要方·卷三》	28.3	暂不推荐	
125	肾沥汤	II	《备急千金要方·卷十九》	28.3	暂不推荐	
126	青龙散	II	《杂病源流犀烛·卷十六》	28.2	暂不推荐	
127	小半夏茯苓汤	II	《仁斋直指方论（附补遗）·卷之七》	28.2	暂不推荐	
128	泻心散	II	《保婴撮要·卷二》	27.9	暂不推荐	
129	生犀散	II	《婴童百问·卷之六》	27.6	暂不推荐	
130	坎离丸	II	《医学入门·卷首》	27.3	暂不推荐	
131	十四友丸	II	《太平惠民和剂局方·卷之五》	26.9	暂不推荐	
132	正元散	II	《太平惠民和剂局方（附：指南总论）·卷下》	26.9	暂不推荐	
133	止汗散	II	《太平惠民和剂局方（附：指南总论）·卷下》	26.9	暂不推荐	
134	惊气丸	II	《普济方·卷十六》	26.8	暂不推荐	
135	抱龙丸	II	《扶寿精方·小儿门》	26.6	暂不推荐	
136	龙骨汤	II	《小品方·卷第三》	26.55	暂不推荐	
137	灯心汤	II	《痘科辑要·杂症卷三上》	26.45	暂不推荐	
138	妙香散	II	《医学原理·卷之八》	26.45	暂不推荐	
139	三阴煎	II	《不居集·上集卷之二十八》	26.45	暂不推荐	
140	滋阴降火汤	II	《万病回春·卷之四》	26.2	暂不推荐	
141	寿星丸	II	《严氏济生方·惊悸怔忡健忘门》	25.8	暂不推荐	
142	益荣汤	II	《严氏济生方·惊悸怔忡健忘门》	25.8	暂不推荐	
143	加味温胆汤	II	《郑氏家传女科万金方·产后门》	25.55	暂不推荐	
144	润肺丸	II	《御药院方·卷五》	25.55	暂不推荐	
145	犀角汤	II	《婴童类萃·下卷》	25.55	暂不推荐	
146	震灵丹	II	《活人事证方后集·卷之二》	25.55	暂不推荐	
147	茯神丸	II	《圣济总录·卷第三十一》	25.45	暂不推荐	
148	黑归脾汤	II	《程杏轩医案·续录》	25.45	暂不推荐	
149	麦门冬丸	II	《圣济总录·卷第五十八》	25.45	暂不推荐	

序号	方剂名称	分级	出处	评价得分	推荐结果	备注
150	肉苁蓉丸	Ⅱ	《圣济总录·卷第八十六》	25.45	暂不推荐	
151	辰砂妙香散	Ⅱ	《太平惠民和剂局方（附：指南总论）·卷下》	25.15	暂不推荐	
152	人参鳖甲丸	Ⅱ	《太平惠民和剂局方·卷之九》	25.15	暂不推荐	
153	术香散	Ⅱ	《太平惠民和剂局方·卷之九》	25.15	暂不推荐	
154	甘草丸	Ⅱ	《备急千金要方·卷三》	24.8	暂不推荐	
155	九痛丸	Ⅱ	《小品方·卷第五》	24.8	暂不推荐	
156	镇神汤	Ⅱ	《辨证录·卷之九》	24.8	暂不推荐	
157	茯神散	Ⅱ	《太平圣惠方·卷第四》	24.7	暂不推荐	
158	滋肝饮	Ⅱ	《辨证奇闻·卷八》	24.7	暂不推荐	
159	四物安神汤	Ⅱ	《万病回春·卷之四》	24.45	暂不推荐	
160	琥珀丸	Ⅱ	《验方新编·卷二十二》	24.4	暂不推荐	
161	升降汤	Ⅱ	《医学衷中参西录》	24.4	暂不推荐	
162	龙脑鸡苏丸	Ⅱ	《赤水玄珠·第九卷》	24.35	暂不推荐	
163	桂枝汤	Ⅱ	《临证指南医案·卷九》	24.1	暂不推荐	
164	黄芪六一汤	Ⅱ	《活幼心书·卷下》	24	暂不推荐	
165	茯苓桂枝甘草大枣汤	Ⅱ	《金匮玉函经·卷第二》	23.8	暂不推荐	
166	大枣粥	Ⅱ	《圣济总录·卷第一百八十八》	23.7	暂不推荐	
167	天南星丸	Ⅱ	《圣济总录·卷第一百六十八》	23.7	暂不推荐	
168	滋阴抑火汤	Ⅱ	《证治准绳·类方》	23.4	暂不推荐	
169	龙胆丸	Ⅱ	《古今医统大全·卷之八十九》	23.35	暂不推荐	
170	定心丸	Ⅱ	《普济方·卷十六》	23.3	暂不推荐	
171	排风汤	Ⅱ	《普济方·卷一百八十六》	23.3	暂不推荐	
172	八味地黄汤	Ⅱ	《彤园医书（妇人科）·卷五》	23.1	暂不推荐	
173	益元汤	Ⅱ	《慈幼新书·卷四》	23.05	暂不推荐	
174	大续命汤	Ⅱ	《备急千金要方·卷八》	23.05	暂不推荐	
175	海藻汤	Ⅱ	《备急千金要方·卷十八》	23.05	暂不推荐	
176	金液戊土丹	Ⅱ	《外科正宗·卷之二》	23.05	暂不推荐	
177	玉液汤	Ⅱ	《医学正传·卷之四》	23.05	暂不推荐	
178	远志汤	Ⅱ	《备急千金要方·卷三》	23.05	暂不推荐	
179	保真汤	Ⅱ	《医学原理·卷之五》	22.95	暂不推荐	

心悸

序号	方剂名称	分级	出处	评价得分	推荐结果	备注
180	七福饮	Ⅱ	《不居集·上集卷之十八》	22.95	暂不推荐	
181	五阴煎	Ⅱ	《不居集·上集卷之二十八》	22.95	暂不推荐	
182	姜术汤	Ⅱ	《仁斋直指方论（附补遗）·卷之十一》	22.95	暂不推荐	
183	龙齿散	Ⅱ	《太平圣惠方·卷第四》	22.95	暂不推荐	
184	远志丸	Ⅱ	《太平圣惠方·卷第四》	22.95	暂不推荐	
185	导水丸	Ⅱ	《济阳纲目·卷七十七》	22.05	暂不推荐	
186	凉惊丸	Ⅱ	《原幼心法·中卷》	22.05	暂不推荐	
187	七宝丹	Ⅱ	《叶氏录验方·中卷》	22.05	暂不推荐	
188	禹余粮散	Ⅱ	《御药院方·卷十一》	22.05	暂不推荐	
189	半夏麻黄丸	Ⅱ	《金匮要略方论·卷中》	22	暂不推荐	
190	蓬香散	Ⅱ	《圣济总录·卷第一百五十》	21.95	暂不推荐	
191	加味四君汤	Ⅱ	《景岳全书·卷之五十三图集》	21.65	暂不推荐	
192	檀香汤	Ⅱ	《太平惠民和剂局方·卷之十》	21.65	暂不推荐	
193	小营煎	Ⅱ	《景岳全书·卷之五十一德集》	21.65	暂不推荐	
194	人参固本汤	Ⅱ	《伤寒瘟疫条辨·卷五》	21.3	暂不推荐	
195	安神散	Ⅱ	《验方新编·卷二十四》	20.9	暂不推荐	
196	理痰汤	Ⅱ	《医学衷中参西录·一、医方》	20.9	暂不推荐	
197	清降汤	Ⅱ	《医学衷中参西录·一、医方》	20.9	暂不推荐	
198	参胡温胆汤	Ⅱ	《医学入门·外集》	20.65	暂不推荐	
199	小草丸	Ⅱ	《医学入门·外集》	20.65	暂不推荐	
200	茯苓半夏汤	Ⅱ	《婴童百问·卷之七》	20.6	暂不推荐	
201	天地煎	Ⅱ	《严氏济生方·诸虚门》	20.55	暂不推荐	
202	心肾丸	Ⅱ	《严氏济生方·诸虚门》	20.55	暂不推荐	
203	小定志丸	Ⅱ	《世医得效方·卷第九》	20.5	暂不推荐	
204	固真丸	Ⅱ	《济阳纲目·卷六十四》	20.3	暂不推荐	
205	石膏丸	Ⅱ	《御药院方·卷一》	20.3	暂不推荐	
206	葫芦饮	Ⅱ	《圣济总录·卷第六十一》	20.2	暂不推荐	
207	宁志丸	Ⅱ	《不居集·上集卷之二十二》	15.95	暂不推荐	既为知识类，又为案例类证据
208	坎离两补汤	Ⅱ	《辨证奇闻·卷九》	12.45	暂不推荐	既为知识类，又为案例类证据

序号	方剂名称	分级	出处	评价得分	推荐结果	备注
209	驯龙驭虎汤	II	《诊验医方歌括·中》	2.8	暂不推荐	既为知识类，又为案例类证据
210	白茯苓散	III	《女科证治准绳·卷之五》	19.9	暂不推荐	
211	白茯苓丸	III	《女科证治准绳·卷之五》	19.9	暂不推荐	
212	白芷暖宫丸	III	《女科证治准绳·卷之一》	19.9	暂不推荐	
213	大远志丸	III	《备急千金要方·卷三》	19.55	暂不推荐	
214	淡竹茹汤	III	《备急千金要方·卷三》	19.55	暂不推荐	
215	乐令建中汤	III	《备急千金要方·卷十九》	19.55	暂不推荐	
216	游气汤	III	《小品方·卷第一》	19.55	暂不推荐	
217	滋荣散坚汤	III	《外科正宗·卷之二》	19.55	暂不推荐	
218	紫石英汤	III	《千金翼方·卷第十二》	19.55	暂不推荐	
219	当归龙荟丸	III	《回春录》	19.45	暂不推荐	
220	二阴煎	III	《不居集·上集卷之九》	19.45	暂不推荐	
221	还少丸	III	《杨氏家藏方·卷第九》	19.45	暂不推荐	
222	黄芪人参汤	III	《外科经验方·溃疡》	19.45	暂不推荐	
223	加减理中汤	III	《仁斋直指方论（附补遗）·卷之十三》	19.45	暂不推荐	
224	寿脾煎	III	《不居集·上集卷之十八》	19.45	暂不推荐	
225	滋阴大补丸	III	《医学原理·卷之五》	19.45	暂不推荐	
226	紫石英散	III	《太平圣惠方·卷第四》	19.45	暂不推荐	
227	柏子仁散	III	《疠疡机要·上卷》	19.1	暂不推荐	
228	小调中汤	III	《医学入门·外集》	18.9	暂不推荐	
229	八味定志丸	III	《苍生司命·卷七（贞集）》	18.8	暂不推荐	
230	醋附丸	III	《本草单方·卷十三》	18.75	暂不推荐	
231	通气驱风汤	III	《世医得效方·卷第十三》	18.75	暂不推荐	
232	辰砂六一散	III	《医通祖方·三十一益元散》	18.55	暂不推荐	
233	辰砂远志丸	III	《御药院方·卷六》	18.55	暂不推荐	
234	磁朱七味都气丸	III	《松心医案笔记·卷上》	18.55	暂不推荐	
235	生犀丸	III	《御药院方·卷一》	18.55	暂不推荐	
236	养心丹	III	《叶氏录验方·中卷》	18.55	暂不推荐	
237	檀香丸	III	《圣济总录·卷第四十三》	18.45	暂不推荐	

心悸

序号	方剂名称	分级	出处	评价得分	推荐结果	备注
238	退瘅丸	Ⅲ	《圣济总录·卷第一百七十二》	18.45	暂不推荐	
239	乌犀汤	Ⅲ	《圣济总录·卷第四十三》	18.45	暂不推荐	
240	消毒救苦汤	Ⅲ	《幼科证治准绳·集之四》	18.15	暂不推荐	
241	救命丹	Ⅲ	《普济方·卷十六》	18.05	暂不推荐	
242	大补内黄芪汤	Ⅲ	《千金翼方·卷第五》	17.8	暂不推荐	
243	百枝膏	Ⅲ	《杨氏家藏方·卷第十七》	17.7	暂不推荐	
244	龙眼汤	Ⅲ	《先醒斋医学广笔记·卷之二》	17.7	暂不推荐	
245	熟干地黄散	Ⅲ	《太平圣惠方·卷第四》	17.7	暂不推荐	
246	旋覆花散	Ⅲ	《养老奉亲书·下籍》	17.7	暂不推荐	
247	朱雀丸	Ⅲ	《仁斋直指方论（附补遗）·卷之十一》	17.7	暂不推荐	
248	转败丹	Ⅲ	《疡医大全·卷十八》	17.7	暂不推荐	
249	滋阴清降汤	Ⅲ	《医学衷中参西录·三、医论》	17.4	暂不推荐	
250	清离滋坎汤	Ⅲ	《古今医鉴·卷之七》	17.35	暂不推荐	
251	紫石英散	Ⅲ	《赤水玄珠·第十卷》	17.35	暂不推荐	
252	大补元煎	Ⅲ	《金匮启钥（妇科）·卷二》	17.15	暂不推荐	
253	仙人炼绛雪	Ⅲ	《幼幼新书·卷第三十九》	17.15	暂不推荐	
254	加味寿星图	Ⅲ	《世医得效方·卷第八》	17	暂不推荐	
255	增损乐令汤	Ⅲ	《世医得效方·卷第八》	17	暂不推荐	
256	子午丸	Ⅲ	《世医得效方·卷第七》	17	暂不推荐	
257	半夏利膈丸	Ⅲ	《御药院方·卷五》	16.8	暂不推荐	
258	大镇心丸	Ⅲ	《御药院方·卷十一》	16.8	暂不推荐	
259	丹砂镇心丸	Ⅲ	《御药院方·卷十一》	16.8	暂不推荐	
260	乐令黄芪汤	Ⅲ	《御药院方·卷六》	16.8	暂不推荐	
261	人参补虚汤	Ⅲ	《御药院方·卷六》	16.8	暂不推荐	
262	达生散	Ⅲ	《医学研悦·胤嗣全书研悦卷之四》	16.8	暂不推荐	
263	龙齿汤	Ⅲ	《叶氏录验方·中卷》	16.8	暂不推荐	
264	胡黄连汤	Ⅲ	《圣济总录·卷第八十八》	16.7	暂不推荐	
265	指迷茯苓丸	Ⅲ	《张聿青医案·卷八》	16.65	暂不推荐	
266	前朴散	Ⅲ	《幼科证治准绳·集之二》	16.4	暂不推荐	
267	平胃镇心丹	Ⅲ	《古今医统大全·卷之六十二》	16.35	暂不推荐	

序号	方剂名称	分级	出处	评价得分	推荐结果	备注
268	麝香天麻丸	Ⅲ	《普济方·卷四十七》	16.3	暂不推荐	
269	白芍汤	Ⅲ	《彤园医书（外科）·卷之四》	16.1	暂不推荐	
270	白芍药汤	Ⅲ	《外科心法要诀·卷十六》	16.05	暂不推荐	
271	半夏化痰丸	Ⅲ	《旅舍备要方·痰证》	16.05	暂不推荐	
272	大酸枣汤	Ⅲ	《千金翼方·卷第十八》	16.05	暂不推荐	
273	人参羌活散	Ⅲ	《万氏家抄济世良方·卷五》	16	暂不推荐	
274	大菟丝子丸	Ⅲ	《不居集·上集卷之二十》	15.95	暂不推荐	
275	沙参散	Ⅲ	《太平圣惠方·卷第四》	15.95	暂不推荐	
276	济生归脾汤	Ⅲ	《保婴撮要·卷十八》	15.65	暂不推荐	
277	秘旨安神丸	Ⅲ	《保婴撮要·卷十四》	15.65	暂不推荐	
278	金珠化痰丸	Ⅲ	《奇效良方·卷之三十一》	15.6	暂不推荐	
279	秘传酸枣仁汤	Ⅲ	《奇效良方·卷之四十六》	15.6	暂不推荐	
280	大调中汤	Ⅲ	《医学入门·外集》	15.4	暂不推荐	
281	黄芪饮子	Ⅲ	《严氏济生方·诸虚门》	15.3	暂不推荐	
282	六君子汤	Ⅲ	《王旭高临证医案·卷之三》	15.25	暂不推荐	
283	白术茯苓丸	Ⅲ	《御药院方·卷五》	15.05	暂不推荐	
284	锦朱丸	Ⅲ	《御药院方·卷五》	15.05	暂不推荐	
285	辟风丹	Ⅲ	《御药院方·卷一》	15.05	暂不推荐	
286	秋石汤	Ⅲ	《鸡鸣录·虚劳第四》	15.05	暂不推荐	
287	神应丹	Ⅲ	《济世神验良方·女科门》	15.05	暂不推荐	
288	搜风顺气丸	Ⅲ	《济阳纲目·卷七十七》	15.05	暂不推荐	
289	芎劳天麻丸	Ⅲ	《御药院方·卷一》	15.05	暂不推荐	
290	补心麦门冬丸	Ⅲ	《圣济总录·卷第八十六》	14.95	暂不推荐	
291	脯鸡糁	Ⅲ	《圣济总录·卷第一百九十》	14.95	暂不推荐	
292	人参茯神汤	Ⅲ	《圣济总录·卷第三十一》	14.95	暂不推荐	
293	大山药丸	Ⅲ	《太平惠民和剂局方（附：指南总论）·卷下》	14.65	暂不推荐	
294	阿胶鸡子黄汤	Ⅲ	《王九峰医案（二）·下卷》	14.35	暂不推荐	
295	大圣散	Ⅲ	《校注妇人良方·卷十二》	14.35	暂不推荐	
296	朴硝散	Ⅲ	《彤园医书（外科）·卷之四》	14.35	暂不推荐	

心悸

序号	方剂名称	分级	出处	评价得分	推荐结果	备注
297	清热化痰丸	Ⅲ	《扶寿精方·痰门》	14.35	暂不推荐	
298	大补心汤	Ⅲ	《备急千金要方·卷十三》	14.3	暂不推荐	
299	大定心汤	Ⅲ	《备急千金要方·卷十四》	14.3	暂不推荐	
300	大镇心散	Ⅲ	《备急千金要方·卷十四》	14.3	暂不推荐	
301	惊悸养血汤	Ⅲ	《医学正传·卷之五》	14.3	暂不推荐	
302	小镇心丸	Ⅲ	《备急千金要方·卷十四》	14.3	暂不推荐	
303	芡实丸	Ⅲ	《痰火点雪·卷一》	14.25	暂不推荐	
304	理脾益荣汤	Ⅲ	《不居集·上集卷之二十八》	14.2	暂不推荐	
305	培土养阴汤	Ⅲ	《不居集·上集卷之二十八》	14.2	暂不推荐	
306	安魂汤	Ⅲ	《医学衷中参西录·一、医方》	13.9	暂不推荐	
307	定心汤	Ⅲ	《古今医鉴·卷之三》	13.85	暂不推荐	
308	宁心膏	Ⅲ	《奇效良方·卷之六十四》	13.85	暂不推荐	
309	滋阴万病丸	Ⅲ	《奇效良方·卷之六十三》	13.85	暂不推荐	
310	半夏独活汤	Ⅲ	《外台秘要·卷第十九》	13.65	暂不推荐	
311	大茱萸丸	Ⅲ	《外台秘要·卷第七》	13.65	暂不推荐	
312	心丹（又名法丹）	Ⅲ	《严氏济生方·五脏门》	13.55	暂不推荐	
313	枣肉灵砂	Ⅲ	《世医得效方·卷第八》	13.5	暂不推荐	
314	寒水石散	Ⅲ	《济阳纲目·卷五十四》	13.3	暂不推荐	
315	羌活导滞汤	Ⅲ	《济阳纲目·卷七十七》	13.3	暂不推荐	
316	朱砂散	Ⅲ	《杂病广要·脏腑类》	13.3	暂不推荐	
317	转败汤	Ⅲ	《青囊秘诀·下卷》	13.3	暂不推荐	
318	养劳汤	Ⅲ	《古今医统大全·卷之十八》	12.85	暂不推荐	
319	宁心丹	Ⅲ	《普济方·卷十八》	12.8	暂不推荐	
320	朱附丹	Ⅲ	《普济方·卷十八》	12.8	暂不推荐	
321	柏子养心丸	Ⅲ	《扶寿精方·诸虚门》	12.6	暂不推荐	
322	益营汤	Ⅲ	《冯氏锦囊秘录·杂症大小合参卷十二》	12.55	暂不推荐	
323	小镇心散	Ⅲ	《备急千金要方·卷十四》	12.55	暂不推荐	
324	石斛散	Ⅲ	《竹林女科证治·卷三》	12.5	暂不推荐	
325	加味定志丸	Ⅲ	《仁斋直指方论（附补遗）·卷之十一》	12.45	暂不推荐	

序号	方剂名称	分级	出处	评价得分	推荐结果	备注
326	加味养荣丸	III	《疡医大全·卷二十六》	12.45	暂不推荐	
327	小草散	III	《太平圣惠方·卷第四》	12.45	暂不推荐	
328	制忡汤	III	《辨证奇闻·卷四》	12.45	暂不推荐	
329	加味八珍丸	III	《万病回春·卷之四》	12.2	暂不推荐	
330	白羊肉汤	III	《奇效良方·卷之二十二》	12.1	暂不推荐	
331	龙齿丹	III	《严氏济生方·惊悸怔忡健忘门》	11.8	暂不推荐	
332	茸附汤	III	《严氏济生方·诸虚门》	11.8	暂不推荐	
333	六合定中丸	III	《幼科折衷秘传真本·杂方》	11.55	暂不推荐	
334	养心安神汤	III	《济阳纲目·卷五十四》	11.55	暂不推荐	
335	独心汤	III	《刘涓子鬼遗方·卷二》	11.5	暂不推荐	
336	醒风汤	III	《古今医统大全·卷之八十八》	11.1	暂不推荐	
337	参麦清补汤	III	《慈幼新书·卷六》	10.8	暂不推荐	
338	大安汤	III	《校注医醇賸义·卷二》	10.8	暂不推荐	
339	滋阴溃坚汤	III	《医宗说约·卷之五》	10.8	暂不推荐	
340	远志引子	III	《金匮翼·卷三》	10.75	暂不推荐	
341	柴胡百合汤	III	《医学指要·卷五》	10.7	暂不推荐	
342	辰砂安神丸	III	《医学纲目·卷之四》	10.7	暂不推荐	
343	人参远志丸	III	《仁斋直指方论（附补遗）·卷之十一》	10.7	暂不推荐	
344	十味导赤散	III	《杂病源流犀烛·卷六》	10.7	暂不推荐	
345	芎夏汤	III	《仁斋直指方论（附补遗）·卷之七》	10.7	暂不推荐	
346	大圣汤	III	《妇科玉尺·卷二》	10.05	暂不推荐	
347	辰砂茯神散	III	《叶氏录验方·中卷》	9.8	暂不推荐	
348	除湿丹	III	《济阳纲目·卷七十七》	9.8	暂不推荐	
349	附子养荣汤方	III	《临症验舌法·下卷》	9.8	暂不推荐	
350	连翘防风汤	III	（痘疹）生民切要》	9.8	暂不推荐	
351	育神散	III	《叶氏录验方·中卷》	9.8	暂不推荐	
352	养血安神汤	III	《罗氏会约医镜·卷十五》	9.1	暂不推荐	
353	八味定志丸	III	《医学原理·卷之五》	8.95	暂不推荐	
354	四味补心丸	III	《杨氏家藏方·卷第十》	8.95	暂不推荐	
355	活人酸枣仁汤	III	《保婴撮要·卷二十》	8.65	暂不推荐	

心悸

序号	方剂名称	分级	出处	评价得分	推荐结果	备注
356	滋味活络汤	Ⅲ	《验方新编·卷二十》	8.65	暂不推荐	
357	枣麦四物汤	Ⅲ	《麻疹备要方论·收没论治》	8.4	暂不推荐	
358	茯苓饮子	Ⅲ	《严氏济生方·惊悸怔忡健忘门》	8.3	暂不推荐	
359	古芩术汤	Ⅲ	《妇科玉尺·卷二》	8.3	暂不推荐	
360	芎归调血饮	Ⅲ	《济世全书·离集卷六》	8.25	暂不推荐	
361	补心酒方	Ⅲ	《经验良方全集·卷一》	8.05	暂不推荐	
362	归神丹	Ⅲ	《济阳纲目·卷四十五》	8.05	暂不推荐	
363	琥珀安神丸	Ⅲ	《叶氏录验方·中卷》	8.05	暂不推荐	
364	牛黄铁粉丸	Ⅲ	《御药院方·卷六》	8.05	暂不推荐	
365	平补镇心丸	Ⅲ	《郑氏家传女科万金方·产后门》	8.05	暂不推荐	
366	枣仁圆	Ⅲ	《活人事证方后集·卷之二》	8.05	暂不推荐	
367	怔忡汤	Ⅲ	《杂病广要·脏腑类》	8.05	暂不推荐	
368	黄连磨积丸	Ⅲ	《扶寿精方·脾胃门》	7.35	暂不推荐	
369	加味宁志丸	Ⅲ	《扶寿精方·诸虚门》	7.35	暂不推荐	
370	温胆法加味	Ⅲ	《贯唯集·不寐》	7.35	暂不推荐	
371	定心散	Ⅲ	《痘科辑要·杂症卷三上》	7.2	暂不推荐	
372	朱砂消痰饮	Ⅲ	《不居集·上集卷之十七》	7.2	暂不推荐	
373	资成汤	Ⅲ	《不居集·上集卷之十》	7.2	暂不推荐	
374	辰砂胆星膏	Ⅲ	《奇效良方·卷之六十四》	6.85	暂不推荐	
375	驻阳小丹炼法	Ⅲ	《韩氏医通·卷下》	6.55	暂不推荐	
376	柴胡双解饮	Ⅲ	《伤寒直指·卷十四》	6.3	暂不推荐	
377	枸杞凉肝汤	Ⅲ	《婴儿论·辨寒热脉证并治第二》	6.3	暂不推荐	
378	四物补心汤	Ⅲ	《金匮启钥（妇科）·卷五》	6.3	暂不推荐	
379	天麻定惊丸	Ⅲ	《婴童类萃·上卷》	6.3	暂不推荐	
380	虚乏方	Ⅲ	《杂病广要·内因类》	6.3	暂不推荐	
381	辰砂抱龙丸	Ⅲ	《万氏家抄济世良方·卷五》	5.5	暂不推荐	
382	谭氏金珠丸	Ⅲ	《幼科释谜·卷六》	5.5	暂不推荐	
383	古方安神丸	Ⅲ	《不居集·上集卷之二十二》	5.45	暂不推荐	
384	理脾益营汤	Ⅲ	《不居集·上集卷之二十二》	5.45	暂不推荐	
385	龙齿清魂散	Ⅲ	《邯郸遗稿·卷之四》	5.45	暂不推荐	

序号	方剂名称	分级	出处	评价得分	推荐结果	备注
386	清胃生髓丹	Ⅲ	《辨证录·卷之六》	5.45	暂不推荐	
387	猪心龙脑丸	Ⅲ	《医学原理·卷之十三》	5.45	暂不推荐	
388	戊字号保真汤	Ⅲ	《明医指掌·卷七》	4.75	暂不推荐	
389	变通理中汤	Ⅲ	《伤寒直指·卷十四》	4.55	暂不推荐	
390	滋荣益气止崩汤	Ⅲ	《绛雪丹书·产后上卷》	4.55	暂不推荐	
391	河车如圣丹	Ⅲ	《不居集·下集卷之一》	3.7	暂不推荐	
392	桑麻温胆汤	Ⅲ	《剑慧草堂医案·卷中》	3.15	暂不推荐	
393	补母寿子方	Ⅲ	《绛雪丹书·胎症上卷》	2.8	暂不推荐	
394	通神补血丸	Ⅲ	《鸡鸣录·虚劳第四》	2.8	暂不推荐	

注：表中所选教材为中国中医药出版社"十三五"规划教材，亦可参考其他版教材；诊疗指南指《中医内科常见病诊疗指南——中医病证部分》。

参考文献：

[1] 张磊．中医古籍防治证据评价分级量表的研制及应用 [D]．中国中医科学院，2019．

[2] Zhang L, Guo X, Yang S, et al.Application of the Delphi Method in the Construction of an Evaluating and Grading Scale for Evidence of Disease Prevention and Treatment in Ancient Books of Traditional Chinese Medicine. Evid Based Complement Alternat Med.2022; 2022: 3674663.Published 2022 Mar 1.doi: 10.1155/2022/3674663.

[3] Atkins D, Best D, Briss PA, et al.Grading quality of evidence and strength of recommendations.BMJ.2004; 328(7454): 1490.doi: 10.1136/bmj.328.7454.1490.

心悸

《中医古籍防治证据评价分级量表》
（心悸）

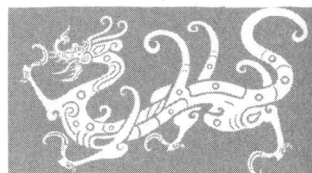

分类		条目	分值	权重
一、证据所来源古籍的评价指标		1. 被引量	根据检索的条数所在范围赋予分值 247 以上：5 分；69～247：3 分； 17～69：1 分	3.5
		2. 版本量	根据查到的版本数所在范围赋予分值 15 以上：5 分；6～15：3 分；2～6：1 分	3
		3. 古籍知名度	①官修文献及经典类著作：计 5 分 ②某学派或学科的代表著作：计 4 分 ③中医学教材中介绍的著作（上述除外）：计 3 分 ④某一学派或学科的其他著作（上述除外）：计 2 分 ⑤一般中医学著作：计 1 分	3.5
二、证据内容的评价指标	（一）知识类证据	1. 对疾病防治相关内容叙述是否全面	全面计 5 分；基本全面计 3 分；不全面计 1 分	2.5
		2. 其他知识类古籍对该证据的研究情况	根据检索的条数所在范围赋予分值 196 以上：5 分；40～196：3 分；6～40：1 分	2.5
		3. 案例类古籍对该证据的应用情况	根据检索的条数所在范围赋予分值 7 以上：5 分；1～7：3 分；0～1：0 分	2.5
		4. 现代文献对该证据的研究情况	根据检索的条数所在范围赋予分值 117 以上：5 分；9～117：3 分；0～9：1 分	2.5
	（二）案例类证据	1. 诊疗信息是否全面	全面计 5 分；基本全面计 3 分；不全面计 1 分	2
		2. 是否对疗效进行报告	5 分：有效；3 分：病情几乎无变化；0 分：无效、病情加重或未报告	2
		3. 是否对疾病的诊次进行报告	是，计 5 分；否，计 0 分	2
		4. 按语或说明诊疗依据及思路	5 分：详细地叙述；3 分：粗略地叙述 0 分：对治疗或研究无借鉴或指导价值或未有按语的说明	2
		5. 现代文献对其研究情况	根据检索的条数所在范围赋予分值 117 以上：5 分；9～117：3 分；0～9：1 分	2

附录二 《中医古籍防治证据评价分级量表》（心悸）

评价指标	评分标准说明
被引量	类似于评价现代期刊被引率，内容被引用越多代表其重要程度越高。评价时以古籍名为检索词，在《中华医典》中进行检索，排除原著中出现的条数后按照以下标准进行评分。 247 以上：5 分；69～247：3 分；17～69：1 分
版本量	发行的版本越多说明传播越广泛，对后世的影响越大，即重要程度越高。查找版本量以《中医古籍总目》为检索工具，参考以下标准进行评分。 15 以上：5 分；6～15：3 分；2～6：1 分
古籍知名度	古籍知名度评价依据参考《中医古籍防治证据评价分级量表的研制及应用》中的内容
对疾病防治相关内容叙述是否全面	完整而全面的论述可以使古籍证据应用者得出对疾病治疗的整体的思路与措施。 5 分：对所治疗或预防疾病的主症和兼症均进行叙述 3 分：至少包括一项主症和一项兼症 1 分：至少包括一项主要症状
其他知识类古籍对该证据的研究情况	其他知识类医籍对其研究的情况可以一定程度反映出其内容的重要程度。评价时以方剂名（包括别名）为检索词，在《中华医典》中进行检索，排除原著作中出现的条数及在医案类古籍中出现的条数后按照以下标准进行评分。 196 以上：5 分；40～196：3 分；6～40：1 分
案例类古籍对该证据的应用情况	知识类古籍证据在临床医案、医话中的应用情况可以反映出其内容的重要程度。评价时以方剂名（包括别名）为检索词，在《中华医典》中进行检索，排除原著中出现的条数及在知识类古籍中出现的条数后按照以下标准进行评分。 7 以上：5 分；1～7：3 分；0～1：0 分
现代文献对该证据的研究情况	古籍中证据在现代文献中被研究情况也可以反映出其内容的重要程度。评价时以方剂名（包括别名）为检索词，在中国知网、万方中文数据库和 PubMed 英文数据库进行检索，检索到的条数按照以下标准进行评分。 117 以上：5 分；9～117：3 分；0～9：1 分
诊疗信息是否全面	诊疗信息主要包括望、闻、问、切四诊信息、开具的方药及其剂量、煎服法。为干预内容的主要部分，能够直接指导临床实践。 5 分：以上诊疗信息全面 3 分：以上诊疗信息较全面，必须包括助于诊断的主要信息和方药及各药味剂量信息 1 分：至少包括方药及剂量信息（以方测证）
是否对疗效进行报告	疗效的好坏直接关系该条证据是否被应用。 5 分：有效 3 分：病情几乎无变化 0 分：无效、病情加重或未报告
是否对疾病的诊次进行报告	对诊次的描述可以使医案内容更加详实，反映出疾病转归或恶化的动态过程。 5 分：只要报告诊次即可，不计次数 0 分：无诊次记载，尤其对于病情较严重的病案

心
悸

评价指标	评分标准说明
按语或说明整料依据及思路	此条内容叙述的越详细，对临床或科研人员的指导作用越大，重要程度也就越高。 5分：详细描述了疾病的病因病机，诊疗过程及治法治则等治疗思路 3分：粗略地描述 0分：对治疗或研究无借鉴或指导价值或未有按语的说明
现代文献对其研究情况	古籍中证据在现代文献中被研究情况也可以反映出其内容的重要程度。评价时以方剂名（包括别名）为检索词，在知网、万方中文数据库和 PubMed 英文数据库进行检索，检索到的条数按照以下标准进行评分。 117以上：5分；9～117：3分；0～9：1分

注：古籍评价与证据内容评价权重赋值为3：7。

证据质量分级标准：

35分及以上为高等级证据；

20分及以上为中等级证据；

20分以下为低等级证据。

注：对于同一治疗措施的方剂，如其作为知识类证据的同时也作为案例类证据，则该方剂在原有知识类证据分级结果的基础上升高一级，在案例类证据中则不再对其进行评价；对于同一案例类证据，先全部纳入，最终取证据级别最高者